现代创伤医学丛书

创伤整形与重建外科

程天民

十二五国家重点出版物出版规划项目
国家出版基金资助项目

● **现代创伤医学丛书**

● 丛书主编　王正国

Vol.**9**

创伤整形与重建外科

● 主　编　李青峰　张涤生

● 副主编　杨大平　韩　岩　李圣利

长江出版传媒
湖北科学技术出版社

图书在版编目(CIP)数据

创伤整形与重建外科 / 李青峰,张涤生主编. —武汉:
湖北科学技术出版社, 2016.11

(现代创伤医学丛书 / 王正国主编)

ISBN 978-7-5352-8857-8

Ⅰ. ①创… Ⅱ. ①李… ②张… Ⅲ. ①创伤–整形外
科学 Ⅳ. ①R64

中国版本图书馆 CIP 数据核字 (2016) 第 127987 号

题　　字:程天民
总 策 划:何 龙　刘焰红
执行策划:李荷君　赵襄玲
责任编辑:李慎谦　林 潇
封面设计:胡 博　王 梅
责任校对:蒋　静
督　　印:刘春尧
出版发行:湖北科学技术出版社
地　　址:武汉市雄楚大街 268 号出版文化城 B 座 13–14 层
电　　话:027-87679468　　　　邮编:430070
网　　址:http://www.hbstp.com.cn
印　　刷:武汉市金港彩印有限公司　　邮编:430023
开　　本:889 × 1194　　1/16
印　　张:16.25　插页:4
字　　数:320 千字
版　　次:2016 年 11 月第 1 版
印　　次:2016 年 11 月第 1 次印刷
定　　价:318.00 元

现代创伤医学丛书编委会

总 主 编：王正国

丛书编委：（按姓氏笔画排序）

王正国　石应康　叶章群　付小兵　任建安　刘良明
刘佰运　刘彦普　孙月华　孙颖浩　杨红明　李圣利
李兵仓　李青峰　邱贵兴　邱蔚六　张世民　张志愿
张　益　张涤生　陈　亮　陈　凛　周良辅　赵　宇
赵继宗　胡盛寿　胡　锦　侯春林　姚咏明　顾玉东
郭应禄　黄志强　黄　健　盛志勇　董家鸿　韩　岩
韩德民　程天民　黎介寿　戴尅戎

《创伤整形与重建外科》编者名单

主　　　编：李青峰　张涤生

副 主 编：杨大平　韩　岩　李圣利

主 编 助 理：昝　涛

全书执笔者：（按姓氏笔画排序）

马　旭　哈尔滨医科大学附属第二医院

马　恬　哈尔滨医科大学附属第二医院

王丹茹　上海交通大学医学院附属第九人民医院

王　琛　上海交通大学医学院附属第九人民医院

韦　敏　上海交通大学医学院附属第九人民医院

公美华　哈尔滨医科大学附属第二医院

朱　明　上海交通大学医学院附属第九人民医院

朱海男　上海交通大学医学院附属第九人民医院

刘　凯　上海交通大学医学院附属第九人民医院

刘　菲　上海交通大学医学院附属第九人民医院

杨大平　哈尔滨医科大学附属第二医院

杨　军　上海交通大学医学院附属第九人民医院

杨红岩　北京解放军总医院
李圣利　上海交通大学医学院附属第九人民医院
李庆春　哈尔滨医科大学附属第二医院
李青峰　上海交通大学医学院附属第九人民医院
李春阳　哈尔滨医科大学附属第二医院
何金光　上海交通大学医学院附属第九人民医院
张余光　上海交通大学医学院附属第九人民医院
张陈平　上海交通大学医学院附属第九人民医院
张涤生　上海交通大学医学院附属第九人民医院
陈付国　上海交通大学医学院附属第九人民医院
罗旭松　上海交通大学医学院附属第九人民医院
季　彤　上海交通大学医学院附属第九人民医院
俞哲元　上海交通大学医学院附属第九人民医院
昝　涛　上海交通大学医学院附属第九人民医院
袁　捷　上海交通大学医学院附属第九人民医院
柴　岗　上海交通大学医学院附属第九人民医院
徐海淞　上海交通大学医学院附属第九人民医院
董佳生　上海交通大学医学院附属第九人民医院
蒋朝华　上海交通大学医学院附属第九人民医院
韩　岩　北京解放军总医院
程开祥　上海交通大学医学院附属第九人民医院
戴传昌　上海交通大学医学院附属第九人民医院

PREFACE 总序 ▶▶

　　2007年1月,湖北科学技术出版社出版了由我任主编的《创伤学——基础与临床》一书,全书分上、下两册,共635万余字。该书较全面地介绍了现代国内外创伤学各方面的新进展,具有较高的参考价值,出版后受到同行的一致好评,曾入选新闻出版总署第一届"三个一百"原创图书出版工程,并获得第二届中华优秀出版物图书奖。但也有不足之处:①全书分量过重(共4926页),不便携带,因而使用受限;②该书出版至今已9年,部分内容显得有些陈旧;③在这期间有关创伤的新理论、新技术有很大进展;④近年来国际恐怖极端组织十分猖獗,平民百姓伤亡惨重;⑤海湾战争和阿富汗战争后,美军对战伤救治进行了多次总结,理论上有创新,救治方法上有提高和改进,对战创伤救治有重要参考价值。

　　鉴于以上情况,出版社决定以原书为基础,分为10个分册出版。原书的编委会中有11位院士,遗憾的是,其中4位已仙逝。为确保本丛书质量,我们重新组建了编委会,新的分册主编都是该领域的权威和专家,编写人员也都是经验丰富的临床工作者。分册单行本出版后利于读者携带、学习和使用。与9年前的大部头书相比,本次出版的分册既保留了传统的知识,又努力做到与时俱进,增补新的内容。

　　我衷心地希望,此书对广大读者能有所帮助,是为序。

总主编

中国工程院院士

2016年3月

前　言

　　作为首部正式出版的创伤整形外科学专著《现代创伤医学丛书·创伤整形与重建外科》，引出了"创伤整形外科"这一新的概念或名词。这一概念或未来学科这一分支的出现，笔者认为是基于疾病谱的变化，和目前对创伤诊治水平提高的要求。

　　追溯整形外科产生和发展的历史，创伤的修复是学科的核心基石之一。正是二次世界大战，大量受伤士兵的出现，极大促进了整形外科技术的发展、传播和普及。我国整形外科创始人之一张涤生教授，即是在二战的中缅战场上首次接触整形外科治疗技术和方法，战争中，政府也认识到这一专科的重要性。张涤生教授战后即往美国宾夕法尼亚大学进修学习整形外科。回国后，张涤生教授和我国整形外科另一位创始人宋儒耀教授，参加了朝鲜战争伤员的救治工作。在随后的大炼钢铁等运动中，大量伤员的出现进一步促进了中国整形外科的发展，其中最具代表性的是，因为大量烧伤晚期病人的积压，卫生部拨专款建设了上海第九人民医院的整复外科大楼，这为九院整形外科发展成为国际上最大的整形外科医疗中心之一，奠定了重要的基础。而这期间，皮肤软组织创伤、手创伤等也一直是整形外科急诊治疗的主要内容之一。

　　时过境迁，进入 21 世纪，创伤特征出现较大的变化。交通、能源和工业领域的创伤大幅上升，群发性重大社会事件，如大型火灾、工业性爆炸事件、地震等频发。这些使得创伤出现了复合性、复杂性和高危害的特征，也对医疗救治的能力提出了新的要求，需要多学科的合作，并强调保存肢体和体表器官，尽可能修复重建，维护人体的形态与功能。诊治水平和能力要求的提高，使临床实践中出现了新旧观点和理念的碰撞，例如因医疗力量投入和参与专科医生的不足，地震中病例的肢体截肢，常成为优选方法,肢体缺失给伤者造成了严重后遗问题,而整形外科医生的介入,将会更多选择保全肢体,以达到"伤者不残,残者不废"的治疗目的。

交通事件中,颅颌面骨折的病例急剧上升,传统二期再处理骨折的理念也受到挑战,例如:及时的骨折处理,可以避免眶骨骨折移位引起眼球凹陷与复视的问题;鼻骨骨折的处理,能改善呼吸和基本的面部形态,颌面、颧骨骨折的处理,也使伤者能及时返回正常生活、工作。而更为紧迫的是整形外科医生应尽早介入烧伤早期的治疗,改变烧伤创面愈合后6~12个月再转入整形外科治疗的观点。这一问题使大量病人产生了严重的挛缩畸形和不可逆的功能损伤。长期的医疗实践表明,整形外科医生及时介入各类事件中的创伤治疗,多能起到事半功倍的效果。在一些病例,如头皮与肢体皮肤撕脱伤等,对病人来说,早期治疗往往是唯一的机会。因此,如何根据创伤的特点,制订和研究整形外科早期介入更多的突发事件的救治,以提高急诊创伤的救治水平,是近年来创伤发生特点和救治的变化对整形外科提出的新的要求。

Kim P S、Luce E A 等分别报道了整形外科医生早期介入波士顿爆炸案伤者救治的经验;Zhang J、Wolf Y 等报道了整形外科医生在地震伤者救治中的作用。这些工作促使笔者提出"创伤整形外科"这一概念和想法,并发表在《中华整形外科杂志》2016 年第 1 期上,以激发同仁们的讨论。非常高兴的是,这些观点得到王正国老师的认同,并得以在王正国老师任总主编的"现代创伤医学丛书"中出版。

上海交通大学医学院附属第九人民医院

2016 年 6 月

目　录

第四章　交通伤的整形与重建

第六章　特殊创伤的整形与重建

第七章　创伤所致面部五官缺损的整形重建

第八章 创伤整形重建外科研究与未来技术

第一章　概　述

创伤可以说是人类最古老的一个医学课题,周朝(公元前 1046—前 256)时期的《周礼·天官冢宰》中就有疡医即外科医生的记载,疡医主治肿疡、溃疡、金创和折疡,金创和折疡即是指各类创伤所致疾病。

对创伤缺损的修复是整形外科永恒的主题,其历史可以追溯到公元前。公元前 600 年,印度外科医师 Sushruta 介绍了一种利用病人的额部组织重建外鼻的方法,即印度鼻重建术。以一片树叶勾画出鼻部的大小,从额部切除同样大小的组织,在鼻尖部缝合成外鼻的形态。

整形外科作为一个医学专科,诞生于造成人类巨大灾难的第一次世界大战。国外有人形容整形外科是从战火中飞出的金凤凰,除了成千上万的士兵死亡以外,有数百万人致残,这一切都需要得到精细的外科治疗。1917 年,现代整形外科鼻祖 Dr Harold Gillies 在伦敦 Sidcup 皇后医院建立了世界上第一个专门收治面部创伤的整形外科中心。在严重颅面部创伤治疗的推动下,整形外科得到进一步发展,新技术的出现,也加速了这一进程。Dr Gillies 取得了重建外科领域的一项重大进展,管状带蒂移植——利用远端的皮肤组织来修复缺损,直到 1974 年,管状带蒂移植仍是最常用的方法,麻醉医师 Ivan Magill 发明了气管内插管这项重要的现代麻醉技术。Bamji Andrew M D 认为早期的整形外科是残缺不全的,缺少麻醉,不了解感染的严重性。技术发展以一种原始的、不协调的方式进行,外科医师之间缺乏直接的交流,而第一次世界大战,由于大量面部创伤病人的出现而改变了这一切。

第二次世界大战期间,牛津大学的动物学家 Peter Medawar 和 Dr Thomas Gibson 合作开展了对烧伤病人运用异体皮片移植的临床研究,为此 Mr Medawar 和 Frank M Burnet 一起在 1960 年分享了诺贝尔生理学或医学奖,在 1950 年 6 月爆发的朝鲜战争中,我国整形外科事业的创始人张涤生教授、宋儒耀教授先后赴长春、辽阳、成都等地建立整形外科治疗中心,集中救治伤员,为我国整形外科的发展奠定了坚实基础。

人类进入到 21 世纪后,经济蓬勃发展,科学技术突飞猛进,但重大自然灾害、交通、矿难事故以及世界各地频发的恐怖袭击造成的人员伤害却有增无减,由此而带来的后遗症是巨大、复杂和多发性的创伤,创伤仍是人类社会需要面对的重大医学和社会问题,应当引起全社会的高度重视,而整形外科医师直接面对的则是巨大的挑战。如何更好地医治创伤,重建形态和功能,整形外科已被要求更早更多地介入创伤,而不再是仅仅着重于后期的修复。这使得创伤整形外科概念引发了讨论。

创伤整形外科的提出,需要解决介入时机、介入方法和介入目的等几个问题。

以往的观点认为修复是创伤治疗的后续阶段,但近年来的实践证明,随着整形外科医师介入到早期的救治中,与各专科医师协同配合,能有效地挽救伤员性命,在病人条件允许时,能一次完成创伤缺损的解剖与功能修复或为后期的修复创造良好的条件。

整形外科早期介入重症伤员的救治在国际上屡见不鲜,在越南战争、伊拉克战争及卡特里娜飓风来袭时,美国整形外科医师都在第一时间介入救治。伊拉克战争中,美军伤员 50% 是皮肤软组织损伤。1999 年土耳其发生 7.8 级强烈地震,参与救险的以色列战地医院救治 1 205 名伤员中,软组织创伤占 11.45%。由于整形外科医生的早期介入,这些伤员获得了良好的修复效果。在时机上,上述数据表明,在遭到大规模创伤时,整形外科早期参与其中,对创伤的修复往往能取到事半功倍的效果,伤员生命体征平稳后,即可按照整形外科原则进行创伤的修复。在方式上,作为医疗救援队中的一员,整形外科医师应积极配合其他各专科医师,充分发挥自己的特长,运用其在处理复杂、广泛组织缺损修复方面的独特经验,以整形外科的原则和方式早期进行创面的修复,尽可能为后期的修复创造有利的条件。而目的则是,整形外科医师通过早期介入是灾难医学(disaster medicine)救治体系的重要组成部分,它不仅能帮助挽救伤员的生命,降低致残率,更重要的是使创伤得到早期修复,使畸形,尤其是面部和肢体等重要部位畸形的程度和发生率大大降低,极大地减少了创伤对伤员所造成的心理创伤,为他们早日回归社会创造了有利条件。

"没有理论指导的实践是盲目的实践",为了能更好地解决以上所述的这些创伤外科与整形外科交叉领域的重要问题,明确提出创伤整形外科的概念便显得非常迫切和重要了。事实上,创伤外科与整形外科两者是并列发展起来的学科,二者的交叉——创伤整形外科在实践方面一直是存在的,但并没有上升到理论的高度、学科融合的高度。

选择 traumatic plastic surgery 等作为主题词,在美国国家生物技术信息中心(NCBI)的 PubMed 网站上进行检索,结果众多,但均为具体的技术报道,而无对学科概念的阐述。在 Stephen J Mathes 主编的 *Plastic Surgery*(8 卷本)等国内外权威著作中也未查阅到对创伤整形外科概念的描述。

我们提出创伤整形外科是应用整形外科理念和技术解决创伤治疗中创面愈合和组织缺损修复重建相关问题的一个医学分支,是创伤外科和整形外科的内容交叉和有机结合,主要研究创伤因素与整形技术的相互影响和作用,以提升创伤修复的水平和质量为最终目标。

创伤整形外科在很多方面的研究目前都很缺乏甚至是空白,包括针对创伤特点的整形外科技术的发展与应用、整复治疗有机地整合到创伤治疗中的时机和方法,等等。有了创伤整形外科这个概念的指导,就可以确立专题,投入专门的人力物力去集中研究、探索。对于已取得的成果则需要进行循证医学的梳理,倡导进行循证医学的治疗研究,在这些研究结论的基础上进行科学决策,促进创伤整形外科在常见创伤治疗上的共识、指南和规范的形成。

溯古论今,创伤外科与整形外科相辅相成、历史悠久。在新的历史时期面对新的挑战和机遇,整形外科医师应勇于担当,主动学习创伤外科,研究如何让二者更好地结合,重视创新,与创伤外科医师一起并肩战斗,为解决创伤这个现代社会的顽疾、为人类增添福祉贡献力量。

（李青峰 罗旭松 朱海男）

参 考 文 献

［1］张涤生.张涤生整形外科学［M］.上海:上海科学技术出版社,2002.

［2］王正国.创伤研究进展［J］.中华急诊医学杂志,2012,21(6):565-567.

［3］郑静晨,彭碧波.战创伤救治前沿［J］.中国急救复苏与灾害医学杂志,2013,8(3):197-199.

［4］陈德昌.当今战争创伤外科策略变革的浅析［J］.中华医学杂志,2005,85(15):1011-1012.

［5］付小兵,王正国.进一步加强创伤和意外伤害防控的宣传教育［J］.中华创伤杂志,2012,28(10):865-866.

［6］中华医学会创伤学分会.对"4·20"芦山地震医疗救援的专家评述［J］.中华创伤杂志,2013,29(8):673-675.

［7］P Santoni-Rugiu,P J Sykes. A History of Plastic Surgery［M］. Berlin:Springer-Verlag Berlin Heidelberg,2007.

［8］Zhang J,Ding W,Chen A,et al. The prominent role of plastic surgery in the Wenchuan earthquake disaster［J］. J Trauma,2010,69(4):964-969.

［9］Heiko Sorg,Peter Maria Vogt. Plastic Surgery in Trauma. General Trauma Care and Related Aspects. European Manual of Medicine［M］. Berlin:Springer-Verlag Berlin Heidelberg,2014.

［10］Wolf Y,Bar-Dayan Y,Mankuta D,et al. An earthquake disaster in Turkey:assessment of the need for plastic surgery services in a crisis intervention field hospital［J］. Plast Reconstr Surg,2001,107(1):163-168.

［11］Kim P S,Malin E,Kirkham J C,et al. The Boston marathon bombings:the early plastic surgery experience of one Boston hospital［J］. Plast Reconstr Surg,2013,132(5):1351-1363.

［12］Luce E A,Hollier L H Jr,Lin S J. Plastic surgeons and the management of trauma:from the JFK assassination to the Boston Marathon bombing［J］. Plast Reconstr Surg,2013,132(5):1330-1339.

第二章 创伤整形与重建外科中的基本问题

第一节 创伤整形外科治疗时机的选择

创伤的治疗有较大一部分已纳入整形外科范畴,例如:头皮撕脱伤、手外伤等。而讨论创伤整形外科时机问题,其概念应该是治疗方法上的时机问题。如大家所熟悉,作为外科的一部分,整形外科技术包括了普通外科技术和整形外科专科技术,这些技术的应用有着不同的治疗目的。例如:面部的创口处理,可以选择应用普通外科技术来缝合关闭伤口。也可以选择清创后,按整形外科的特有技术,如"Z字改形术""菱形皮瓣"等技术来关闭伤口。前者的目的是关闭伤口,后者的目的是在关闭伤口的基础上,减少对面部器官功能与形态的影响,并减少伤口愈合后的瘢痕。从这二者的效果看,当然后者是大多数医生和伤者所倾向选择的,但临床情况却十分复杂,许多时候往往不能允许选择后者。而对于更为复杂的创伤,如涉及肌肉、神经、内脏组织外露和肢体、体表器官血运障碍等情况,如何适时应用整形外科的游离组织移植或带蒂、局部皮瓣转移等技术,来挽救这些组织、器官,还是优先挽救生命或群发事件中挽救其他个体。使得创伤整形外科的时机问题,成为这一分支学科的主要命题。

综上所述,可以看到时机问题,即为何时、何情况下可以应用复杂、精细的整形外科技术处理创伤。反之,则应以二期的治疗为主,以及在一期治疗时,如何为二期的治疗创造条件。一般来说,应遵循以下原则。

(一)生命优先原则

当创伤涉及生命威胁,整形外科医生应优先配合或主持生命体征的维持和抢救。尽可能简化伤口的处理,以止血和封闭伤口、引流减压等处理为主。

(二)群体优先原则

在群发事件中,应注意将有限的时间和医生的精力,优先应用于多个个体的生命或重要组织、器官的抢救。而非对某一个体的某一肢体、器官的挽救。

(三)组织、器官保有优先原则

创伤修复的最大瓶颈为组织、器官的供体缺乏。如在急诊救治中,涉及断离的组织、肢体或体表器官,如手指(手掌)、肢体、耳、阴茎等,应尽可能通过重建血供来挽救,如断离处伤口不利于一期吻合血管,可选择异位吻合血管寄养,如将离断的手指与足背动脉吻合,寄养于足部。对于大面积的皮肤软组织撕脱伤,判断无法重建血供后,应及时切取中厚皮肤组织,通过植皮覆盖创面。任何组织器官的丢弃,都将极大影响二期整形治疗的效果。

(四)重要组织、器官功能保全的原则

对于创伤中涉及重要组织、器官的外露,如不及时覆盖,可形成严重的继发后果,如创面中大血管暴露、重要神经的外露以及腹部、胸和颅腔的外露等,均应优先应用皮瓣技术来覆盖。对于常见的眼角膜暴露、骨关节外露等也均属此类情况。

(五)减少后继并发症的原则

对于较为轻和小的创伤,整形外科技术的应用,目的在于减少瘢痕增生、挛缩以及对邻近器官、关节功能等的影响,而不是单纯的关闭伤口。而这一施治中,如何避免感染及其引起的并发症则为关注重点。如动物咬伤、枪弹伤、污染伤口等,均应客观评估采取旷置、引流等处理方法。

除上述原则之外,对烧伤等特殊创伤,尚有其相应的病理特点和内在规律。以烧伤为例,应考虑烧伤类型、瘢痕愈合的病理特征、不同治疗方法选择的特点和病人心理状态等。同样,对于骨组织为主的创伤,也应在遵循上述原则的同时,对影响重要生命功能的结构尽早复位、修复和固定。由于目前关于创伤中整形外科技术应用的治疗时机讨论的文章报道较少,更多和详细的针对性方案还有待在今后的实践中,进行总结和推广。

(李青峰)

第二节　创伤重建外科治疗技术发展

一、创伤重建外科的内涵

创伤重建外科(traumatic and reconstructive surgery)是在系统外科学的基础上,以"修复缺损""重建功能""改善外形"为目标,强调在治疗中将"结构""功能""形态"三者有机结合与统一。同时,它是细胞生物学、分子生物学、免疫学、干细胞与组织工程学、生物医用材料学、康复医学等新兴学科形成的交叉边缘学科。它以自体组织移植、生物材料替代、干细胞与组织工程化植入为手段,对组织器官缺损进行修复和重建,从而达到治疗伤病、减少伤残、改善患者生活质量的目的。

二、创伤重建外科的技术发展

（一）新的再造阶梯

整形外科医生为复杂缺损的治疗提供了各种各样的再造选择，并形成一种思维模式，即传统再造阶梯（图 2-1），指导外科医生选择针对各式各样的缺损的创面闭合的方法。对解剖理解的进步和技术的革新提高了实现各种各样缺损的最终闭合的能力。然而，传统的再造阶梯有它的局限性。虽然在给定的问题上，再造阶梯有提供最简单的解决方法的优点，但是很多时候，即使简单的方法能够达到伤口愈合的目的，一些更复杂的方法可能会是更好的选择。为了强调这些观点，已经提出了对于传统再造阶梯的几处修改。Mathes 和 Nahai 提出了由组织扩张、局部皮瓣和显微外科组成的"再造三角"（图 2-2）。Gottlieb 和 Krieger 介绍了"再造电梯"，虽然仍旧肯定复杂度的提升

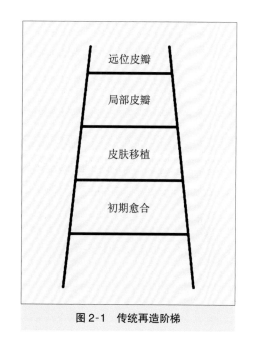

图 2-1 传统再造阶梯

级别的概念，但是建议如果有需要可以直接上升到需要的水平（图 2-3）。

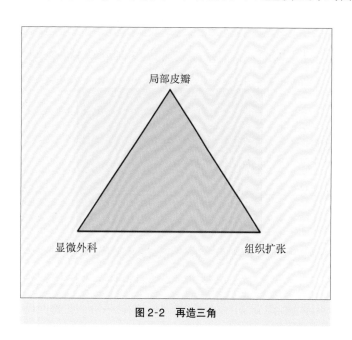

图 2-2 再造三角

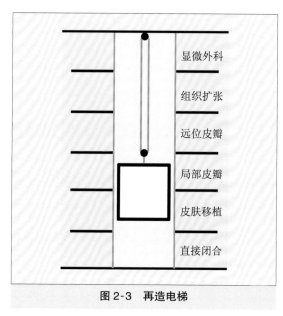

图 2-3 再造电梯

Wong 和 Niranjan 建议梯级应该被当做手术技术的发展阶段，强调再造问题的难度与技术和外科医生的训练有关。Erbaet 等人将手术方案、技术复杂程度和手术的复杂度等融入一个模子，帮助组织不同的再造方法和为更进一步的讨论提供一个框架。

虽然对它进行很多修改，但是在创伤愈合和再造上的几个重要进步还没有融入阶梯中。特

别是,负压吸引疗法和真皮基质的使用,虽然两者都达到了临床应用的有效水平,但是不容易融入现存的模式当中。或者是有蒂的或者是游离的穿支皮瓣,对于再造阶梯的梯级来讲,值得进一步考虑。

(二)负压吸引创伤疗法

负压吸引创伤疗法在临床上的优势包括提高肉芽组织形成率、降低创面周围水肿、缩短愈合时间、更少地换敷料、控制细菌生长和潜在的经济优势。负压吸引创伤疗法的应用已经被应用到了更广领域的创伤。一个普遍的临床问题是基底部缺乏带有血供组织的小创伤,如骨或肌腱。因为这些组织应用传统治疗方法可能无法愈合,试图通过二期愈合来闭合创口可能会失败。皮肤移植可能难以黏附,或造成薄的、不稳定的覆盖。传统的方法、植皮或者游离组织移植可能解决问题,但是在很多时候,因为创面本身的限制,这些方法似乎不合适。

最近,有大量的病例报道和一系列的描述使小块骨、肌腱成功生产出肉芽组织的方法,甚至应用了负压吸引创伤疗法,通过二期愈合或移植达到最终的闭合。

(三)真皮基质

由于基础研究的推动,皮肤美容学和制药业已经引领了皮肤重建的革命。已出现了真皮再造物,一种合成的细胞外基质,即胶原-糖苷聚糖-聚氨基葡萄糖海绵,含有超微观组织构造的再造真皮能够促进表皮的分化,表皮能够通过真皮-表皮连接,紧紧地附着在真皮上,并能够多层再生。再造皮肤的进化使得烧伤和慢性创伤能够实现更高的移植成活概率。真皮基质的应用是另一个没有被写入再造阶梯的近期的进步。由胶原和6-硫酸软骨素组成,可以以成片或者注射形式应用,这种产品可以在数周内在创伤基底形成血管化。原本是为了烧伤再造发明的,现在已经被引入到其他的很多再造问题中。当结合移植时,与单纯的断层皮片移植相比,得到的皮肤质量更高、更厚、更有弹性。更重要的是,真皮基质能够被用于暴露关键结构,如没有骨膜的骨、没有腱旁组织的肌腱和没有软骨膜的软骨。真皮基质从创伤边缘开始形成血管化,最终用血管化的基质覆盖缺乏血供的创伤基底,使其后的植皮能成功。

(四)穿支皮瓣

我们对于血管解剖的认知和其在穿支皮瓣中的应用在不断地完善。从描述详尽的股前外侧皮瓣到游离的穿支皮瓣,通过对穿支解剖的理解,存在无尽的可能。虽然当面对重大的缺损时,再造的所有方式都应该被想到,但是至少应该考虑到穿支皮瓣,带蒂或者游离的都可能选择。膝关节创伤肯定应该用局部带蒂腓肠肌皮瓣,但是膝上动脉穿支皮瓣能够达到同样的目的,应在游离组织移植前被考虑到。虽然腹直肌肌皮瓣和背阔肌肌皮瓣是万能的,对多数外科医生来说是熟知的,但是股前外侧动脉穿支皮瓣或胸背穿支皮瓣在减少供区损伤的情况下能够达到相同的目的。

（五）富血小板血浆

富血小板血浆（platelet-rich plasma，PRP）是一种新血浆，在不同的组织类型损伤后，应用PRP能加强愈合能力。PRP是通过患者的外周血液经过离心后获得的高浓度的血小板样本，能够通过降解释放出促进愈合的生长因子。PRP里也含有血浆、细胞因子、凝血酶及其他的生长因子，具有促进愈合的特性及固有的生物特性、黏附特性。经过离心后，将其注射到患者的受伤部位，可以是损伤内部，也可以是关节内，或者是组织床的周围。预制的PRP已经被应用到从移植到血管溃疡等各种各样的临床领域，很有潜力推进运动医学和关节镜检查领域的进化。运动医学的患者渴望快速恢复到受伤前的功能水平，PRP的应用将会加速肌腱、韧带、肌肉、关节等紊乱的康复。特别是关节的交叉韧带的重建已经表现出更好的自体移植的成熟，加速供区创伤好转，很好地控制疼痛，并且提高了与异体移植结合的能力。通过应用PRP加速了移植物的生物结合能力，患者能够更快地、更广泛地康复，再次参加运动。因为PRP是自体成分，容易获取，有极好的安全性，PRP的出现将会为运动医学医生和整形修复外科医生开启另一个治疗途径。

（六）显微外科技术

显微外科学，又称显微修复外科学，是近代外科技术发展的里程碑。它使外科技术从宏观扩展到微观领域，给外科所属的许多专业带来了飞跃，如断肢（指）再植与移植的成功。同时大大拓宽了整形修复外科带蒂组织移植的内容及范围，加之对皮瓣血流动力学的深刻了解，有数十种岛状皮瓣、肌皮瓣、骨皮瓣、筋膜皮瓣等在临床上得到广泛的应用。在组织、器官缺损的再造手术中，显微外科的介入，使供区的损伤更小，操作简便，成功率更高，避免多次手术给患者带来的身心和经济上的负担，将为早期缺损的修复和重建发挥巨大的作用。

显微外科既是一种新颖的技术，又是一门新的边缘学科。其与解剖学、生理学、细胞生物学、分子生物学、干细胞与组织工程学等学科融合在一起，将会提高显微外科在临床上的广泛应用。如血管吻合成功是显微外科组织移植、再植、再造成功的关键。基因工程学的发展，如采用血管内皮细胞相关因子的基因调控手段，促进吻合血管的内皮愈合，为显微外科在临床上的广泛应用提供了保证。应用显微外科进行四肢创伤重建时，可以在软组织和微血管的损伤区域应用CT血管造影，有助于临床判断，进行血管吻合时应该在受损区以外。CT血管造影也可以显示隐蔽的静脉血栓形成，因此，显微外科也可以应用到开放的静脉系统。

（七）再生医学——生物支架材料的研究进展

随着疾病和创伤造成了越来越多的组织缺损，硬组织和软组织的重建对于再生医学而言是极大的挑战。成熟的细胞在数量和质量上无法达到要求，现代组织工程结合干细胞的三维生物材料解决了这一难题。生物支架不仅提供了作为干细胞载体的支持，而且在细胞黏附和增殖过程中能够促进细胞的应答。结合细胞黏附分子、趋化因子等的化学修饰能够加强组织的再生。生长因子经过广泛的研究已经证实，将其应用到结合干细胞的生物支架上时，能促进细胞的再生、分化和血管化。

骨诱导性生物材料：目前聚合体如羟基磷灰石（HA）和聚乳酸聚乙醇酸聚合物（PLGA）被证明有骨诱导性，能够诱导异常骨形成。除了生物材料的化学特性，其他的材料特性在骨诱导性中依然起着重要的作用，这包括生物材料移植物的多孔性、表面特性（如微观形态）等。

高级水凝胶：因为水凝胶独有生物相容性和适宜的物理特性，早已用作组织工程的材料。水凝胶不仅能作为组织工程和再生医学的基质，而且能够模仿细胞外基质的形态，传递促进组织再生的必需的生物活性因子。胶原和明胶综合而成的聚合物已经被应用于骨组织工程。

碳纳米管具有显著的力学、热力学、电力学特性，同时具有简单的功能化能力和生物相容性。在口腔颌面再生医学和骨重建中，口颌系统的功能康复是必要的。然而供区只能提供少量的骨质，需要高额的手术费用，因此单独应用碳纳米管或结合生物聚合物有潜力作为一种修复骨缺损的新生物材料。并且，最近有证据证明碳纳米管已作为鼠牙槽骨骨形成的可行材料。

非原位生物组织工程是体外器官再造的最有前途的前瞻性再生医学领域之一。心血管系统、呼吸系统、生殖系统、消化系统中的大量的空腔内脏已经成功地通过体外生物工程加工，生成了具有原位器官相近三维形态的生物相容性支架。然而，非空腔脏器，特别是内分泌腺仍旧是实质性的挑战。主要的原因是至今既没有形成内分泌腺的具有器官形态的生物相容性支架，也没有再生细胞具有生物反应器特性的证据，因此没有生成完整的非原位宏观内分泌腺。因此对于内分泌腺的研究仍旧是再生医学的一个非常有潜力的研究方向。

三、创伤重建的原则

在最小的供区损伤的情况下，获得最佳的解剖结构和功能重建。依赖缺损病因学，不同的再造选择在优化再造结果上都是可用的。最佳的再造重建应该是通过交叉学科的方法获得，主要目标是为每一位患者提供最好的结果。

（公美华　杨大平）

第三节　组织修复材料

创伤总是伴随着组织损害和缺损，修复缺损首先要面对修复材料选择这个基本问题。从古印度人采用额部皮瓣行鼻再造，赝复体的使用，到后来发明取皮、植皮技术，广泛应用带蒂和游离皮瓣，现代关于异体复合组织（颜面、手等）移植的探索，以及近年来再生医学领域的欣欣向荣，可以说，整形外科是在继承传统外科的基本知识和基本技术的基础上，伴随着组织修复材料的研究而成长起来的。近年来修复材料的选择已从传统的"选择已有材料"向"定制材料、诱导组织再生"转化,展现出更为广阔的前景。

一、自体组织

采用自体组织修复创伤后的缺损是目前最为安全、可靠的方法。

(一)自体皮片

皮片移植的应用始于19世纪后叶,当初仅限于刃厚皮片和全厚皮片的切取和移植。自1939年Padgett-Hood发明鼓式取皮机后,外科医师可以精确切取各种厚度的断层皮片,使取皮、植皮术在临床上应用更为普遍。

自体皮片按皮片厚度可分为断层皮片(刃厚、薄中厚、一般中厚、厚中厚)、全厚皮片及含真皮下血管网皮片3种。

刃厚皮片最薄,在各种创面上易于成活是其优点,但后期收缩、色泽加深最显著,主要用于供皮区有限而急需覆盖的情况,如大面积烧伤,或先用于暂时覆盖消灭创面,待二期修复时再去除,如带有感染的肉芽创面。

全厚皮片及含真皮下血管网皮片,移植存活较难,但存活后在质地、收缩性、色泽等方面改变不明显,是理想的皮肤移植材料。但其皮源受到限制,主要用于修复面部及功能部位(如关节周围、手掌、足底等)的皮肤缺损。

中厚皮片通常分为0.3～0.4mm厚的薄中厚皮片、0.5～0.6mm厚的一般中厚皮片、0.7～0.8mm厚的厚中厚皮片。中厚皮片存活较易,在收缩性、耐磨性、色泽改变等方面又近似于全厚皮片,因此在整形外科中被广泛应用。

(二)自体皮瓣

皮瓣由具有血液供应的皮肤及其附着的皮下组织所组成。皮瓣在形成过程中必须有一部分与本体相连,此相连部分称为蒂部,是皮瓣转移后的血供来源。

皮瓣的血液供应与营养在早期完全依赖蒂部,皮瓣转移到受区,与受区创面重新建立血液循环后,才完成皮瓣转移的全过程。

由于皮瓣自身具有血供,所带组织类型更为完整和丰富(包括皮肤、皮下结缔组织、脂肪组织、肌肉、神经以及骨组织等),因此在很多方面比单纯皮片移植具有更大的使用价值,包括:有重要结构如大血管、神经、关节裸露的创面或复合组织缺损;鼻、耳、阴茎、手指等器官的再造;各种洞穿性缺损;放射性溃疡、褥疮等局部营养贫乏的慢性创面。

皮瓣的传统分类有多种,常用的是根据其血供分类,分为随意型皮瓣和轴型皮瓣。

随意型皮瓣是由真皮下血管网供血,供养有限,因此切取时需受到一定的长宽比例限制。随意型皮瓣如按转移的方式可分为推进皮瓣或旋转皮瓣等,按转移的目的地又可分为局部皮瓣、邻位皮瓣和远位皮瓣,也可按其立体构型称呼,如皮管。

轴型皮瓣是由轴心血管(知名血管)供血,只要在轴心血管的供养区域内切取都是安全的,从而突破了随意型皮瓣的长宽比例限制。轴型皮瓣又可分为4种类型:直接皮血管皮瓣、肌间隙(隔)皮血管皮瓣、主干带小分支血管皮瓣和肌皮血管皮瓣。

穿支皮瓣(perforator flap)概念起于20世纪80年代后期,近年来其基础研究和临床应用进展迅速。穿支皮瓣是在轴型皮瓣基础上发展的,但又有别于传统的轴型皮瓣,是指仅以管径细小(0.5～0.8mm)的皮肤穿支血管供血的轴型皮瓣,而不论其来源(肌肉、肌间隔等)如何。手术中需解剖游离出穿支血管,直接供养皮瓣的血管蒂不是深部主干血管。穿支皮瓣是显微外科的新发展,开创了皮瓣小型化、精细化、薄型化、微创化的时代。

解剖研究发现人体潜在的由知名血管供血的穿支皮瓣可达40多种,分布于全身各个部位,但实际应用时会受到多方面的限制,因此目前临床上常用的穿支皮瓣主要包括腹壁下动脉穿支皮瓣(DIEP,穿经腹直肌)、臀上动脉穿支皮瓣(SGAP,穿经臀大肌)、胸背动脉穿支皮瓣(TAP,穿经背阔肌)、旋股外侧动脉降支穿支皮瓣(ALT,穿经股外侧肌)、旋股外侧动脉横支穿支皮瓣(TFL,穿经阔筋膜张肌)、腓肠内侧动脉穿支皮瓣(MASP,穿经腓肠肌)。

在轴型皮瓣发展的前期,随着人们对全身皮肤血供研究的不断深入,许多轴型皮瓣供区被开发出来,这就是皮瓣外科发展早期的由少到多。

在已有众多可供选择的轴型皮瓣供区面前,一些解剖稳定、血供可靠、手术相对简便、部位隐蔽、损失少的皮瓣供区,逐渐成为临床应用的常用选择,这就是皮瓣外科发展成熟时期的由多到少。

经多年的实践,皮瓣外科已总结出许多具有高度共识、带有规律性的普遍原则。在皮瓣的选择上,要以次要组织修复重要组织;先带蒂移位,后游离移植;先分支血管,后主干血管;先简后繁,先近后远;重视供区美观和功能保存。在此原则的基础上针对每个患者进行"个性化"的皮瓣的选择和设计。

(三)预制和预构皮瓣

除了研究如何更好地应用已有的皮瓣,修复重建医生进一步考虑的是是否可以在皮肤质地理想但缺乏轴型血管的区域"创造"出轴型皮瓣,或对已有的皮瓣进行按需改建?在这样的背景下皮瓣预构(向供区引入轴型血供)和皮瓣预制(向供区引入新的组织类型)应运而生。皮瓣预构和预制主要是用来解决复杂的组织缺损(如缺损超过一种组织类型)以及理想供区缺乏的情况。手术一般分两期进行,第一期对供区进行所需的改建,第二期再进行移植修复、再造缺损。近年来的使用越来越普及,已在面颈部、五官和一些特殊器官如口腔、食道、阴茎等的重建中扮演越来越重要的角色。

(四)扩张器

扩张器从1976年由美国整形外科医师Radovan发明到现在已成为整形外科的常规工具,但一直历久弥新，整形外科医师在不断地赋予它新的应用。

近年来发现其与干细胞有紧密的联系，有研究发现扩张器引发的机械牵张力引发局部组织的趋化因子增高，会诱导外周血中骨髓间充质干细胞向扩张皮肤处迁移，从理论上证实扩张器确实可以引发皮肤再生。

在皮肤扩张中也可以主动引入干细胞来提高扩张的质量，有学者把皮瓣预构与扩张技术结合，将旋股外侧动脉降支及其相邻的肌间隔组织取下后一端与甲状腺上动脉或面动脉吻合，另一端引入颈胸部皮下，并在其下放置扩张器进行注水超扩张，注水过程中如果出现皮肤过薄不能耐受扩张，则向其皮下注入患者的骨髓单个核细胞（BM-MNC），注射后皮肤可以继续耐受扩张直至预定目标实现——获得了足以覆盖全面部的单块大面积皮瓣，转移后可以成功地实现全面部重建。

（五）其他自体组织移植类型

除去皮肤和皮瓣移植外，创伤整形外科中还会应用到黏膜、软骨、骨、神经、肌肉、肌腱、脂肪、血管、毛发移植等多种自体组织类型的移植。

其中脂肪移植近年来进展很快，引人注目。脂肪组织过去被认为只有比较单纯的能量储备功能，但现在发现脂肪细胞所分泌的细胞因子、生长因子及激素类物质有几十种之多，其中有很多已被证实参与了创面愈合。

另外，目前已知脂肪组织中存在多种潜能干细胞，包括表皮干细胞、血液来源的间充质干细胞、脂肪来源的间充质干细胞（ADSC）等。已经发现 ADSC 可以有效地促进骨和软组织缺损和慢性创面的愈合。

在这些新的研究成果的支撑下，脂肪移植正在由过去以改善轮廓外观为主向治疗性移植转变。

自体组织材料的移植应用目前仍然是创伤整形重建外科的主要手段和医疗常规，主要缺点是存在供区损伤（二次损伤）和移植自体组织往往无法完全在组织结构和功能上恢复原缺损组织，尤其是颜面、四肢、躯干、咽喉等复合组织的严重毁损或丧失，这类患者人数众多，功能和心理障碍严重，迄今仍无有效的治疗手段，成为一个亟待解决的医学科学和社会问题。能彻底克服供区损伤、提供完全对应修复的一种可能修复方案是同种异体复合组织移植。

近年来随着特效免疫抑制药物环孢素 A、他克莫司的出现，CTA 的临床应用开始呈快速增加趋势，其中异体手移植、面部移植常常成为科学界和社会大众关注的热点。自 1975 年到目前为止，全球已进行了 70 多例手移植、18 例面部移植以及膝关节、喉、腹壁组织等其他 CTA 移植，为组织修复和功能重建展示了广阔前景。

但是，目前 CTA 临床推广存在一个主要障碍：现有的免疫抑制剂长期使用会给病人带来明显的毒副作用，甚至会缩短预期寿命，使得 CTA 存在争议。目前由于仍未能很好地解决这个主要障碍,CTA 还不能在临床广泛应用成为医疗常规。

二、人工代用品(生物医学材料)

国际标准化组织(ISO)在 1987 年对生物材料的定义为:以医疗为目的,用于和活组织接触以重建功能的无生命材料,包括那些具有生物相容性的或生物降解性的材料。

近年来世界经济持续发展,人类生活水平提高,健康意识增强,以及各类创伤逐年增加等多种因素驱动着生物医学材料的研究和应用快速发展,2011 年我国已成为仅次于美国的世界第二大医疗器械市场,并仍以每年 10% 以上的速度增长,医疗器械市场份额的一半以上来源于生物医学材料和医用植入体。

生物医学材料由于其与人体组织接触,因此对其各项性能指标有着严格的要求。①生物学方面:应具备良好的人体相容性、无抗原性、无毒性,与脉管系统接触者要有抗血栓特性。②生物力学方面:用于机体不同部位的材料其生物力学性能要求不同,弹性模量要接近修复的组织,材料要有一定的强度,能承受一定的负荷。③化学方面:需要长期植入的要求化学性能稳定,具有良好的耐蚀性。对于可降解的植入材料,则要求降解产物无毒无害,可完全从人体排出。

在这方面曾有过惨痛的教训,如 20 世纪 20 年代曾广泛应用液状石蜡作为填充材料,后因发现会引起石蜡瘤而被停用。20 世纪 90 年代在国内曾大量、广泛使用聚丙烯酰胺水凝胶作为填充材料,一直争议不断,最后由于出现大量的不良反应而停用,并演化成一起引发广泛关注的公共健康事件,至今余波未消。这些都说明在修复材料的选择上不可不慎,需要有科学的论证、正规的动物实验与临床试验、严格完善的相关法律法规和建立不良反应及时报告和退出机制。

合适的生物医学材料可以提供类似于自体组织材料的一些特性,合理应用可以有效修复缺损,减少供区损伤,已成为自体组织修复材料的良好补充手段,在创伤整形外科中有着广泛的应用。具体包括有体表修复材料(如人工皮肤、功能敷料等)和体内植入材料。体内植入材料主要应用于如下几个方面:①充填材料,分为软组织充填材料和骨充填材料(四肢长骨、颅骨和颌骨);②种植体及固定材料,如携带赝复体的种植体以及修复固定用材料(各种夹板、螺丝、螺钉等);③骨关节系统的替代;④人工血管;等等。

(一)化学属性分类

生物医学材料一般按其化学属性对其进行分类,可分为金属材料、非金属类无机材料、高分子材料和复合材料。

1. 金属材料 金属作为人体植入材料有着悠久的历史,常用的有不锈钢、钛合金、镍钛合金、钴铬合金,特点是易于加工成形,机械强度高,抗疲劳特性强。

钛合金具有优良的生物相容性和耐蚀性能,强度高,比重小,弹性模量低,比其他金属更接近人骨的弹性模量。

镍钛合金是一种形状记忆合金,能将自身的塑性变形在某一特定温度下自动恢复为原始形状的特种合金。可满足牙齿正畸、骨科和整形外科的一些特定需要。

2. 非金属类无机材料　又称生物陶瓷,其化学稳定性高、生物相容性好,主要包括以下三类。

(1) 惰性无机材料。包括医用碳素材料、氧化铝、ZrO_2、Si_3N_4 等。其中医用碳素材料稳定性好、抗血栓和抗溶血,是人工心脏瓣膜的首选材料。而氧化铝、ZrO_2 等传统医用陶瓷材料主要是用作硬组织的修复,如制造人工骨、牙齿、关节等,但其生物活性差,植入材料易与周围组织分离,从而影响使用效果。

(2) 生物活性陶瓷。主要有羟基磷灰石、生物活性玻璃等,生物相容性好,与自然骨成分相近,植入体内后其表面可生成新的磷灰石层,该层与骨组织结合强度高,但存在缺乏机械强度、受到一定压力时易发生折断的缺点,在整形外科常用于颅骨、上下颌骨、眶底等骨类缺损的充填性修复。

(3) 可吸收陶瓷。主要指磷酸三钙,医学上通常使用的是 β-磷酸三钙,其成分与骨基质的无机成分相似,与骨结合好,适应证与生物活性陶瓷相似。

3. 高分子材料　包括天然和合成两种类型,当前发展得最快的是合成高分子医用材料。通过分子改造,可以获得许多优良物理机械性和生物相容性的生物材料。其中软性材料常用作人体软组织如血管等的代用品;硬材料可以用来做硬脑膜、心脏瓣膜等。

医用高分子材料主要分非生物降解和可生物降解两类。

(1) 非生物降解医用高分子材料。也称作生物惰性高分子材料。包括硅橡胶、聚甲基丙烯酸甲酯(PMMA,有机玻璃)、膨体聚四氟乙烯(ePTFE)、高密度聚乙烯(HDPE,商品名Medpor)等。

医用硅橡胶生物相容性好,可长期埋置于人体,如脑积水引流装置。硅橡胶作为各种假体材料在整形外科中应用十分广泛,包括颅颌面骨性和软组织缺损的充填,五官、四肢赝复体以及乳房假体的制作等等。

(2) 可生物降解医用高分子材料。这类材料一般在体内最终降解成对人体无害的小分子物质后排出体外,如二氧化碳和水。以往主要用于可吸收缝线、骨科植入物和药物缓释载体的使用。近年来这类材料由于它独特的性质而广泛用于再生医学的研究与应用,颇受瞩目,具体将在后节的再生医学概念材料中讨论。

4. 复合材料　单一材料往往不能适应体内复杂的生理环境,采用两种或多种不同材料复合形成复合材料以各取所长、发挥合力的作用常成为一种解决策略。例如各种表面技术已被应用于制备金属的生物涂层,以改善单一金属材料的生物活性,如具备羟基磷灰石涂层的钛合金。有研究尝试将生物陶瓷与高分子材料结合得到接近自然骨的复合材料,如聚乳酸-乙醇酸/磷酸三钙双层复合支架(PLGA /TCP 支架)。

（二）纳米材料

2011 年欧盟委员会将纳米材料定义为是一种由基本颗粒组成的粉状或团块状天然或人工材料，这一基本颗粒的一个或多个三维尺寸在 1～100nm 之间，并且这一基本颗粒的总数量在整个材料的所有颗粒总数中占 50% 以上。

纳米材料基本颗粒的尺寸已经接近电子的相干长度和光的波长，因此会生产诸多物理和化学上的特殊性质，往往与该物质在整体状态时所表现的性质有很大的不同。

哺乳动物的细胞大小一般在微米级，而纳米材料的基本颗粒的尺寸小于 100nm，为细胞直径的 1/100～1/1 000，与生物大分子（如多肽、蛋白质、核酸）大小相仿，使其更容易进入细胞内和细胞间质内。与微米级以更大尺寸的生物材料相比，纳米材料拥有显著增大的表面积，这使得纳米材料与细胞或组织有更大的接触面积和接触概率。

目前的研究发现，纳米材料可用于以下几个方面促进创伤修复。

（1）抗菌作用。众多纳米材料中以纳米金属类，尤其是纳米银颗粒抗菌抗炎疗效最为明显。相对于纳米银而言，传统的普通银制剂，例如磺胺嘧啶银颗粒，颗粒体积较大，不易穿透组织细胞或细菌菌壁，其溶解性也相对较差，从大颗粒表面释放的银离子少，因此杀菌作用有限。目前纳米银已被证实对包括大肠杆菌、金色葡萄球菌和绿脓杆菌在内的多种细菌均有良好的抗菌效果。

（2）一些纳米材料可以直接作用于缺损组织处细胞，促进细胞增生、移行及分化，从而实现对缺损组织的修复。在应用羟磷灰石修复骨损伤的研究中发现添加纳米氧化铁后能上调成骨细胞基因表达，促进成骨细胞的增生，胶原蛋白形成和钙沉积明显增多。研究还发现纳米氧化铁通过激活 MAPK 信号通路上调表达神经细胞黏附因子，也同时有助于神经细胞的生长与修复。

（3）调控细胞外基质（ECM）。ECM 对细胞的生长及再生起着重要的作用，胶原蛋白和一些可降解高分子材料制作的纳米纤维支架在各方面的特性更加贴近 ECM，可用于营造和优化创伤组织修复的微环境。静电纺丝纳米纤维支架（ENS）是目前广泛应用的一类纳米支架，通过控制理化条件可制成不同纳米尺寸、孔隙大小、生物降解性和机械功能的 ENS，也可携带药物分子或生物活性大分子如多肽，调控修复过程中组织细胞的各项功能，促进细胞再生和组织修复。

近年来应用纳米材料构建有助于细胞定植的特异性微环境（niche）的研究成为一个热点，有实验发现三维多孔聚左旋丙交酯纳米支架能同时诱导骨髓间充质干细胞向软骨、骨细胞方向分化。

三、再生医学概念（生物医学材料）

上节所讲的传统概念的生物医学材料是无生物活性的，植入人体后往往是单纯的替代，并不具有原组织器官的组织结构，尤其是惰性材料，始终以异物的形态存在，不是真正恢复缺损的组织，也只能部分达到原结构的功能，与周围正常人体组织始终存在某种程度的"对抗"。在材料植入后期,惰性材料的磨损、腐蚀、变性和慢性排斥往往成为令人头痛的问题。

在这样的背景下研究人员开始转变思路,关注从惰性材料转向可降解的生物材料(又称可生物降解高分子聚合物,biodegradable polymers),以往可降解材料主要用于可吸收缝线、止血材料、骨科内固定物和药物缓释载体,由于植入后只是短暂存在,强度往往不足,在以往的修复模式下对这类材料不够重视。

随着现代细胞生物学的快速发展,体外细胞培养技术的成熟,研究人员设想这类可降解材料如果在体外先与种子细胞复合后再植入体内组织缺损处,随着材料的逐步降解,种子细胞逐步增殖形成目标组织,最终材料完全降解,而新生组织则完成对组织缺损的再生修复,从根本上解决了以往惰性材料带来的难题。这就是近些年来兴起的再生医学概念的雏形,推动着创伤修复重建外科发生重要的变革,开始从损害供区的"组织移植"模式向不损害供区的"组织再生"模式转变。

在这个革命性的转变过程中可降解生物材料,又称再生医学概念材料在其中起着重要的作用,材料要在缺损区域修复重塑过程中提供充分的三维支架结构和功能支持,能够提供并维持细胞友好的环境,利于细胞附着、生长、增殖和分化,利于目标表型的表达。再生生物材料还可以结合生长因子等生物活性大分子以调节修复细胞功能,其降解速率应该与组织再生速率相匹配。

可降解生物材料按其来源一般可分为天然来源和人工合成两种。

(一)天然来源材料

很多天然可降解材料本身就是细胞外基质成分,细胞外基质在调节细胞黏附、迁移、增殖和分化等多种功能方面有着重要作用,因此天然来源材料具有良好的细胞-材料友好界面,在模拟组织的自然特性方面具有独特的优势。

但是天然来源材料也存在一些缺点,如有微生物感染的风险,具有抗原性,材料供应不稳定,批次间的变动较大,这些缺点影响了天然来源材料在再生医学中的广泛应用。

1. 胶原　为结缔组织的重要组成部分,含量占人体蛋白质总量的30%以上,是细胞外最重要的不溶性纤维蛋白,构成细胞外基质的骨架,为组织提供抗张力和弹性。具有拉伸强度高、生物降解性可控、能促进细胞黏附、生长和迁移等优良性质,成为再生医学中广泛应用的材料之一。

2. 糖胺聚糖　糖胺聚糖,曾称黏多糖和氨基多糖,为杂多糖的一种,主要存在于高等动物结缔组织中,植物中也有发现。糖胺聚糖是细胞间质的重要组成部分,具有很强的亲水保湿功能,吸收水分后膨胀,赋予细胞外基质抗压的能力。主要包括透明质酸、硫酸软骨素等。

透明质酸又称糖醛酸、玻尿酸,与其他糖胺聚糖不同,它不含硫。它的透明质分子能携带500倍以上的水分,为目前所公认的最佳保湿成分,广泛用于眼外科手术、关节内注射、防术后粘连和促进创面愈合方面,目前是皮肤软组织的注射填充塑形的热点产品。

硫酸软骨素,是哺乳动物体内最丰富的糖胺聚糖,除大量存在于软骨外,也存在于皮肤、角膜、巩膜、骨、动脉、心瓣膜及脐带中。

3. 甲壳质（几丁聚糖）　俗称壳聚糖、几丁质，广泛存在于甲壳动物的外壳中，生物相容性良好，机械强度较好，具有促进创面愈合的能力。壳聚糖是甲壳质的脱乙酰化产物，与 GAG 分子结构类似。有很强的吸湿性，仅次于甘油。参见图 2-4。

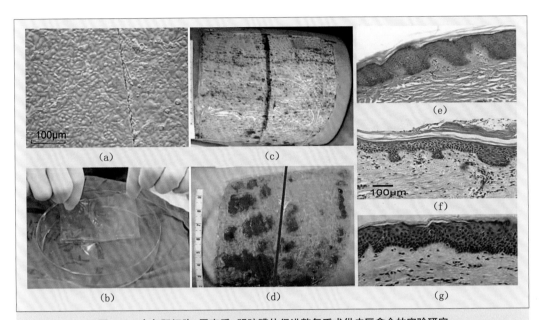

图 2-4　人角朊细胞-甲壳质-明胶膜片促进整复手术供皮区愈合的实验研究
(a)显微镜下观察由角朊细胞与甲壳质-明胶膜片构建的人表皮膜片(100×)　(b)体外培养 1 周时的表皮膜片　(c)术中供皮区使用表皮膜片及对照区域的情况　(d)术后 7 天时供皮区的愈合情况，使用膜片侧明显好于对照区域　(e)术后 3 个月时对照区域的组织学情况(HE 染色)　(f)术后 3 个月时表皮膜片使用区域的组织学情况　(g)正常皮肤组织学情况

（二）人工合成材料

人工合成材料较之天然材料具有明显的优点，材料结构改造和修饰容易，材料性质可控，品质稳定。这类材料一般含有易被水解的酯键、醚键、氨酯键、酰胺键、酸酐键等。目前常用的包括：聚 α-羟基酸，如聚乳酸(polylactic acid，PLA)、聚羟基乙酸(polyglycolic acid，PGA)、聚 β-羟基丁酸(polyhydroxybutyrate，PHB)；聚 ε-己内酯(polycaprolactone，PCL)；聚醚，如聚乙二醇(polyethylene glycol，PEG)、聚氧乙烯(polyethylene oxide，PEO)；聚氧乙烯/聚氧丙烯共聚物(pluronic)等等。其中聚乳酸和聚羟基乙酸应用最为广泛，可用于软骨、骨、皮肤、肌肉、神经等多种组织的工程构建。

聚乳酸也称聚丙交酯，属于聚酯家族，热稳定性好，对水解敏感，具有良好的机械和加工性能。聚羟基乙酸是最简单的线性脂肪族聚酯，高度结晶，不溶于大多数溶剂，纤维强度和模量高，适合于做编织物，降解半衰期为 2 周。

PLA 和 PGA 在体内主要是通过非特异性的水解反应降解，降解形成的单体最终通过三羧酸循环形成 CO_2 和 H_2O 完全排出体外。降解速率与很多因素有关，如植入物的尺寸、材料的种类、平均分子质量大小、材料相态(部分结晶或非结晶)、异构特性、添加剂、植入部位以及植入物的应力状态等。

未来随着可降解材料与细胞(尤其是干细胞)相互作用关系的进一步揭示,材料科学新技术的进展,对已有的可降解生物材料可以进行修饰或设计合成出新的高分子聚合物,有望产生出更多更好的材料以满足再生医学的巨大需要。参见图 2-5。

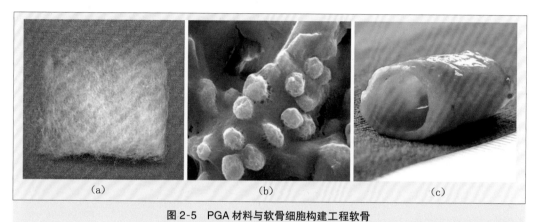

图 2-5　PGA 材料与软骨细胞构建工程软骨
(a)PGA 无纺纤维　(b)兔耳软骨细胞-PGA 复合物体外培养 1 周时电镜下观察软骨细胞黏附于材料表面的情况
(c)兔皮下培养 4 周后 PGA 材料基本降解,软骨细胞构建出富有弹性的管状软骨

结语

修复材料的研究和应用是整形外科的核心问题和主要特色,整形外科每一次重要的进展几乎都是伴随着修复材料选择的创新。

展望未来,传统的自体组织和生物材料相结合的创伤修复模式会进一步延续和发展,有关文献资料尽管繁多,但材料的选择和使用上需要依靠循证医学,在高质量的治疗研究依据的基础上进行科学决策,促进共识和规范形成。另一方面,多学科联合,开发出更新更好的材料(包括对自体组织的利用和开发)以突破临床难点,尤其是再生医学概念材料的引入和发展有望从根本上改变"以伤治伤"的传统修复模式,为最终能达到在功能和外形上完美地修复组织创伤的理想状态更进一步。

(罗旭松　杨　军)

参 考 文 献

［1］王玮.整形外科学[M].杭州:浙江科学技术出版社,1999.

［2］杨志明.修复重建外科总论[M].上海:第二军医大学出版社,2005.

［3］赵珮娟,程辰,谢芸,等.脂肪来源干细胞相关生长因子及其作用的研究进展[J].组织工程与重建外科杂志,2013,9(5):285-289.

［3］刘雪来,黄格元.纳米生物材料在创伤修复中的研究与应用[J].中华外科杂志,2013,51(8):

748-755.

［4］张世民,唐茂林,章伟文,等.中国穿支皮瓣的名词术语与临床应用原则共识[J].中华显微外科杂志, 2012,35(2):89-92.

［5］Zippel N,Schulze M,Tobiasch E. Biomaterials and mesenchymal stem cells for regenerative medicine[J]. Recent Pat Biotechnol. 2010,(4)1:1-22.

［6］Lopez-Vidriero E,Goulding K A,Simon D A,et al. The use of platelet-rich plasma in arthroscopy and sports medicine:optimizing thehealing. Environment[J]. Arthroscopy,2010,26(3):269-278.

［7］Auxenfans C,Fradette J,Lequeux C,et al. Evolution of three dimensional skin equivalent models reconstructed in vitro by tissue engineering[J]. Eur J Dermatol,2009,19(2):107-113.

［8］Garfein E S,Orgill D P,Pribaz J J. Clinical applications of tissue engineered constructs[J]. Clin Plast Surg. 2003,30(4):485-498.

［9］Ami R Amini,Cato T Laurencin,Syam P Nukavarapu. Critical Reviews(TM) in Biomedical Engineering[J]. Bone Tissue Engineering:Recent Advances and Challenges,2012,40(5):363-408.

［10］Martins-Junior P A,Alcantara C E,Resende R R,et al. Carbon nanotubes:directions and perspectives in oral regenerative medicine[J]. J Dent Res,2013,92(7):575-583.

［11］Toni R,Tampieri A,Zini N,et al. Ex situ bioengineering of bioartificial endocrine glands:a new frontier in regenerative medicine of soft tissue organs[J]. Ann Anat,2011,193(5):381-394.

［12］Koshima I,Soeda S. Inferior epigastric artery skin flaps without rectus abdominis muscle[J]. Br J Plast Surg. 1989,42(6):645-648.

［13］Mathy J,Pribaz J J. Prefabrication and prelamination applications in current aesthetic facial reconstruction[J]. ClinPlast Surg,2009,36(3):493-505.

［14］Yang M,Li Q,Sheng L,et al. Bone marrow-derived mesenchymal stem cells transplantation accelerates tissue expansion by promoting skin regeneration during expansion[J]. Ann Surg,2011,253 (1):202-209.

［15］Zhou S B,Wang J,Chiang C A,et al. Mechanical Stretch Upregulates SDF-1α in Skin Tissue and Induces Migration of Circulating Bone Marrow-Derived Stem Cells into the Expanded Skin[J]. Stem Cells,2013,31(12):2703-2713.

［16］Li Q,Zan T,Li H,et al. Flap prefabrication and stem cell-assisted tissue expansion:how we acquire a monoblock flap for full face resurfacing[J]. J Craniofac Surg,2014,25(1):21-25.

［17］Daar A S. The future of replacement and restorative therapies:from organ transplantation to regenerative medicine[J]. Transplant Proc,2013,45(10):3450-3452.

［18］Yang J,Woo S L,Yang G,et al. Construction and clinical application of a human tissue-engineered epidermal membrane[J]. Plast Reconstr Surg,2010,125(3):901-909.

［19］Luo X,Liu Y,Zhang Z,et al. Long-term functional reconstruction of segmental tracheal defect by pedicled tissue-engineered trachea in rabbits[J]. Biomaterials,2013,34(13):3336-3344.

［20］ Hallock G G. Evidence-based medicine:lower extremity acute trauma[J]. Plast Reconstr Surg,
2013,132(6):1733-1741.

第三章 烧伤后整形与重建

第一节 烧伤发病与特点

烧伤是指由热力引起的组织损伤,热力可来自于热液、火焰、热蒸汽、炽热金属液体或固体等。组织损伤主要累及皮肤和/或黏膜,重者可伤及皮下组织,如肌肉、骨、关节甚至内脏。由电、化学物质所致的组织损伤也属于烧伤范畴,但因其与热力烧伤有区别,故另述。

一、伤情判断

(一)烧伤面积的估算

烧伤面积估算指皮肤烧伤区域占全身体表面积的百分比。目前应用较多的是"中国九分法",将人体体表分为 11 个 9% 的等份,另加 1%,构成 100% 体表面积,具体如下:头颈部(1×9%),双上肢(2×9%),躯干(3×9%),双下肢(5×9%+1%),共为 11×9%+1%(表 3-1)。

表 3-1 中国九分法

部　　位		占成人体表的比例(%)		占儿童体表的比例(%)
头　颈	发　部	3	9	9+(12－年龄)
	面　部	3		
	颈　部	3		
双上肢	双上臂	7	9×2	9×2
	双前臂	6		
	双　手	5		
躯　干	躯干前	13	9×3	9×3
	躯干后	13		
	会　阴	1		
双下肢	双　臀	5*	9×5+1	9×5+1－(12－年龄)
	双大腿	21		
	双小腿	13		
	双　足	7*		

* 成年女性的臀部和双足各占 6%。

此外,可用手掌法简单估算。不论性别、年龄,伤员五指并拢后手掌面积约为体表面积的 1% ,可辅助九分法,或用于散在的小面积烧伤估算,或特大面积烧伤用减法估计健康皮肤,此法方便但欠准确。

估算面积时,Ⅰ度面积不计算在内,估算总面积后要分别标明不同烧伤深度各自的面积,利于治疗时参考,如:

面积估算:总面积 36%

浅Ⅱ度 27%

深Ⅱ度 9%

(二)烧伤深度估计

临床多采用三度四分法,即分为Ⅰ度、浅Ⅱ度、深Ⅱ度、Ⅲ度。前两者称为浅度烧伤,后两者称为深度烧伤。

1. 皮肤的正常结构　皮肤由表皮、真皮、皮下组织及附属器组成。表皮由角化的复层鳞状上皮组成,厚的表皮由浅入深分为角质层、透明层、颗粒细胞层、棘细胞层和基底细胞层,后二者称为生发层。最下层的基底细胞逐渐演变并向上移动,最终形成角质层脱落。真皮是位于表皮和皮下组织之间不规则致密结缔组织,由乳突层和网状层构成。乳突层具有突向表皮的真皮乳头。皮下组织即浅筋膜,由疏松结缔组织和脂肪组织构成。皮肤附属器包括毛囊、皮脂腺、汗腺、甲。

2. 烧伤组织损害层次和临床表现

Ⅰ度　损伤仅侵及表皮浅层,生发层健在,因此再生能力强,短期内脱屑愈合,不留瘢痕。又称红斑性烧伤,创面干燥,有烧灼感,3～7天后表皮皱缩脱屑,露出光滑红嫩的新生上皮面,短期内可有色素沉着。

浅Ⅱ度　伤及表皮和部分真皮乳头层。因表皮生发层部分损害,上皮再生靠残存生发层和皮肤附件的上皮增生,1～2周愈合,无瘢痕,多有色素沉着,又称水疱性烧伤,局部红肿明显,形成大小不一的水疱,内有黄色血浆样液体,水疱皮剥脱后可见创面潮红、湿润,温度较高,疼痛明显。

深Ⅱ度　伤及真皮乳头层以下,残留部分网状层。再生有赖于真皮内残存的皮肤附件,其上皮增殖形成上皮岛,如无感染,3～4周愈合,常有瘢痕形成。局部肿胀,可有水疱,但水疱去皮后创面微湿,红白相间,质地较韧,温度较低,痛觉迟钝。

Ⅲ度　皮肤全层烧伤,可伤及皮下脂肪、肌肉、骨骼甚至内脏。因皮肤及其附属器全部烧毁,无上皮再生能力,创面靠植皮修复,小面积烧伤可依赖周围健康皮肤上皮爬行而收缩愈合。依据损伤程度不同,局部创面可表现为蜡白、焦黄,重者炭化,皮肤凝固性坏死成焦痂,硬如皮革,局部温度低,痛觉消失,痂下可见树枝状栓塞的血管。

3. 烧伤深度估计的注意事项　烧伤深度的估计主要根据临床表现,各度之间有交叉,临床观察很大程度依赖于医者的经验,加之患者存在个体差异,无疑增加了判断的难度并影响深度估计的准确性。在估计烧伤深度时,以下几点需注意。

（1）人体不同部位,皮肤厚度不一,因此同一条件下的烧伤引起的损伤深度可能不一样。皮肤较厚部位烧伤较浅,如足底、背部。手背等皮肤较薄部位烧伤易偏深。

（2）同一部位皮肤,因年龄、性别、职业不同,厚度不同。如小孩和老人皮肤较青壮年相应部位皮肤薄,女性皮肤较男性皮肤薄,小儿烧伤深度往往估计偏浅。

（3）皮肤散热慢,脱离热源后,热力可进一步渗透加深创面,如不反复观察,可能判断偏浅。

4. 烧伤严重程度分类　依据当前我国的烧伤治疗水平,烧伤面积80%以下的大部分病人能够治愈,而面积在80%以上伤员救治难度大,目前我国的烧伤严重程度分类方法如下。

轻度烧伤:总面积10%以下的Ⅱ度烧伤。

中度烧伤:总面积11%～50%或深Ⅱ度、Ⅲ度烧伤面积9%以下。

重度烧伤:总面积51%～80%或深Ⅱ度、Ⅲ度烧伤面积超过10%,或烧伤面积不足51%,但合并有严重合并伤或并发症。

特重烧伤:总面积80%以上,多伴严重合并伤或并发症。

二、烧伤的病理生理和临床分期

根据烧伤的病理生理特点,人为将其临床发展过程分为3期:体液渗出期、急性感染期及创面修复期。实际上,各期之间相互交错重叠并有内在联系,分期的目的是突出各阶段临床处理的重点。

（一）体液渗出期

烧伤后创基毛细血管通透性增加,血管内血浆样液体渗入到组织间隙,形成组织水肿或水疱,造成有效循环血量减少。有效循环血量减少的量和速度与烧伤严重程度成正比,烧伤面积较小时,有效循环血量减少得少而慢,不致引起明显的全身血流动力学障碍。严重烧伤则有效循环血量减少得多又快,从而可导致低血容量休克。因此此期又称为休克期。

烧伤休克为低血容量休克,虽然伤后体液丧失立即开始,但有一定的积累过程,一般渗出于伤后6～12小时达到高潮,随后逐渐减慢,历经36～48小时趋于稳定,组织间的水肿液开始回吸收。休克的过程与渗出的持续时间相近。渗出期的长短与烧伤的严重程度、早期的创面处理及是否并发感染等因素相关。

（二）急性感染期

烧伤后的急性感染,系指烧伤后短期内所发生的局部和/或全身的急性感染。烧伤水肿回吸收期一开始,感染即为主要矛盾。急性感染期一般为伤后1～2周,烧伤越重,感染发生得越早、越重,持续时间越长。但有效使用抗生素和及时有效的创面处理,使全身性感染有所减少。感染源主要来自创面,大量的坏死组织和渗出物加之局部血液循环障碍,成为创面细菌良好的培养基,利于细菌繁殖,如早期创面处理不当,可形成创周炎症,严重烧伤时,机体免疫力低下,大量细菌入血后可导致脓毒症。临床多采用早期切痂或削痂术,及时植皮覆盖创面,当创面基本修复后,感染等并发症明显减少。

(三)创面修复期

伤后不久,创面修复过程即开始。Ⅰ度烧伤靠表皮生发层再生修复创面。除Ⅰ度烧伤,其余各类分度的烧伤创面均形成痂。无严重感染的浅Ⅱ度创面可痂下愈合,部分深Ⅱ度创面可依赖残存的上皮岛愈合,Ⅲ度创面的焦痂和发生严重感染的深Ⅱ度创面痂皮于伤后3~4周与正常组织分离,称为"自溶脱痂",脱痂后为肉芽组织,需植皮覆盖以消除创面。

三、现场急救、转送与早期处理

(一)现场急救

1. 烧伤的急救 原则是尽快移除致伤原因,脱离现场和进行适当的救治,为转送做好准备。

2. 脱离现场并灭火 尽快脱去着火和被热液浸渍的衣物,用水将火浇灭或跳入附近水池、河沟内。迅速卧倒后慢慢在地上滚动,压灭火焰,禁止伤员带着火焰奔跑或呼救,以防风助火势或头面部烧伤或吸入性损伤。迅速离开密闭和通风不良的失火现场。可用不易燃的物品,如棉被、毯子等覆盖火焰,与空气隔绝而灭火。不可用手直接扑打火焰,以免造成手烧伤。

3. 冷疗 热力烧伤后及时冷疗能防止热力继续作用于创面使之加深,并有减轻疼痛、减少渗出和水肿的作用。对于中小面积烧伤,可直接将烧伤创面置于水龙头下冲,或浸于凉水中,水温一般为15~20℃,持续时间为0.5~1小时。对于大面积烧伤伤员,多不能耐受冷水浸浴,可适当用镇静剂后酌情冷水浸浴。

(二)灭火后的处理

首先确定是否存在危及生命的情况,如窒息、大出血、开放性气胸等,如有,应迅速处理抢救。保持呼吸道通畅,如果出现心跳呼吸骤停,应立即进行心肺复苏。

1. 保护创面 不可人为污染,应用干净敷料或布料保护,避免用有色药物涂抹创面,以增加之后深度判断困难。勿将水疱弄破或撕去腐皮,避免感染机会增加。

2. 判断伤情 初步判断烧伤面积和深度并作记录,注意是否合并吸入性损伤和复合伤。如有复合伤,需进行一定处理,如骨折需进行初步固定。观察是否有颅脑或胸腹损伤,决定是否优先安排后送。

3. 镇静止痛 为缓解伤员不同程度的疼痛和烦躁,轻度烧伤病人可口服止痛片或肌注哌替啶。大面积烧伤伤员可将哌替啶静脉推注。对于年老、婴幼儿、合并吸入性损伤或颅脑损伤的伤员慎用或不用镇静、镇痛药,以免造成呼吸抑制。

4. **补液治疗**　由于现场急救多不具备输液条件,情况允许的伤员可口服适当的饮料,或含盐饮料。不宜单纯喝大量开水,以免造成水中毒。已有休克征象的伤员,如有条件应尽快建立静脉通道补液。

(三)转送和早期处理

在现场急救之后,需将伤员迅速移至就近的医疗单位进行初步处理。入院后的处理原则是:轻重有别。

轻伤员,一般指轻度烧伤或无休克的中度烧伤伤员。主要是进行创面处理,包括移除异物,剃净创面周围毛发,消毒创周皮肤,用消毒液清洗创面。水疱皮应予保留,对于大水疱者,可用消毒空针抽取疱液。视病情饮水进食,注射破伤风抗毒素。

重伤员,指重度或特重烧伤或有休克征象的中度烧伤。

了解受伤史和受伤后的处理,判断伤情,观察烧伤面积和深度,是否合并吸入性损伤和复合伤,持续观察记录生命体征。

立即建立静脉通道补液抗休克。

留置尿管,记录每小时尿量,观察尿液颜色,送检尿常规。

保持呼吸道通畅,对有呼吸困难者,行气管插管或气管切开,予以吸氧或呼吸机辅助呼吸。

使用广谱抗生素和破伤风抗毒素。

创面处理应于休克控制、病情相对平稳时进行,多行简单清创,暴露或包扎疗法。对于环形、缩窄性焦痂,应尽早切开减压。

四、烧伤创面处理

(一)创面修复的基本过程

烧伤创面经历变性坏死、炎症反应、细胞增殖、基质形成、组织重塑及瘢痕形成等变化过程。其中,炎症反应是创面修复的最初阶段,创基毛细血管通透性增加,炎细胞和各种趋化因子渗出并释放到创面。随后,细胞增殖开始修复创面,并伴随细胞外基质形成,逐渐形成创面上皮化和创面重塑。创面封闭,如植皮或瘢痕形成,并不意味创面塑造终结,封闭创面的色泽、感觉、功能、创基血管和胶原纤维等仍经历着变化,这一过程持续数月至数年。

(二)创面的早期清创处理

对于轻、中度烧伤未发生休克的伤员,争取在伤后 6 小时清创,方法为:用无菌生理盐水和消毒液冲洗并清洁创面及周围正常的皮肤,水疱皮予以保留。勿在麻醉下作创面的彻底清创,避免造成二次打击和加重休克。对于中、重度烧伤已有休克征象者,应先抗休克,待休克控制后再行清创,抗休克的同时注意保护创面,避免加重污染。清创后根据伤情,采取暴露或包扎疗法。

(三)非手术创面处理

1. **包扎**　用无菌敷料包裹创面使之与外界隔绝,利于保护创面,保持创面湿润,引流较充分,方法为:清创后,先覆以油纱,不与创面黏着,外加多层脱脂纱布或棉垫。早期包扎敷料厚度应达 3～5cm,后期创面渗出减少,可酌情减薄。包扎范围超出创缘 5cm,各层辅料要平整,使压力均衡,包扎要有一定压力,但不可太紧。特殊部位,如关节处,应固定在防止挛缩的功能位。肢体包扎后应抬高患肢促进静脉和淋巴回流。注意更换敷料的时机,如包扎后敷料浸湿较多应及时更换。感染不重的创面,一般 3～5 天后更换敷料,感染重的酌情更换。

2. 暴露　将烧伤创面暴露在空气中,不用敷料覆盖或包扎,使渗液及坏死组织干燥成痂。目的是使干燥的创面不利于细菌生长。暴露环境要求清洁、温暖、较干燥,接触创面的物品需无菌,一般伤后 48 小时创面干痂形成。要保护痂壳干燥完整,勿裂开,伤员需一定程度的制动。无感染的情况下,Ⅱ度创面痂皮于 2～3 周后开始脱落,Ⅲ度创面焦痂通常于 3 周后开始脱落。

3. 包扎与暴露的选择

(1) 根据烧伤面积、深度、部位及感染情况选择。面积大、深度深宜用暴露疗法;面积小、深度浅可用包扎疗法。四肢、双手及合并骨关节损伤者多考虑包扎,头面、颈部、会阴等不易包扎处,选用暴露。严重污染或包扎创面感染时,用暴露疗法。

(2) 根据伤员神智及全身状况考虑。清醒合作者可暴露,神志不清、躁动者宜包扎。

(3) 根据当地气候考虑。天气炎热多采用暴露,冷则包扎。

4. 其他　除上述方法,还有半暴露、湿敷、浸浴等早期处理创面的方法。

(1) 半暴露是用单层药液或薄油纱覆盖创面,用以保护肉芽面或去痂后的创面。

(2) 湿敷是用药液(一般为无菌生理盐水)浸湿的敷料,覆盖于创面,每天换敷料 2～4 次。注意敷料不宜太湿,目的是将创面上的脓液、坏死组织引流和清除,多用于肉芽创面植皮前的准备,也可加速脱痂。

(3) 浸浴是将伤员身体全部或一部分浸于温热盐水或药液中,可较彻底清除创面脓液和坏死组织,软化痂皮,促进焦痂分离等。

(马恬　韩岩)

第二节　面部烧伤整形

一、面部烧伤畸形治疗的复杂性

随着我国工业、交通、能源等的高速发展,烧伤、交通伤、工业创伤、爆炸伤等严重创伤日趋增多,成为一类新的多发病和高发病。据报道,每年烧伤和车祸病例已达 100 余万例。这类创伤救治后多遗留不同程度的毁形畸形,因此,我国已积累了数量巨大的此类患者,成为影响我国经济和社会发展的一大问题。

颜面是人体的外显部位,体现个人的主要特征,在社交活动中有着重要作用;同时,面部集中了眼、耳、鼻和口等,也是维持人正常生理功能的重要器官。因烧伤导致颜面大面积复合缺损和严重畸形等情况在临床上十分常见。严重颜面畸形不但使患者失去了正常的面容,变为"丑陋"甚至"恐怖"。并使患者的眼、口闭合与通气功能障碍,颈部活动受限等,并可造成眼、口、鼻等器官的渐进性损伤,甚至失明等。这类创伤的对象通常是 18~50 岁的青壮年,创伤使之丧失了工作能力,并有严重的心理、社交障碍,社会人群对其的"恐怖"和拒绝,也使患者无法融入社会,生活在极其痛苦之中,并成为社会和家庭的巨大负担。

由于颜面部皮肤富有弹性,皮下脂肪组织薄而致密,与其下面的表情肌肉紧密,可以完成丰富的表情,同时面部集中了眼、耳、鼻和口等具精细结构的五官,其组织结构与形态十分独特。并且随着社会经济的发展、人民物质生活水平的提高、医疗水平的进步,颜面重建要求也逐渐提高,以前注重创面覆盖、功能改善,现在更加强调兼顾形态和功能、注重重建脸面可以被社会接纳,使患者能够重新融入社会。

颈胸部由于和颜面部皮肤颜色、质地、结构接近,是颜面修复的最佳供区之一。但是严重烧伤后通常伴有颈胸区域烧伤后瘢痕形成,从而造成供区的缺乏,更加制约了颜面修复效果。

二、治疗方法的进展

植皮、皮瓣和皮肤扩张技术是治疗这类患者的常用手段。随着对皮瓣认识的深入,穿支皮瓣、超薄皮瓣、预构皮瓣、预置皮瓣等皮瓣技术在颜面软组织修复中逐渐增多。近年来异体器官移植技术进步和免疫移植技术发展,异体颜面移植成为一种严重颜面缺损或畸形的治疗方法之一。

(一) 植皮

植皮是整形外科古老的修复方法之一,最早可以追溯到 1869 年,Reverdin 成功地进行了首例自体皮肤移植。1872 年,Ollier 采用连续的片状植皮手术进一步提高疗效。后来,眼外科医生 Wolfe 发现采用全厚皮瓣移植可以更加有效地矫正眼睑外翻畸形。

对于颜面部深度烧伤的患者,多数烧伤科学者主张在伤后 2~3 周,焦痂坏死组织自行脱落之际,加速焦痂清除,按照面部分区行大张自体皮片移植。植皮方法操作相对简单。

面颈部植皮以全厚和中厚皮片为主。供皮区选择越接近面部越好,一般取其自上胸部、上臂内侧和大腿内侧等处为佳。由于缺乏皮下组织,存活后易发生收缩,对眼睑、鼻翼、口角、外耳等结构牵拉移位,在色泽上变深,质地变僵硬,这在有色人种上尤为严重。

一般有整张植皮、分区植皮两种方式。

1. 整张植皮　方法是大张中厚皮片铺盖在整个面部,相当于眉、眶、鼻孔、口裂等洞穴部位切开裁剪成相应的孔洞。平整均匀地铺平皮从边缘对合整齐,间断缝合固定。眼睑部可单独另作小块皮片移植。全脸大张皮肤移植,一次手术完成整个面部的整复,但是手术时间冗长,术后面容比较呆滞不自然,表情差,眼睑、唇缘往往需要再次修整。

2. 分区植皮　主要依据"面部亚单位"的原则,按照面部自然皱褶、皮肤纹理和皮肤张力的方向分区切除瘢痕组织,松解挛缩,移植皮肤,可使手术后瘢痕隐蔽,皮片收缩形成的面容比较自然,效果较好。分区植皮不仅有利于面部形态效果,也便于治疗步骤的实施。根据各单元区域畸形的不同病理特点,选择合适的方法和组织来源,择期分次、分期完成颜面畸形的整复,对患者的康复、体力恢复、情绪影响和经济负担等较有利。

植皮主要缺点是:植皮的主要目的是覆盖创面,难以对颜面软组织进行有效的形态功能重建。植皮后通常存在颜色、质地、厚度的差异,呈现为"补丁状"外观;术后皮片发生挛缩,造成面部器官如眼睑、口角牵拉变形,皮肤紧绷,难以传达表情。随着组织扩张、皮瓣技术的发展以及对颜面软组织修复要求的提高,目前植皮技术在颜面修复中应用范围缩小,主要适用于面积较小的畸形矫正,如上睑外翻、口唇外翻、鼻翼畸形等。

(二)皮瓣

20 世纪,皮瓣技术发展为颜面软组织修复带来新的发展。20 世纪前半叶,采用的是随意皮瓣,通过带蒂皮瓣或皮瓣技术进行转移修复创面。实践中遵循的是皮瓣长宽比例的原则,如在头面部不超过 5∶1,在下肢不超过 1∶1。当时,为了扩大皮瓣切取的长宽比例,获得较长的皮瓣,应用最多的方法是进行皮瓣延迟术扩大皮瓣切取面积。1965 年,Bakamjian 无意中发现包含了胸廓内动脉肋间穿支为蒂的胸三角皮瓣修复咽-食管缺损的成功经验,将皮瓣的长宽比例安全地扩大至 2∶1,获得了优良效果。1970 年,Milton 通过系列的动物实验,证明了单纯强调皮瓣切除长宽比例是不科学的;皮瓣成活与否,是由其内在的血液供应特性所决定的,出现了轴性皮瓣的概念。其中具有里程碑意义的事件是,Esser 提出动脉皮瓣的血管构建及五六十年代显微外科技术的发展,使得通过血管吻合技术,将远位的皮瓣组织可以游离移植获得成功,极大地提高了颜面修复的效果。

皮瓣组织由于具有可靠的血供,含有一定厚度的皮下组织,移植后不发生收缩,在修复颜面部畸形方面有着突出的优势,结合扩张器技术可以提供较多可供修复的组织量。但不足的是:受限于皮瓣血管自身构建,皮瓣大小有限,修复后通常外观臃肿,不适合面部表情的传递。

1. 局部皮瓣　局部皮瓣临近受区,修复后可以获得颜色、质地、厚度比较接近的外观。主要用于颜面部修复的局部皮瓣有以下几种。

(1)随意皮瓣。适合于颜面部小范围组织畸形,如眉、鼻翼、口角等部位的牵拉歪斜畸形,皮瓣转移的方式主要有推进和旋转两种。比如可采用"Z"形交错皮瓣、"Y-V"或"V-Y"推进皮瓣、菱形旋转皮瓣、双叶皮瓣等手术方法,松解索条状挛缩,恢复眉、鼻翼、口角的正常位置。

(2)轴型皮瓣。皮瓣里有比较明确的轴型血管或肌皮血管分支,转位更加灵活,在再造器官上有着一定优势:比如颞颥部皮瓣旋转后再造眼睑,额部皮瓣再造全鼻,鼻唇沟(颊唇)皮瓣再造鼻翼,耳后乳突部皮瓣再造外耳,锁骨上皮瓣、胸三角皮瓣修复双颊、口周、颏部、颈部等。反流轴型皮瓣在面部修复中也有一定的应用:颞浅动脉供血的耳后乳突部皮瓣,眶上动脉供血的耳郭复合组织瓣。

2. 远位的游离皮瓣 在颈肩胸区域不能作为供区时,远位的游离组织移植可以作为修复颜面软组织缺损的方法。比如前臂皮瓣、股前外侧皮瓣、背阔肌肌皮瓣、腹直肌肌皮瓣、肩胛皮瓣等可以提供大面积的组织。腓骨肌皮瓣、肩胛骨皮瓣、髂骨骨皮瓣等可以在修复伴有骨缺损的复合组织缺损创面。肌(皮)瓣可以提供较多的组织量,适合修复伴有凹陷和缺损的面部修复。主要肌皮瓣有:胸大肌肌皮瓣、斜方肌肌皮瓣、胸锁乳头肌肌皮瓣、颈阔肌肌皮瓣、背阔肌肌皮瓣、颞肌肌瓣等。远位皮瓣通常需要借助显微外科技术进行皮瓣转移,并且修复后外观欠佳,色泽、质地与周边组织差异大,容易成臃肿的外观,即使面神经部分功能残存,也难以形成丰富的面部表情。

近年来穿支皮瓣、超薄皮瓣、预构皮瓣、预置皮瓣在面部烧伤中也有广泛应用。

(1)穿支皮瓣。最早提出穿支皮瓣概念的是 Krou 和 Koshima 等,在肌皮瓣的基础上,发现只要保留穿过肌肉的营养血管,即便除去作为周围的肌肉,肌皮穿支皮瓣也能存活。1987 年,Taylor 等提出了"血管供区(vascular territory)"的概念,奠定穿支皮瓣的解剖基础。通过对解剖学研究发现,人体表面可以根据供应动脉划分成 40 个血管供区。血管直径≥0.5mm 穿支约374 个,均有可能成为潜在的穿支皮瓣。通常临床可应用的穿支皮瓣必须有以下特点:①可预测和恒定的血供;②至少一个以上的较大穿支血管(直径≥0.5mm);③血管蒂长度足够;④供区可以直接缝合关闭。

穿支皮瓣是显微外科皮瓣移植的新发展,由于可以携带更少的皮下组织,更易颜面部塑形,同时也减少了供区的损伤。但对显微外科技术要求更高,需要使用更精细的显微手术器械,发挥更高超的显微操作技能,完成更细小的显微血管吻合。

目前可以用于颜面部修复的主要穿支皮瓣有颏动脉皮瓣、锁骨上皮瓣、胸廓内动脉穿支皮瓣、颈浅动脉穿支皮瓣、肩胛皮瓣、股前外侧皮瓣等。

(2)预构(置)皮瓣。预构皮瓣(prefabricated flap)的概念由我国学者沈祖尧提出,1981 年,他发现通过血管束植入的方式可以将任意皮瓣转化为轴型皮瓣,指出:植入的层次和血管与周围组织接触的密切程度对预构皮瓣血管化具有重要的意义。1992 年,Pribaz 首次提出皮瓣预置(prelamination)的概念,认为,预置是增加更多的组织成分形成复合组织瓣以满足修复的需要。在组织转移过程中有赖于皮瓣原有的血供。后来的作者在总结预构皮瓣修复头颈部的经验中,更加明确地将皮瓣预构(flap prefabrication)和皮瓣预置(flap prelamination)进行了区分,认为皮瓣预构的概念应该是通过血管载体植入形成的轴型皮瓣。皮瓣预构一般包括两个过程,在原来不含轴型血管的皮瓣内植入轴型血管蒂;经过一段时间血管化后,将新形成的轴型皮瓣移植(吻合血管或岛状移位)。而皮瓣预置是在依赖于皮瓣原有的血运基础上增加组织的成分。

目前,预构皮瓣广泛地应用于面颈部瘢痕、坏疽性口炎、严重的手和前臂外伤创面修复。同时也是眼窝、眼睑、外耳、外鼻、上下颌骨、食道、气管、乳房、阴道等器官再造的有效方法。预构皮瓣技术可以克服传统轴型皮瓣有赖于人体本身血管构建的限制,进一步结合扩张器技术,可以形成大面积、超薄的皮瓣,适合大面积或复合组织缺损;而预置皮瓣可以形成复合组织,适合颜面部复合组织缺损或器官再造。但是该技术通常需要显微外科基础,预构皮瓣血管化程度难以预测,因此在临床应用中受到一定的限制。

(3)超薄皮瓣。1966 年法国 Colson 等为改善皮瓣移植效果曾尝试削薄皮瓣的脂肪,将单蒂或双蒂的臂部交叉皮瓣修薄至全厚皮的厚度。1977 年,日本冢田贞夫等发现真皮下血管网皮片较柔软而无皮瓣臃肿缺点,但易出现水疱或灶性坏死以致后期色素沉着,呈花斑状。直至 1983年,中国司徒朴首次报告了暴露真皮下血管网的带蒂皮瓣移植,由于削除了皮瓣过多的脂肪,较之传统皮瓣更薄,又被称为超薄皮瓣。1992 年,高建华等在解剖学研究的基础上开发了一种含皮穿支窄蒂超薄皮瓣。1994 年,百束比古和高建华又在此基础上进一步改进,将其扩大延长并附加供区内另一套营养血管吻合,形成包含两套血供的巨大超薄皮瓣移植修复畸形缺损。

通过远端吻合血管的超薄在进一步保障皮血供的同时大大地增加了皮瓣面积,因此,超薄皮瓣薄而大、便于旋转,适用于修复外形和功能要求较高的部位。其中,枕颈背皮瓣、枕颈肩皮瓣、枕颈胸皮瓣适合面颈部皮肤软组织缺损畸形的修复,如烧伤、创伤所致面颈部皮肤组织缺损,烧伤后面颈部增生性瘢痕和瘢痕挛缩畸形(如颏颈粘连、颏胸粘连)等。

(三)皮肤软组织扩张

1957 年,Neumann 首次报道了应用皮肤软组织方法增加头皮的面积用于耳重建。1976 年,Radovan 采用扩张的硅胶假体进行乳房再造。后来,随着对皮肤软组织扩张技术相关的临床和实验研究的深入,组织扩张逐渐成为一种修复整形外科获得皮肤软组织的方法。皮肤软组织扩张器经手术埋植于正常皮下,定期注入生理盐水扩张,使其皮肤逐渐伸展,在机械张力条件下使皮肤组织再生,从而获得"额外"的皮肤软组织,利用新增加的皮肤软组织转移修复缺损。

在颜面部修复重建中,组织扩张术已经成为广泛应用的治疗手段。当任何缺损不能直接闭合或常规的面部皮瓣不能提供足够多的所需组织时,可以进行组织扩张术。组织扩张术可扩大传统局部皮瓣、邻位皮瓣或游离皮瓣的应用范围,可对面部缺损或有缺陷的组织进行满意的替换修复。

(四)异体颜面移植

随着移植免疫学和外科学的进展,异体颜面移植给极重度面部畸形的治疗带来治愈的希望,可以一次性地修复不同层次的组织缺损,而且完全避免了供区的继发性损伤。目前国内外先后报道了数十例部分异体颜面复合组织的"换脸术",为将来的全颜面异体组织移植奠定了一定的基础。但是有些问题有待于深入,同种异体复合组织移植术的难度不在于手术本身,而是在于早期移植手术成功后的一些后续问题,主要包括:目前免疫抑制技术尚未达到理想的选择性地抑制水平;异体颜面移植后功能恢复,尤其是面神经恢复、运动恢复问题;患者心理对移植颜面接受程度;异体颜面移植后社会、伦理问题等;因此,异体颜面移植成为临床常用的治疗手段仍有一段距离。

（五）其他修复技术

1. 皮肤替代物 对于广泛烧伤、机体缺乏供皮区的患者,可以选用真皮替代物覆盖创面,它具有全厚皮片移植的优点,不会造成供区损伤,主要的产品有 Integra、Alloderm 和 Matriderm 等。

2. 复合组织移植 在治疗颜面部微小复合组织如鼻翼、睑缘缺损时,一些复合组织如耳郭等移植是较好的选择,但是通常修复的面积有限,存在再血管化比较困难的缺点。

3. CELL 通过切取一小块的自体皮肤,消化获取角质形成细胞与黑色素细胞的细胞悬液均匀喷洒在已去表皮的创面。对大面积浅表瘢痕,特别是色素脱失性瘢痕,有一定的治疗作用。

三、面部烧伤畸形的修复原则

由于颜面部皮肤富有弹性,皮下脂肪组织薄而致密,与其下面的表情肌肉紧密,可以表达丰富的表情,同时面部集中了眼、耳、鼻和口等具精细结构的五官,其组织结构与形态十分独特。对于颜面大面积的皮肤软组织和五官的缺损,重建其独特的形态和功能,是一件极具挑战的工作。在脸面烧伤畸形中,应该遵循三个主要的原则。

（一）替代原则

主要包含两层意思:第一,尽量选择颜色、质地、厚度相似区域的组织进行修复,可以恢复外观。以面颊部缺损为例,对于小范围颊部缺损首先考虑同一分区的组织进行修复,比如,可以选择颊颈部扩张皮瓣进行修复;更大的缺损,可以选择临近区域的组织如颈胸部皮肤进行修复;对于局部无正常皮肤组织利用时候,可以选择皮瓣、游离皮瓣进行修复。这一原则也符合修复重建外科“由简到繁”(reconstructive ladder)的原则。第二,对于复合组织缺损,根据缺损组织类型进行修复。如伴有肌肉、骨骼等缺损,选择肌皮瓣、骨皮瓣进行修复。

根据相似替代原则,目前颜面部大面积皮肤软组织缺损主要以临近面部的颈、锁骨上、前胸作为首选供区。锁骨上区皮肤质地较为接近颜面部,皮肤并且皮下脂肪较薄,尤其适用于较肥胖的患者,前胸区与具有与锁骨上区类似皮肤质地,但皮下脂肪层较厚,其优点是皮肤疏松,基底宽而平坦,可以利用制作较锁骨上区更大的皮瓣。侧胸以及背部的扩张带蒂穿支皮瓣仍可以提供较好的修复效果,但不作为颜面皮肤软组织修复的首选供区。

（二）亚单位原则

近几十年,根据美学分区进行颜面部重建的原则逐渐被普遍接受,即皮肤纹理、皮肤张力的解剖排列不仅使面部具有丰富的表情,而且使面部皮肤形成各种皱褶沟线和自然的界限,这些交界区通常处于面部凹凸交接、光线明暗交界的区域有利于隐藏瘢痕、恢复面部的轮廓和对称性。

同时,笔者认为:面部不同美学分区的解剖学特征有着明显的差异,中央区的眼周、鼻、口唇区包含诸多亚单位结构,与五官的功能息息相关,其修复包括了缺损覆盖以及精细结构重塑等多期手术过程。而外周的额部与双颊占的面积较大,如有皮肤颜色、质地差异则显得较明显,但相对亚单位结构较少,治疗以恢复正常面部皮肤颜色、质地为主。因此,根据美学分区定义颜面部畸形与缺损,有助于各修复技术之间的比较,并且指导治疗的制定。在 Spence R J 针对面颈部软组织重建的报道中,也应用了面部美学分区的概念指导治疗,提出外周区以扩张皮瓣、中央区以植皮为主的治疗手段,为面颈重建提供了参考。在我们的治疗中较少采用使用植皮技术,主要是考虑到,对于有色人种,植皮常造成术后瘢痕、色素沉着以及不同程度的皮片挛缩,尤其是中央区的方案,如仅依赖于植皮技术,在五官再造和表情修复上存在严重的不足。

(三)MLT 原则

2008 年,李青峰等依据颜面部独特的组织和解剖学特点,提出用于颜面大面积皮肤软组织修复组织应具备以下条件:

(1)色泽、质地与颜面部皮肤相匹配(matched color and texture)。

(2)面积足够大(large enough to cover the defect),可以充足地修复颜面的皮肤软组织缺损。

(3)皮肤组织足够薄(thin thickness),能够传递表情,以利于面部形态和五官的塑形。

四、脸面烧伤畸形的分型及修复方法

(一)背景分析

目前颜面皮肤软组织重建的文献报道多是针对某一单个技术的描述,缺少颜面部皮肤软组织缺损或畸形的分类标准以及各修复技术的适应证等指南性文献。同时,由于各医疗单位对各种诊疗技术熟悉程度存在差异,治疗方法的选择较为"随意"。第二,有关疗效评价、皮瓣坏死率、患者满意度等常用指标,不能对各项诊疗技术修复后形态、功能等客观评价。因此,如何合理地应用不同的技术方法,以优化治疗结果,一直未能达成共识。这也使得许多患者的颜面缺损未能得到有效地重建,无法重返生活和工作。

对于脸面部烧伤畸形的修复,应该对其进行术前评估,评价组织缺损的类型、范围,可选用组织供区的情况,综合考虑后制定合适的治疗方案。结合国际上颜面软组织重建的共识,结合全国整形外科多中心医疗机构对中国人颜面部软组织重建的治疗经验,提出颜面部皮肤软组织畸形与缺损的分型与治疗技术的建议。

对于全面部软组织修复,Spence 建议:将脸面部大面积软组织缺损分为三类,即外周型、中央型和混合型,分别以植皮、皮瓣和扩张皮瓣为治疗手段,具体如图 3-1 所示。

各种情况的创伤,有不同的特点,因此临床分类有不同的方法。有根据区域,如前述 Spence 的方法,也有根据损伤程序、组织类型的不同分类方法,从不同的角度反映了人们对这一疾病治疗的思考角度,各有一定的局限性,也各有可取之处。

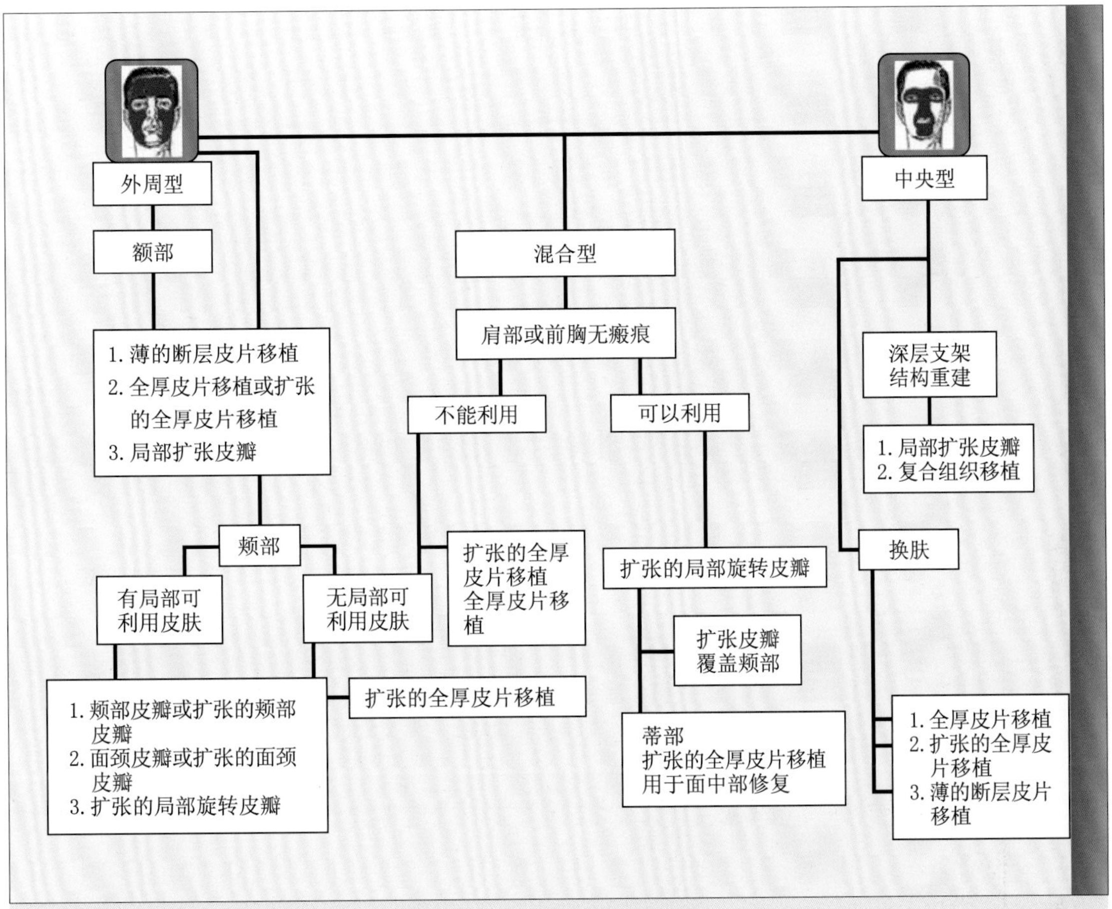

图 3-1　全面部软组织重建原则

引自:From Spence R J. An algorithm for total and subtotal facial reconstruction using an expanded transposition flap:a 20-year experience[J]. Plast Reconstr Surg, 2008, 121(3):798.

相对于白种人,有色人种脸部创伤后的瘢痕色泽较深,挛缩较严重,表情限制则更重,特别是植皮后,其存活的皮片也存在同样的问题。因此,对于有色人种脸部软组织缺损的治疗,应尽可能遵循的原则是应用组织扩张技术来治疗,选用尽可能相近的皮肤来修复缺损,以得到形态、色泽、质地一致的修复效果,这一原则同样应体现在面部五官的再造上。相反,植皮在这类患者治疗上,只能是一种姑息的选择。

因此,本文试图依据颜面皮肤软组织修复的 3 个重要原则及重建颜面美学和功能重建的要求,提出颜面部皮肤软组织畸形与缺损的分型与治疗技术(图 3-2)。

(二)颜面部皮肤软组织畸形与缺损的分型与治疗技术的建议

颜面部皮肤软组织畸形与缺损的分型建立于面部美学分区概念的基础上,结合临床常见情况,将颜面部美学分区简化为额部、颊部、口周、鼻及眼周五个区域以便于临床分型。根据创伤的范围不同,将颜面部皮肤软组织畸形与缺损分为 4 型(表 3-2)。

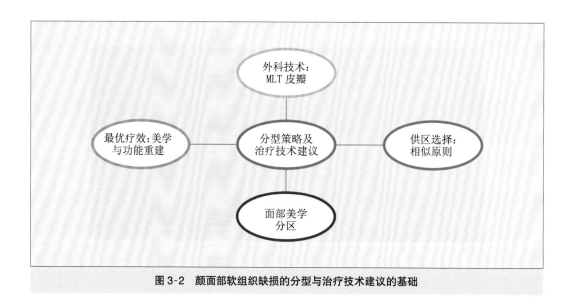

图 3-2　颜面部软组织缺损的分型与治疗技术建议的基础

表 3-2　颜面部皮肤软组织畸形与缺损的分型

分型	定　义
Ⅰ型	单个分区的部分缺损
Ⅱ型	单个分区的完全缺损或临近分区的部分缺损
Ⅲ型	涉及多个分区的缺损
Ⅳ型	亚全面/全面部缺损

　　结合多中心各医疗单位临床工作中的常见病例,提出各型颜面部皮肤软组织畸形与缺损的常见临床表现与治疗技术建议(图 3-3、表 3-3)。

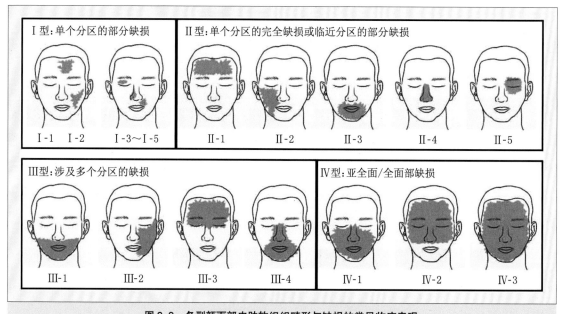

图 3-3　各型颜面部皮肤软组织畸形与缺损的常见临床表现

表 3-3　各型颜面部皮肤软组织畸形与缺损的常见临床建议治疗技术

分型及定义	临床常见情况	建议治疗技术
Ⅰ型:单个分区的部分缺损	Ⅰ-1 额部的部分缺损	局部皮瓣;额部扩张皮瓣
	Ⅰ-2 颊部的部分缺损	局部皮瓣;颊部扩张皮瓣;颈部扩张皮瓣
	Ⅱ-3 口周的部分缺损	局部皮瓣;颊部、颈部扩张皮瓣
	Ⅱ-4 鼻的部分缺损	局部皮瓣;额部皮瓣
	Ⅱ-5 眼周的部分缺损	局部皮瓣;全厚或中厚植皮
Ⅱ型:单个分区的完全缺损或临近分区的部分缺损	Ⅱ-1 额部的完全缺损	带蒂/游离穿支皮瓣[①];扩张的全厚或中厚植皮
	Ⅱ-2 颊部的完全缺损	带蒂穿支皮瓣
	Ⅱ-3 口周的完全缺损	双侧颈部扩张皮瓣;带蒂穿支皮瓣
	Ⅱ-4 鼻的完全缺损	额部扩张皮瓣
	Ⅱ-5 眼周的完全缺损	额部扩张皮瓣;全厚或中厚植皮
	Ⅱ-6 不相关的多个分区的部分缺损[②]	参考Ⅰ型建议技术分别治疗
	Ⅱ-7 相关的多个分区的部分缺损	采用带蒂/游离穿支皮瓣同时治疗
Ⅲ型:涉及多个分区的缺损	Ⅲ-1 以口周及双侧颊部为主的下面部缺损	血管增压的带蒂穿支扩张皮瓣/游离穿支扩张皮瓣结合二期口裂成型
	Ⅲ-2 以一侧颊部及部分眼周、口周为主的半侧面缺损	
	Ⅲ-3 以额部及双侧眼周为主的上面部缺损	颞浅筋膜颈部预构扩张皮瓣/游离穿支皮瓣结合眼睑的全厚或中厚植皮
	Ⅲ-4 以鼻及口周为主的中面部缺损	颈胸预构扩张皮瓣结合二期口裂修整、鼻再造
Ⅳ型:亚全面/全面部缺损	Ⅳ-1 以鼻、口周及双侧颊部为主的中下面部缺损	血管增压的颈胸预构扩张皮瓣结合受累器官的二期再造与塑型
	Ⅳ-2 以额部、鼻、双侧眼周及上颊部为主的上面部缺损	
	Ⅳ-3 面部各分区均受累的全面部缺损	

①带蒂/游离穿支皮瓣的选择:根据相似原则和 MLT 原则,依次优先选用锁骨上、前胸、侧胸以及背部、远位皮肤软组织组织作为供区,针对同一供区的多源性血供,根据术前彩色多普勒超声结果选择优势血管为蒂。最常用的穿支皮瓣为带蒂锁骨上皮瓣、带蒂、游离乳内动脉穿支皮瓣等。穿支皮瓣可结合皮肤软组织扩张的方法扩大皮瓣面积、避免供区植皮。

②多个分区的部分缺损,尽量采取分别治疗方法以保证手术切口隐藏于自然轮廓线内,如供区同时缺损,无法设计局部皮瓣分别治疗时,需采用带蒂/游离穿支皮瓣进行一体修复。

1.Ⅰ型:单个分区的部分缺损

(1)Ⅰ-1～Ⅰ-2。额部、颊部的部分皮肤软组织缺损,如设计局部皮瓣不足以覆盖缺损,一般可以通过该分区存留的正常皮肤行皮肤软组织扩张术,通过扩张皮瓣推进或旋转来修复同单位的软组织缺损,因利用同一分区内皮肤,肤色、质地最为接近,修复效果较好。下颊部的缺损可采用同侧颈部扩张皮瓣修复。

（2）Ⅰ-3。口周的皮肤软组织部分缺损，利用双颊、颈部的局部扩张皮瓣推进修复。同时累及上下唇的部分缺损，可采用颈部扩张皮瓣一期修复缺损，二期进行口裂开大以及对称性的修复。

（3）Ⅰ-4。鼻的部分缺损，可以使用临近的随意皮瓣或带蒂皮瓣如鼻背皮瓣，鼻唇沟皮瓣，以及额部皮瓣修复。

（4）Ⅰ-5。眼周的部分缺损，利用眼周的局部皮瓣修复。缺损较大、局部皮瓣软组织存在瘢痕等不可利用时，采取耳后等近似皮肤的全厚或中厚植皮。

2.Ⅱ型：单个分区的完全缺损或临近分区的部分缺损

（1）Ⅱ-1～Ⅱ-2。额部、颊部的完全缺损，同分区内存留的正常皮肤不足，无法通过本分区内的皮肤扩张来解决。颊部缺损可采取颈部扩张皮瓣，手术技术难度、风险较低，治疗效果优于带蒂皮瓣，但修复效率低，可能需多个扩张周期来治疗，同时也存在面部皮肤菲薄，扩张难以为继的问题。如颈部皮肤软组织不足或存有瘢痕，带蒂的锁骨上皮瓣是最优选方案。额部由于处于面部最高部位，带蒂皮瓣无法覆盖，以设计使用颞浅筋膜转位预构的颈部扩张皮瓣或游离的锁骨上皮瓣、乳内动脉穿支皮瓣治疗为主要手段，肤色、质地较为接近。扩张皮肤以中、全厚皮片移植，因额部植皮挛缩程度小，是可接受的备选修复手段。

（2）Ⅱ-3。口周的完全缺损，如颈部皮肤完整，可设计双侧颈部扩张后的随意皮瓣覆盖，以"口罩皮瓣"的形式覆盖，一期封闭口裂，进行缺损的修复，二期进行口裂成型及修整。颈部皮肤不可用时，采取锁骨上皮瓣、乳内动脉穿支皮瓣治疗，以类似"口罩皮瓣"的形式修复。

（3）Ⅱ-4。鼻的完全缺损，推荐采用以滑车上动脉为蒂的额部扩张皮瓣进行全鼻再造，如额部皮肤存在瘢痕，则可采用上臂皮管的方式，但存在肤色、质地差异。鼻衬里的缺失需要局部皮瓣、植皮等先行修复。

（4）Ⅱ-5。眼周的完全缺损，上下睑的缺失无法设计局部皮瓣修复，可以选择额部扩张皮瓣结合二期皮瓣修薄，或以全厚或中厚植皮以恢复眼睑菲薄的外观。

（5）Ⅱ-6～Ⅱ-7。多个分区的部分缺损，尽量采取分别治疗方法以保证手术切口隐藏于自然轮廓线内，如供区同时缺损，无法设计局部皮瓣分别治疗时，可视为相关的多个分区部分受损，需采用带蒂/游离锁骨上皮瓣等穿支皮瓣进行一期缺损修复以及皮瓣修整分区结构重塑。

Ⅱ型患者通常可以有多个方法可以选择，此时选择供区主要依据以下3个原则。

（1）遵循由简至繁的重建原则，即选择皮瓣类型（局部皮瓣—邻位皮瓣—远位皮瓣），选择转移方式（随意—带蒂—游离移植）。

（2）轴型皮瓣遵循优势轴型血管选择原则。对于特定供区，皮瓣的血运均为多源性血管供养，术前应该明确供区皮瓣有无优势血管存在，大口径、高流速的优势血管是保证皮瓣存活的关键。

（3）供-受区平衡的原则。根据受区缺损范围选择优势供区（颈部-胸肩部-侧胸-背部），同时需要尽可能减少供区损伤。对于带蒂皮瓣转移，还要考虑到供受区之间距离与带蒂皮瓣的血管蒂长度、蒂部旋转点的位置相匹配。

3. Ⅲ型：涉及多个分区的缺损 根据临床常见情况和创伤特点，主要为下面部、半侧面、上面部以及中央区的缺损。因同时涉及多分区，单个穿支皮瓣难以完全覆盖缺损，且需修复的结构更为复杂，需先进行皮瓣转移，达到颜面皮肤软组织肤色、质地的接近一致，二期再行皮瓣修整、分区精细结构的成型。

（1）Ⅲ-1～Ⅲ-2。以口周及双侧颊部为主的下面部缺损和以一侧颊部及部分眼周、口周为主的半侧面缺损因皮瓣以带蒂锁骨上皮瓣结合皮瓣远端乳内动脉穿支与受区血管吻合的方式增加修复面积。一期口裂部分或完全封闭，二期分次行口裂开大及口唇对称性修整，半侧面缺损需眶外侧皮瓣悬吊防止皮瓣回缩引起下睑外翻，二期可能需进行眶下的皮瓣修整。

（2）Ⅲ-3。以额部及双侧眼周为主的上面部缺损，可以设计颞浅筋膜转位预构的颈胸部扩张皮瓣修复，获得的颈部皮瓣菲薄，较适合眼周精细结构的重现。也可以采用游离皮瓣结合眼周的全厚或中厚植皮进行修复。

（3）Ⅲ-4。以鼻及口周为主的中面部缺损，对修复鼻的立体形态及口唇功能活动的要求均较高，而带蒂穿支皮瓣难以覆盖中面部缺损，因此建议先行颈胸预构皮瓣或游离的乳内动脉穿支扩张皮瓣进行中央部缺损的覆盖，待皮瓣完全存活后再行全鼻再造术以及口唇成形术。针对鼻衬里完全缺损的病例，还需以局部皮瓣、游离皮瓣或植皮的方式先行衬里结构的重建，或对进行预构扩张皮瓣进行鼻的预置。

4. Ⅳ型：亚全面/全面部缺损 根据临床常见情况和创伤特点，亚全面部的缺损可分为以鼻、口周及双侧下颊部为主的中下颊部缺损和以额部、鼻、双侧眼周及上颊部为主的中上面部缺损。而全面部缺损指面部各分区均受累的严重颜面部畸形。

Ⅳ-1～Ⅳ-3亚全面/全面部缺损的修复采取血管增压的颈胸预构扩张皮瓣和二期多次器官形态再造与皮瓣塑形两方面进行。根据我们的经验，以旋股外侧动脉为血管载体进行颈胸皮瓣的预构，二期皮瓣转移时将乳内动脉穿支与颞浅动静脉吻合进行皮瓣增压，这种穿支增压的颈胸预构皮瓣技术可以达到单个皮瓣覆盖全面部缺损的要求，达到全颜面部皮肤、质地与颜色的一致性。待皮瓣存活后再行眼裂、口角开大，肋软骨或假体填充、鼻再造，以及眼周轮廓重塑，口唇对称性修整等多次手术以达到全脸置换后面部的形态结构的逐步恢复。

五、脸面烧伤畸形的疗效评估

目前，对于脸面部修复后疗效评价，多局限在组织（皮瓣、皮片）存活率以及术前术后照片对比，缺乏量化标准。为了量化评估颜面部皮肤软组织重建的手术效果，以术前评分为参照，笔者在2012年提出颜面重建术后的疗效评估标准建议（A&F评价法），对患者在形态和功能上的改善情况进行疗效评价。

根据形态轮廓(Appearance)和脸部及五官功能(Function)评分为0～6分,具体评价标准如表3-4所示。

表3-4 颜面重建术后的疗效评估标准建议(A&F评价法)

形态轮廓美学评估

3分	近乎正常
2分	颜面或五官形态正常,瘢痕较平坦柔软,颜色与周边组织软组织相似,界限不清
1分	颜面或五官的轻度变形,瘢痕明显高于正常皮肤、质硬,颜色较周围正常软组织区别明显
0分	颜面或五官明显扭曲、变形

功能评估

3分	表情和五官近乎正常
2分	五官功能基本正常,表情轻度受限,不自然
1分	张口受限,张口大于2指;鼻孔通气轻度受限,呼吸有阻力感;睁闭眼不全;表情明显受限
0分	闭口不全,或张口严重受限;鼻孔阻塞;睁闭眼不能等;表情严重障碍

通过对患者形态轮廓美学的评估结合功能评估评分,以获得总分数(满分:6分)。术前和术后总分差异可以反映手术疗效。

(昝 涛 李青峰)

第三节 颈部烧伤整形

颈部是人体的重要部位,不仅有气管、食管、甲状腺等重要内脏器官,颈部的颈椎、肌肉和复杂的神经支配更是维持头部端正和精细运动的保证。同时作为暴露部位,颈部的生理形态也是个体美观的重要组成。热力、电、化学腐蚀、外伤、手术、感染和放射线等多种原因造成的颈部深度皮肤损伤,瘢痕是不可避免的结局。颈部瘢痕既影响美观、限制颈部运动功能,患者身心也遭受严重损害。由于烧伤是最为常见的原因,且损伤面积通常也比较大,所以本章主要介绍颈部烧伤的整形。

颈部瘢痕挛缩畸形是临床上常见的颈部畸形。多由各种原因引起的深度皮肤烧伤后瘢痕挛缩而形成的后遗症。据统计,全身各部位的烧伤后畸形中,颈部占9.4%～13%,颈前区最为常见。颈部瘢痕挛缩严重限制颈部运动功能,并且由于颈部和面部皮肤的连续性,严重的颈部瘢痕挛缩可牵拉面部皮肤,限制口唇和颌面部运动,影响发声、呼吸和饮食,严重颏颈粘连患者甚至无法平卧。生长发育期的患者还可以影响骨骼发育引起下颌骨和颞下颌关节的畸形。

一、颈部烧伤瘢痕畸形的分类和评估

颈部烧伤瘢痕畸形可从严重程度、累及部位和瘢痕形态等多个角度加以区分。所有的分类方法都有各自的优势和局限性。在临床工作中,可以根据具体病例和需要描述的侧重性加以取舍。

(一)传统分类法

根据瘢痕挛缩的严重程度,在选择治疗方法时可以将颈部瘢痕挛缩畸形由轻到重分为四度。

(1)Ⅰ度。单纯的颈部瘢痕或颈胸瘢痕。其损伤部位限于颏颈角以下,无明显功能障碍。

(2)Ⅱ度。颏-颈瘢痕粘连或颏-颈-胸瘢痕挛缩。瘢痕侵及颈部及颏部,使颏颈粘连在一起,颏颈角消失,下唇可能有轻度外翻。颈部后仰及旋转受限,饮食、吞咽有轻度影响,但不流涎。下唇前庭沟尚存在,能闭口。

(3)Ⅲ度。下唇-颌-颈粘连。自下唇至颈前区均为瘢痕,挛缩后下唇,颏部和颈前区都粘连在一起,处于强迫低头位。下唇严重外翻,口角、鼻翼甚至下睑均被牵拉向下移位,不能闭口,发音不清,流涎不止,饮食困难。

(4)Ⅳ度。下唇-颏-颈-胸粘连。瘢痕上起下唇下缘,下至胸部,挛缩后使4个部位都粘连在一起,颈部极度屈曲,颈胸椎后突,不能后仰不能平视,不能闭口,流涎不止,饮食呼吸都发生困难。在儿童还可以继发下颌骨、颏部发育不良,下切牙外翻,出现咬合关系紊乱(图3-4)。

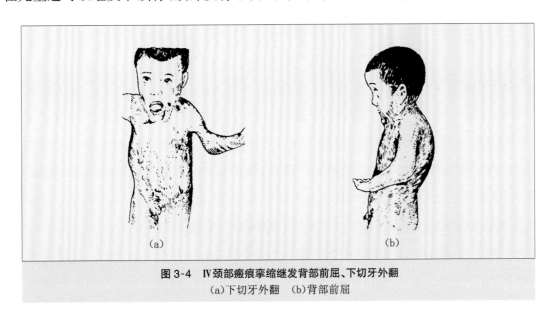

图3-4　Ⅳ颈部瘢痕挛缩继发背部前屈、下切牙外翻
(a)下切牙外翻　(b)背部前屈

这种根据颈部瘢痕挛缩严重程度划分的方法是比较传统的,主要侧重于对功能受限程度的描述,而对瘢痕所累及范围和形态的描述则略显不足。

(二)Onah分类法

为了对颈部瘢痕挛缩畸形的描述更加精确,Onah(2012)提出了一种新的分类方法,将颈部瘢痕挛缩畸形分为 1~4 型,每型分 a~c 三个亚型。该方法不仅描述了畸形严重程度,还兼顾了瘢痕累及的部位。

(1)1 型。轻度颈前区挛缩,患者颈部屈曲自如,头部直立向前时颈部和下颌尚可运动至解剖位置,头部无法后仰。1a 亚型的成熟的挛缩条索不超过两指宽,两边皮肤弹性正常;1b 亚型的挛缩条索较宽,但两边正常皮肤量足够修复瘢痕切除后形成的缺损;1c 亚型的挛缩条索更宽,累及颈前区大部,和/或颈前区存在多条挛缩条索。该亚型的瘢痕周围正常皮肤不足以修复。

(2)2 型。中度颈前区挛缩,屈曲运动不受限,头部直立时颈部和下颌可运动至生理位置,抬头时下唇受牵拉明显。2a 亚型的挛缩条索宽度不超过两指宽,周围正常皮肤量充足;2b 亚型条索较宽而周围正常皮肤仍足够用于修复;2c 亚型条索更宽,和/或多条,周围正常皮肤不足以修复。

(3)3 型。颈前区严重颏颈挛缩。患者颈部受牵拉强迫低头位,颏部和下唇被固定在躯干前面。无法将下颌和颈部运动至生理位置。努力抬头时未受累的眼球上巩膜被覆盖而下部巩膜清晰暴露,下唇受牵拉外翻。根据瘢痕周围正常皮肤量是否足够修复切除、松解瘢痕后形成的缺损分为 3a 和 3b 两个亚型。

(4)4 型。颈部挛缩畸形。瘢痕挛缩限制患者屈颈,颈部可能被限制在某一固定角度。4a 亚型仅颈部瘢痕挛缩,条索不宽且周围正常皮肤充足;4b 亚型仅颈部多条或单一较宽条索存在,周围正常皮肤量不足;4c 亚型颈部合并颈前区瘢痕挛缩。

(三)其他分类法

1. 区域分类法 在另外的分类方法中,颈前区可细分为上区、下区、侧区和上下区(图 3-5)。其具体分界方法是:过甲状软骨最高点划水平线和垂直线,将颈部划分为四个象限。从左上、右上、右下到左下依此定为Ⅰ、Ⅱ、Ⅲ、Ⅳ象限。累及Ⅰ、Ⅱ象限的称为颈部上区(CA);累及Ⅲ、Ⅳ象限的称为颈部下区(CB);累及Ⅰ、Ⅳ或Ⅱ、Ⅲ象限的称为颈侧区(CL);全部象限均受累及的称为颈部上下区(CAB)。当颈部伸展运动时下颌缘至甲状软骨平面的皮肤,即 CA 区承受的牵拉最大,该部分的挛缩对颈部伸展运动的限制最为明显;同侧 CL 挛缩对颈部转向运动限制最明显。

2. 瘢痕形态分类法 除此之外,还可以瘢痕形态分类:蹼状、条索状、片状瘢痕挛缩等。不同的分类方法各有所侧重,选择正确的分类描述能够指导后期的手术治疗。

为了量化挛缩畸形的严重程度,可按照颈部运动幅度分为 4 类。N:正常,即伸展幅度超过 110°;E1:伸展幅度超过水平线,即 95°~110°,这类患者无法注视高于头部水平的物体;E2:伸展幅度在水平线附近,即 85°~95°,这类患者往往需要后仰躯干才能与他人对视;E3:颏颈粘连,即颈部伸展幅度不超过 85°,患者可视区域不超过水平线,无法与人对视,生活能力受到严重限制。这种旨在描述挛缩严重程度的分类方法在术前评估和术后效果评价中有很重要的意义,同时可作为游离皮瓣移植的重要参考指征。蔡丰州(2002)将经过功能锻炼,运动受限仍大于 E2 且时间超过 6 个月(不论是否接受过非游离皮瓣移植手术),作为游离皮瓣移植的指征。

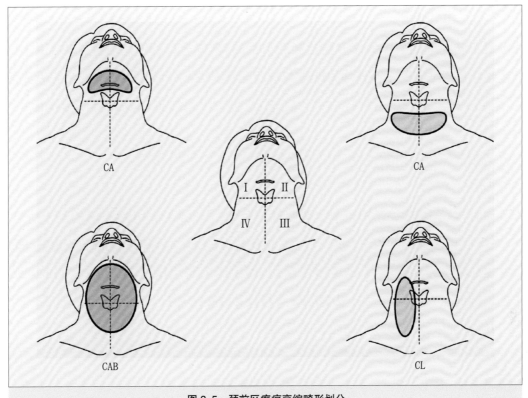

图3-5 颈前区瘢痕挛缩畸形划分

二、颈部烧伤的治疗技术

颈部瘢痕挛缩畸形需要手术矫正,功能锻炼和药物治疗都只能作为辅助手段。

(一)术前准备

对患者进行全面系统的术前检查,如有慢性呼吸道感染者,应予以治疗控制后再行手术,特别要注意的是应无咳嗽,以防止颈部活动影响皮片及皮瓣的成活。经常流涎的患者应做好口腔的清洁卫生。胸前有慢性溃疡者应控制感染。术前备皮应彻底,瘢痕凹陷处的污垢务必清理干净。

(二)麻醉

瘢痕范围较小、手术时间短、手术部位少的病例可在局部浸润麻醉下进行手术,必要时可增加基础麻醉。而瘢痕面积较大、挛缩严重、手术部位多、手术时间长的病例适宜采取全身麻醉。对于颈部瘢痕挛缩严重、限制抬头的患者,气管插管比较困难,在麻醉诱导期容易引起喉部痉挛和气道分泌物过多,造成麻醉意外。基于这类患者的特殊性,最好先行清醒插管,且以经鼻插管为宜。对于严重挛缩的患者,气管内盲插亦有困难,可先于局部麻醉下横行切开瘢痕组织,松解颈部及口周瘢痕后再行插管。术中麻醉应维持到包扎固定完全结束为止,防止患者过早苏醒,发生咳嗽、呕吐和骚动,影响包扎固定。包扎固定完成前的挣扎可以使皮片移动,使皮片和受皮区间形成血肿,影响皮片的成活。拔管必须把握好时机,及时吸痰,特别是拔管前应防止拔管后发生呼吸道梗阻和窒息。

（三）手术时机和原则

颈部瘢痕挛缩畸形的手术治疗需要达到两个目的:恢复运动功能和生理轮廓。原则上,只要是出现了运动功能首先和五官受牵拉畸形,都应尽早手术矫正。Ⅰ度和Ⅱ度病例以创面愈合半年左右后,瘢痕挛缩基本稳定后进行手术为宜;小儿患者因可能影响发育可适当提前手术。Ⅲ、Ⅳ度病例生活困难者均应及早手术。

手术包括颈部瘢痕的切除、松解和创面的整复。

1. 瘢痕切除和松解　就这一部分而言,原则和大体方法是一致的,不同病例间的差异比较小。患者取仰卧位,肩下垫长条海绵枕,使头充分后仰。然后在拟切除瘢痕的最上方作一横切口,切开全厚瘢痕直达瘢痕下的正常组织平面,再循这一平面向下剥离,切除部分或全部瘢痕,松解挛缩。可用高频电刀切除瘢痕,减少手术出血,使手术视野更清楚,对严重挛缩的病例切除瘢痕时应注意颈部的重要器官可能由瘢痕牵拉而移位以防止误伤。如瘢痕较深,常需将颈阔肌部分切除或切开,方能较好地松解挛缩使头能够后仰。颏颈角完全显出,必要时可将颏颈角的脂肪结缔组织予以切除,使其轮廓更加明显;也可自颏颈角横形切开,向前上方翻起包括颈阔肌和颏下脂肪结缔组织的组织瓣,将此瓣游离缘缝合固定在颈部前下方,这样既加深了颏颈角,又增加了颏部的丰满度,使颈前曲线更接近自然。瘢痕较广泛时,两侧切口须延伸至耳垂后,切忌呈垂直方向,可曲折成"W"形,以防止继发性挛缩。颏部有瘢痕且下唇外翻者,应将瘢痕切除直达下唇唇红缘处,切除的下界可达锁骨的稍下方和胸骨切迹。胸部也有连续瘢痕时可酌情处理,并非一定要一并切除。

2. 创面修复　颈部瘢痕切除、挛缩松解后,遗留的创面必须修复。目前所有的修复方法均存在或大或小的供区损伤,如何平衡供区损伤的最小化和创面修复的彻底性、美观性是一个重要的挑战。在所有创面的治疗中都可以引入"重建阶梯"的概念。从修复重建的治疗上依此是:二期愈合→拉拢缝合→皮片移植(厚中厚及全厚)→组织扩张→局部组织转移→远处组织转移→游离皮瓣移植。主要的修复手段包括皮片移植、组织扩张、局部皮瓣、皮管和游离皮瓣等。一般地,术后的远期挛缩的概率是薄皮片＞厚皮片＞皮瓣。在临床实践中需要依据患者具体情况选择合适的手术方法。随着技术的发展,生物制品也被更多地用于创面整复。

Dowd(1927)首先大力提倡应用皮瓣修复颈部;Pedgett 等(1932)提倡用全厚皮片移植;Greely(1944)提出改用中厚皮片移植,逐渐被人采用。其他如 Spina 等(1955)主张颈前区皮瓣移植、颏下区和胸部植以厚中厚皮片。Harii 和 Ohmori(1974)首先应用吻合血管的游离皮瓣移植修复此种创面。创面修复方法很多,最终选用何种方案,必须根据患者具体情况考虑,如患者的年龄、瘢痕的性质、挛缩和畸形的程度、组织缺损的范围,以及周围正常组织是否松弛等。在笔者的临床实践中,以颈胸肩区皮瓣转移,加全厚植皮或中厚植皮修复为佳,手术后功能、外形良好。条索状或蹼状瘢痕可用Z成形术或四瓣成形术修复;Ⅰ度畸形多可用局部皮瓣转移;Ⅱ度畸形绝大部分可用厚中厚皮片移植,Ⅲ度畸形需行游离植皮,或与颈侧胸肩区皮瓣联合修复,或采用皮管型皮管移植及游离皮时修复,才能达到治疗目的。

(四) 手术方法

1. Z成形术 Z成形术适用于纵形的条索状或蹼状瘢痕。这种瘢痕的两侧皮肤较为正常。手术原理是改变瘢痕挛缩的方向,减少瘢痕挛缩所形成的张力。如瘢痕条索较长,两侧的皮肤又不够松弛时,可做成几个连续的Z成形。Z成形瘢痕瓣的设计中,要求瘢痕时间较长,表浅柔软,有一定的弹性。三角瓣的顶角一般小于60°,否则易致Z成形三角瓣血供障碍而坏死。对于颈部的条索状、蹼状瘢痕,还可以采用四瓣或五瓣法。

2. 全厚或厚中厚皮片移植 由于颈前区颈部到胸部为一自然的生理曲线,虽然挛缩瘢痕松解后能恢复此曲线,但皮片移植成活后极易挛缩,从而失去此区自然形态。因此,除非因全身皮源紧张而植薄皮外,一般均用全厚或厚中厚皮片修复。全厚皮片大块切取后,供区还需另行植以断层皮片,所以全厚皮片移植只用于修复小范围的颈部瘢痕挛缩。在临床上以厚中厚皮片移植更为常用,其适用于瘢痕比较广泛,皮肤有一定缺损,但挛缩尚不是极其严重,瘢痕下有软组织存在的病例。该术式的优点是,术后颈前曲线自然,没有皮瓣皮管修复后臃肿之弊,手术次数少、手术范围小,患者易于耐受。但可能会有一定程度的挛缩复发或所植皮片产生皱褶。如皮片能100%成活,术后加压包扎或戴上合适的颈圈,则多数可避免。

厚中厚皮片移植,用鼓式取皮机切取皮片的厚度为0.5~0.6mm。修复整个颈前区创面一般需要皮片一鼓半以上。颈部瘢痕切除松解后,创面需仔细止血,大的出血点用电凝或结扎,广泛渗血用热盐水纱布压迫然后将皮片移植在创面上,两块皮片之间的接缝应呈横向,皮片四周与创缘用间断缝合法固定。留长线头作打包包扎用。在颏颈角处皮片与创底之间,横行缝一道连续的固定缝线,使皮肤与创面紧贴,避免因吞咽动作影响局部皮片生长。所以在喉结上下将皮片与创面各固定一针皮片生长可能更好。缝合完毕冲洗清除皮片下积血,皮片上盖一层凡士林纱布和大量疏松纱布打包包扎,打包外层盖以厚纱布,再用弹力绷带加压包扎。加压必须适当,不宜过紧,以免妨碍呼吸(图3-6)。

3. 局部或邻近皮瓣修复 局部或邻近皮瓣修复具有色泽好、不易挛缩或产生皱褶的优点,因而是颈部创面修复最常用的方法之一。对于颈前瘢痕广泛的病例,凡瘢痕深、挛缩重,与深部组织粘连,而胸前、肩部有完好的皮肤或为浅Ⅱ度烧伤后的平坦、柔软瘢痕者,可考虑采用邻近皮瓣修复。颈部创面较大时,单纯采用皮瓣常不能全部修复,需辅助植皮。修复颈部的常见皮瓣有以下几种。

(1) 颈部双蒂皮瓣。如果瘢痕仅限于颈上部,切除瘢痕后循颈阔肌平面向下潜行剥离,直达锁骨及胸骨切迹,然后在其下界作横的弧形切口,切开皮肤、皮下组织和颈阔肌,形成一个横的颈下部双蒂皮瓣,向上提起覆盖颈上部创面,供瓣区可植中厚皮片。此法的不足是,皮瓣转移后往

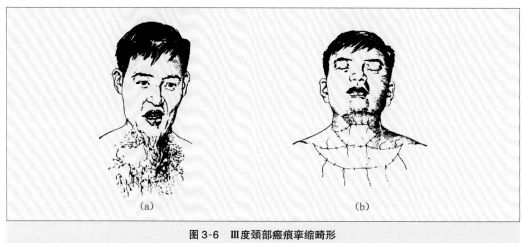

图 3-6　Ⅲ度颈部瘢痕挛缩畸形
(a)外观　(b)瘢痕切除后以游离皮片移植修复

往在颌下形成大的皱褶,颊颈角消失,需在2~3个月后进行第二次修整(图3-7)。

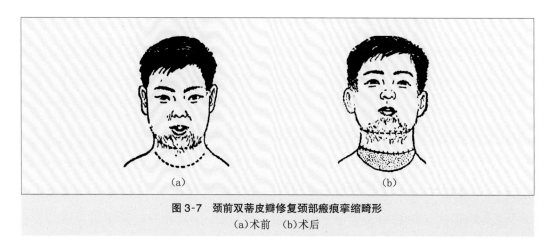

图 3-7　颈前双蒂皮瓣修复颈部瘢痕挛缩畸形
(a)术前　(b)术后

(2)颈侧皮瓣。适用于颈前区创面较小而颈侧部皮肤正常的病例。皮瓣蒂可以放在耳后,
包含耳后动脉在内,然后循深筋膜平面沿斜方肌前缘向前下方延伸,长宽比可达到2.5∶1。如
需超越中线或延伸到锁骨切迹以下,则宜先作延迟手术。皮瓣形成后可转移到颈前、颏部,甚至
达到下唇。如创面较大,单侧颈侧皮瓣不够时,可以设计双侧的颈侧皮瓣,转移到颈前区以后分
置上下,予以交错缝合。供皮瓣区植以断层皮片(图3-8)。

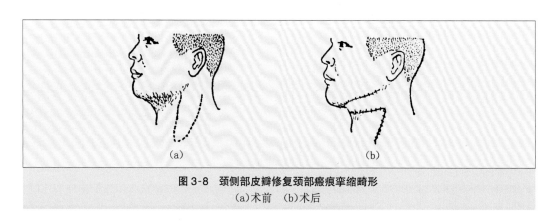

图 3-8　颈侧部皮瓣修复颈部瘢痕挛缩畸形
(a)术前　(b)术后

（3）锁骨前胸皮瓣。这是最常应用的一种可修复颈部严重挛缩的邻近皮瓣。其蒂部位于锁骨区,瓣部斜向下方,是颈横动脉属支的轴型血管,皮瓣长宽比例可稍大于2∶1,皮瓣最大切取面积约为9cm×20cm,不要越过中线。其剥离的层次在深筋膜浅层,皮瓣转移后遗留创面部分可直接闭合,或以中厚皮片移植修复。此皮瓣蒂部位置较低,转移后难以修复颈部以上的区域。如果设计双侧锁骨前胸皮瓣,就足以覆盖全部颈前区(图3-9)。

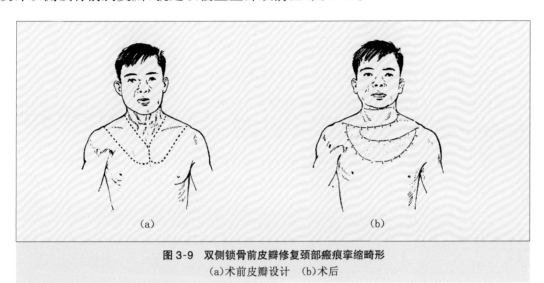

图3-9　双侧锁骨前皮瓣修复颈部瘢痕挛缩畸形
(a)术前皮瓣设计　(b)术后

（4）颈肩皮瓣和颈肩胛皮瓣。颈部布满瘢痕,锁骨前胸区又缺乏完好皮肤的患者,可设计颈肩皮瓣进行修复。此种皮瓣的蒂起自颈的一侧,向上可到耳下,向前可到锁骨上缘,向后可到颈后部,远端可到肩峰部三角肌的止点区。皮瓣内可含耳后动脉,如蒂部稍向前下方,还可包含颈横动脉浅支,故血供十分丰富。皮瓣长宽比例可达4∶1(图3-10)。如单侧的颈肩皮瓣不够用时,可同时设计双侧的颈肩皮瓣。两侧皮瓣在颈前正中线处对合。由于肩部皮肤厚硬,质地较硬,皮瓣旋转角常达180°,转以后在锁骨区经常形成"猫耳朵",需要二期修整。如肩部无完好的皮瓣可以利用,可从颈侧部延向肩胛区制成肩胛皮瓣,转移修复颈前部创面,但血供差,转移前需要先做延迟术(图3-11)。

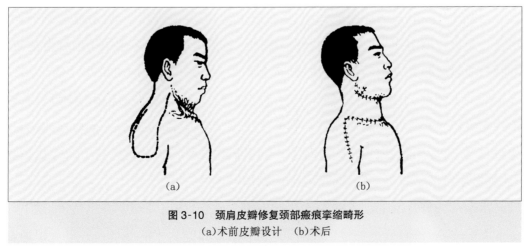

图3-10　颈肩皮瓣修复颈部瘢痕挛缩畸形
(a)术前皮瓣设计　(b)术后

其他尚有斜方肌肌皮瓣、胸大肌肌皮瓣、胸肩峰肌皮瓣以及背阔肌肌皮瓣等,均是修复颈部瘢痕挛缩的良好供区。

(5)扩张后的皮瓣。适用于颈部或上胸部有部分正常皮肤存在的患者。其优点是皮瓣转移后不臃肿、色泽好、不需要植皮。缺点是手术需两次完成,手术间隔时间长,需3～4个月。方法是根据颈部瘢痕的大小和位置,将不同型号的扩张器埋置在瘢痕周围的正常皮肤组织下,颈部埋置的层次可在颈阔肌表面或颈阔肌深面,胸部埋置在深筋膜的上面。应在埋置扩张器前就设计好下次

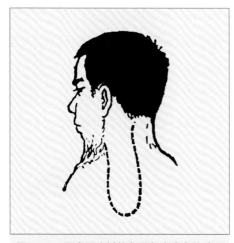

图 3-11　颈肩胛皮瓣修复颈部瘢痕挛缩畸形

手术的方案,待正常皮肤被扩张到能覆盖瘢痕切除后的创面后再行第二次手术,取出扩张器,将被扩张后的皮瓣转移到创面上。由于此方法不损坏其他部位,患者比较容易接受,因此是目前临床上修复颈部瘢痕挛缩畸形的常用方法。

通过筋膜瓣移植预构和扩张还能获得色泽、质地与颈部较为接近且面积较大的皮瓣,例如前胸预构扩张皮瓣。许多病例颈部皮肤大面积毁损,患者又不愿接受普通游离皮瓣移植造成的大面积供区损伤,但前胸正常皮肤量较大,可采取这种方法获取较大面积的前胸皮瓣。

4. 皮管移植　这种方法目前较少使用,但仍适用于严重颈部挛缩或伴有颏部与下唇挛缩畸形时,前胸、肩、背部均无可供形成皮瓣的正常皮肤。游离植皮往往难以避免后期颈部挛缩复发,故不得不将远处管形皮瓣转移到颈部。该法手术次数较多,术后颈部外形臃肿,正常颏颈曲线不明显,往往需要进行多次修除皮下脂肪,才能最后获得比较理想的效果。

皮管供区应尽量靠近颈部,如胸肩峰皮管、胸腹皮管、背部皮管等;应争取能直接转移,尽量减少手臂携带的痛苦,减少手术次数;同时应充分估计到瘢痕切除,头颈充分后仰后所暴露创面的大小,因此皮管必须做得够长够宽。

5. 游离皮瓣移植　随着显微外科技术的发展,颈部瘢痕挛缩畸形也可用游离皮瓣修复。有人应用腹股沟游离皮瓣修复颈部瘢痕挛缩,将腹壁下动、静脉或旋髂浅动、静脉分别与面动、静脉作端端吻合。但该皮瓣组织太厚,修复后外形臃肿。杨果凡等(1978)创用了前臂游离皮瓣,该皮瓣薄、质地好、血管蒂粗大,吻合容易成功,并且面积很大,在成年男性可取得 18cm×25cm,可以修复颈部全部及下颌部、下唇直到两侧耳下的所有创面,术后外观和功能相当满意。其缺点是前臂遗留大片瘢痕以及牺牲了一侧桡动脉。胸外侧皮瓣、肩胛皮瓣以及股外侧皮瓣,具有形成的游离皮瓣相对较薄、供区隐蔽、面积较大等优点,可用于颈部瘢痕挛缩的修复。肩胛皮瓣移植切取范围:向上越过肩胛冈达肩峰连线,向下可平双侧髂嵴连线,两侧至腋中线的整个背部(图 3-12)。肩胛皮瓣已逐渐成为修复颈部创面的主要选择皮瓣。另外,股前外侧皮瓣也是可以选择的,但该皮瓣的皮下脂肪丰富,修复后颈部难免臃肿,需要多次去除脂肪才能获得良好外观。游离皮瓣移

植术后为了达到理想的美容要求,尚需要一系列的局部修整,如颈阔肌折叠、脂肪修整等,在具体手术方法上,将皮瓣缝合于下颌骨骨膜上并放置负压引流可使皮瓣更加贴合颈部曲线。

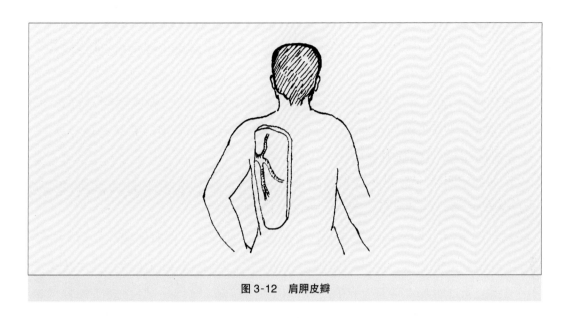

图 3-12 肩胛皮瓣

6. 生物材料在创面修复中的应用 无论是瘢痕切除松解后出现的创面,或是局部皮瓣、游离皮瓣的供区创面,生物材料的应用可以带来一种新的解决思路。常用的生物材料主要有人工真皮基质和胶原基质敷料两类。人工真皮基质是同种异体真皮组织的脱细胞产物,含有真皮组织中全部的细胞外基质成分和组织构架,有利于细胞的定殖。常用于辅助断层皮片关闭颈部瘢痕切开松解后形成的创面,减轻远期皮片的挛缩。

胶原基质类产品主要有两层,内层为动物来源的胶原蛋白凝胶,外层为硅胶膜。常被用于各种创面的关闭,在皮源紧张而得不到足够皮片或仅能得到薄皮片时其意义尤其重要。首先将胶原基质层向内、硅胶膜向外覆盖于创面并打包加压缝合。胶原蛋白基质有利于成纤维细胞长入和毛细血管再生。术后 10 天拆包、拆线并撕去硅胶膜。如果创面面积较小可待周围正常表皮移行关闭,若创面面积较大则可取 0.101 6～0.152 4mm 的薄皮片植皮覆盖。这类产品的应用可节省皮源并减轻远期皮片的挛缩,对于瘢痕挛缩严重、皮源紧张的病例有重要意义。

(五)术后处理

患者回病室后取仰卧位,肩下垫一枕头,头部后仰,保持安静。手术后 48～72 小时应严密观察呼吸道通畅情况,床旁应备有吸引器、气管插管器械和气管切开包。遇有呼吸困难者,应立即拆开敷料,检查伤口。如有喉头水肿,则应及时行气管插管,甚至气管切开。如发现皮片或皮片下血肿压迫呼吸道者,应立即到手术室清除血肿,妥善止血,冲洗创面,再将皮片缝回原处。术后 5～7 天内进流质饮食。

皮片移植者,术后 10～14 天揭开创面,拆线,更换敷料,并继续加压包扎。在包扎期间严密观察体温、血象变化及包扎敷料是否干燥等情况。

（六）颈托的制作和使用

颈部瘢痕挛缩畸形手术修复后需戴颈圈,特别在游离植皮术后更为重要。戴颈圈主要有 3 个目的:①使颈部保持伸展位置;②保持颈前曲线的形态,特别是保持颏颈角的形态;③对所植皮片施加均匀的、一定程度的压力,防止皮片下方与皮片周边生成增生性瘢痕,保证皮片平滑柔软,表面不起皱褶。实用的颈圈有以下几种。

（1）石膏颈圈用 14～16 层石膏绷带,内侧面和边缘垫以袜套,做成颈圈。石膏初步凝结后用石膏刀从两侧剖开,分为前后两片取下修整,完全干燥后即可应用。其缺点是容易形成棱角磨压皮片,形成溃疡,因此只能临时戴用。

（2）铝片皮革颈圈可于植皮后第 2 周除去敷料,用石膏取模,以铝片为支架,包以羊毛毡和皮革制成。

（3）塑料颈圈可用 4cm 厚的泡沫塑料或其他塑形塑料,外以光滑柔软的纺织品包裹,围于颈部,外层用弹力绷带包绕加压。此种颈圈制作方便,不需取模,既不会压迫皮片产生溃疡,对颈部的活动产生影响,并且施加在皮片上的压力均匀,压力可随时调整。但是泡沫塑料质地柔软,不能确保颈部在伸展位置。

戴颈圈应注意不可太紧,颈部应有适当的活动度。手术后第 2 周开始佩戴颈圈,即使当时尚有未愈创面或进行了补充植皮,也可盖上薄层敷料戴颈圈。颈圈面积必须超过整个植皮区。即使植皮区较小,颈圈上缘至少也要抵到下颌缘,下缘要达到锁骨上缘,以维持颈部的位置。颈圈软硬要适度,对皮片压力要均匀。使用石膏颈圈或铝片皮革颈圈应每日取下,检查受压情况,如有过度受压的点、线,则需及时修整颈圈,使之完全适合。如戴的是泡沫塑料颈圈,可不必每日取下,除偶尔清洁皮肤以外日夜都应佩戴。4～5 个月后可晚上戴,白天取下。注意观察皮片是否有形成皱褶或有挛缩复发的趋势,如无此情况,可在 6 个月后除去颈圈,否则必须延长戴颈圈的时间(图 3-13)。

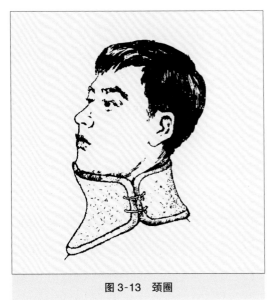

图 3-13 颈圈

三、颈部烧伤整形效果的评估

颈部瘢痕挛缩畸形主要通过描述和分型进行评估,然而患者运动功能受限程度和手术的改善效果评价都需要量化指标。颈部烧伤瘢痕挛缩的手术治疗效果评估基于颈部运动功能的恢复程度,其公式为:

$$\frac{术后运动幅度(°)-术前运动幅度(°)}{理想幅度(°)-术前运动幅度(°)}\times100\%=手术改善$$

颈部伸展的理想幅度为 120°；理想的转向幅度为 90°；理想的侧屈幅度为 50°。

根据这一公式，可以量化手术改善颈部 3 个方向运动的程度，同时可以作为远期随访的重要参照指标，评价移植物远期挛缩和功能锻炼的效果。

（王丹茹）

第四节　手与四肢烧伤整形

一、手部烧伤整形

（一）概述

在人体烧伤中，手部烧伤大约占 60%，烧伤后瘢痕及瘢痕挛缩轻者只影响手的外观，重者可导致手功能的全部丧失。由于手部烧伤几乎可以涉及手的所有结构，包括皮肤、皮下组织、血管、神经、肌肉、肌腱、骨、关节及韧带组织等，极易造成后遗畸形，其中以瘢痕挛缩、肌肉挛缩、肌腱粘连和关节强直最为常见。

（二）处理原则

1. 治疗时机　手部烧伤患者中，仅有轻度增生性瘢痕者可先行弹力套压迫、理疗、功能锻炼等保守疗法，大多数情况下均应早期治疗，不能等到瘢痕成熟后再做处理，因为手部瘢痕挛缩到晚期可出现肌腱、骨与关节的继发性损害，矫正困难。

2. 治疗方法　应切除瘢痕，松解挛缩，尽可能恢复正常的解剖结构、层次，对缺损的组织尽可能作相应组织移植修复。

3. 术后康复　术后康复对于巩固及扩大疗效非常重要。忽视术后康复，可导致手术效果的完全丧失，甚至可使有些患者会因此丧失再治疗和改善功能的机会。

二、瘢痕性并指畸形

1. 临床表现　手背部、手指背及拇指背的深 II 度或浅 III 度烧伤，如未得到及时治疗，造成局部感染及瘢痕愈合，形成蹼状瘢痕，构成不同程度的瘢痕性并指畸形。轻者仅表现为指蹼变浅，严重者可表现为完全性并指，并可伴有肌腱、关节异常等。

2. 治疗方法　轻度的指蹼间蹼状瘢痕挛缩畸形，可采用 Z 成形术或三瓣成形术予以矫正，而对于较严重的瘢痕性并指畸形,则需要进行游离植皮(图 3-14)。指蹼呈斜坡状,自两掌骨头平面向远端至掌指横纹处。为了形成一个外形、功能接近正常的指蹼,常常在掌侧利用残存指蹼设计一蒂位于掌侧的三角形皮瓣,三角形尖端指向手背。在切开挛缩瘢痕、加深指蹼后,将三角形皮瓣插入手背面指蹼的中心部,游离皮片移植于该皮瓣的两侧。在进行指蹼开大手术时,应将指蹼加深到略低于掌指横纹水平,同时皮片一定要足够大,并需仔细剪裁缝合,以防止过紧过小而导致再次挛缩。

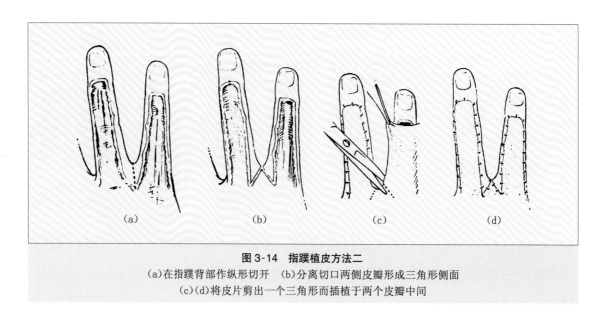

图 3-14 指蹼植皮方法二
(a)在指蹼背部作纵形切开　(b)分离切口两侧皮瓣形成三角形侧面
(c)(d)将皮片剪出一个三角形而插植于两个皮瓣中间

三、虎口挛缩

1. **临床表现**　虎口对于手部功能极为重要,配合拇指的内收、外展、屈伸及对掌运动功能。拇、示指间烧伤后瘢痕并指畸形即为虎口挛缩。轻度虎口挛缩表现为蹼状瘢痕形成,拇指外展功能轻度受限,骨关节无明显异常。中重度虎口挛缩病损可累及肌肉、肌腱、骨与关节,表现为虎口间隙狭小,甚至消失,瘢痕挛缩,拇指外展功能严重受限,甚至丧失,可伴有指间关节、掌指关节关节脱位或强直。

2. **治疗方法**　对于轻度虎口挛缩,一般采用局部皮瓣或游离植皮即可矫正。局部皮瓣转移是治疗虎口蹼状瘢痕挛缩的理想方法,常用的方法包括:Z 成形术、三瓣成形术或五瓣成形术(图3-15)。若需要植皮方能满足虎口开大时,应尽可能在虎口处设计一个基底位于掌侧、尖端指向手背的三角形皮瓣,皮片分别移植于两侧,以避免直线形瘢痕所导致的瘢痕挛缩(图3-16)。对于中重度虎口挛缩,则往往需要皮瓣或皮管等方法治疗,参见手背烧伤的治疗中拇指内收畸形的整复。

四、手背烧伤瘢痕挛缩

1. **临床表现**　手背皮肤较薄而松弛,弹性好,并有大量横行皱褶,特别是在关节处,皮下脂肪菲薄,可以充分伸展,以满足手部关节的屈伸运动需要。手背深Ⅱ度或Ⅲ度烧伤后,如早期未进行妥善治疗,即可导致手背瘢痕挛缩。轻者仅表现为手屈曲功能受限,握拳困难;重者手背瘢痕严重挛缩,甚至关节变形脱位,功能严重受限,甚至完全丧失。其中"爪形手"是最典型的手背烧伤挛缩后畸形表现。

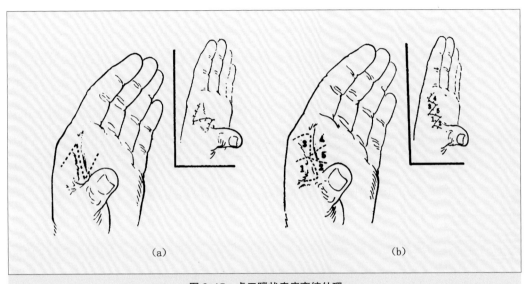

图 3-15 虎口蹼状瘢痕挛缩处理
(a)应用 Z 成形术解除指蹼间索条状挛缩
(b)应用五瓣成形术处理指蹼挛缩(五瓣法皮瓣的设计和切开皮瓣后交错缝合)

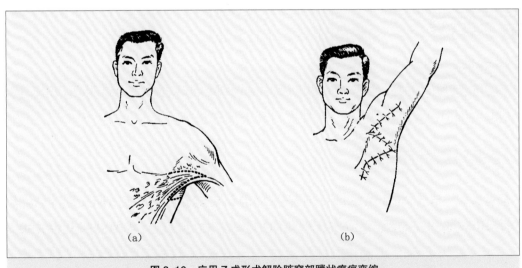

图 3-16 应用 Z 成形术解除腋窝部蹼状瘢痕挛缩
(a)腋部蹼状瘢痕,"Z"字改形手术虚线为切口设计 (b)"Z"形切开、松解和缝合术后

"爪形手"主要特征如下:

(1)掌横弓平坦或消失。手背瘢痕横向挛缩,使第 1、2 掌骨和第 4、5 掌骨以第 3 掌骨为轴,分别连同大小鱼际都向背侧翻转,横弓由凹变平,甚至反弓变凸。手横径变窄,指蹼挛缩。

(2)掌纵弓消失。手背瘢痕纵向挛缩,使掌指关节过伸,甚至向背侧半脱位或脱位,侧副韧带、背侧关节囊挛缩,掌骨头与掌板粘连,掌纵弓消失。纵弓和横弓的消失,导致掌心由凹变平,拇指腕掌关节也可发生脱位。

(3) 近侧指间关节屈曲畸形。掌指关节过伸导致屈指肌腱紧张,加之伸指肌腱中央束大多已断裂,两侧束向两侧滑脱,形成"纽扣"畸形,使近侧指间关节屈曲,甚至在极度屈曲位僵直。

(4) 远侧指间关节过伸或屈曲畸形。一般情况下,伸指肌腱侧束向掌侧滑脱,并牵拉远侧指间关节呈过伸畸形;如伸腱止点毁损,远侧指间关节则呈"锤状指"屈曲畸形。

2. 治疗方法 原则上应尽早手术治疗,一般在 3 个月内进行,以免日久继发畸形加重而难以纠正。手背瘢痕可进行瘢痕切除,切除后创面的修复,应优先选择中厚皮片游离移植,如果伴有骨、关节、肌腱等深部组织暴露,则应采用带蒂皮瓣、游离皮瓣或筋膜瓣加游离植皮的方法予以修复。手术治疗的关键在于关节的复位及功能的恢复,包括掌指关节的复位、指间关节的整复和拇内收畸形的矫正。

(1) 掌指关节的整复。烧伤爪形手基本都伴有程度不等的掌指关节过伸畸形,甚至向背侧半脱位或脱位,做好掌指关节畸形的矫正,是治疗爪形手的重要环节。手背瘢痕切除后,如掌指关节复位仍有困难,则应行侧部韧带切除术;如仍不能矫正,则需进一步松解背侧关节囊,或伸直肌腱延长。术后用克氏针固定掌指关节于极度屈曲位 2~3 周。

(2) 指间关节的整复。在大多数爪形手畸形中,近侧指间关节因伸腱中央索断裂而呈极度屈曲位,或称"纽扣"畸形。中央索断裂的修复,是将向掌侧滑脱的两侧侧索向中央拉拢缝合,以代替中央索。如果已无关节间隙、或伸腱损伤严重、指背皮肤软组织条件非常差,则可行指间关节融合术。远侧指间关节一般进行对症治疗,但较易复发,必要时也可行关节融合术。术后克氏针固定至少 4 周。

(3) 拇内收畸形的整复。矫正拇内收畸形时,先切除虎口之间的瘢痕组织,并切开其下方挛缩的深筋膜,必要时可切断拇收肌横头,使虎口开大到理想的宽度。

五、手掌烧伤瘢痕挛缩

1. 临床表现 临床上,手掌烧伤与手背烧伤相比发生较少。这与手掌在握拳状态时就具有自我保护作用有关,另一方面,手掌皮肤的角质层较厚,对热力具有较强的耐受性。但是由于手常处于自然半握拳姿态和主要动作以握拳为主,所以若不注意愈后的伸展位支架固定及功能锻炼,患手极易发生较严重的手掌挛缩畸形。手掌烧伤深度大多局限于皮肤,极少累计神经、血管、肌腱等深部组织,但是长期的手掌瘢痕挛缩可导致神经、血管及肌腱的短缩,给修复带来困难,这对于正在生长发育的儿童患者更为明显。单纯的手掌烧伤瘢痕挛缩常引起手掌及手指的屈曲畸形。轻者表现为手掌变窄、变短,大、小鱼际相互靠拢,手指屈曲畸形,掌面瘢痕呈蹼状或弓弦样,伸指和拇外展受限。重者可表现为手指极度屈曲,甚至与手掌粘连,或五指包埋在手掌瘢痕中,无法分开,大、小鱼际粘连于掌心部,呈"拳状手"畸形,手部功能完全丧失。

2.治疗方法　原则上尽早手术治疗。切除瘢痕,彻底松解挛缩,切除或切开挛缩的掌腱膜。伴有掌指关节屈曲挛缩者应行掌板松解;伴正中神经受压者应作腕管松解。伴有屈肌腱严重短缩者,可在前臂行屈肌腱延长术。手掌部游离植皮后易收缩,导致畸形复发,因此植皮时常选用厚中厚或全厚皮片,抑或选用皮瓣修复,常用皮瓣包括前臂逆行岛状皮瓣或筋膜瓣加植皮、足背皮瓣、下腹部皮瓣、股前外侧皮瓣等。应用皮瓣修复后,有些患者由于皮瓣臃肿,影响外观及功能,常需行皮瓣修薄。

3.手部烧伤整形术后并发症的预防　皮片或皮瓣下血肿、感染、坏死,以及植皮后皮片收缩,导致畸形复发,是手部烧伤整形术后最常见的并发症。因此术中必须注意皮片的厚度适当、创面彻底止血、适当的压力包扎、严格的无菌操作以及患肢的抬高制动等。术后包扎的恰当与否关乎手术的成败。包扎时使各个关节处于功能位或反挛缩位;用松软的纱布条逐条放入虎口及各个指蹼,指尖外露,以观察手指血供;外侧用弹力绷带加压包扎,压力适中,压力过大亦可导致关节部位皮片坏死;石膏托外固定。术后闻嗅包扎敷料有无异味,以便早期发现感染;如怀疑感染,应尽早打开敷料,进行对症处理。术后物理治疗、功能锻炼以及功能支具的应用对于取得良好的临床效果也非常重要。

六、残缺手畸形

1.临床表现　残缺手畸形可以表现为各自程度不等的手指残缺,最严重者仅保留手掌而手指全部缺失。

2.治疗　必须针对具体条件,设计和进行各种整复手术,在现存的基础上进一步改进残缺手功能。对于仅存手掌的病例,可行拇指指蹼加深术,使掌骨指化。有时可考虑做个别手指的再造,恢复拇指与某个手指的对指功能。而任何用手术方法再造4个或5个缺失手指,通常是徒劳无益的。

(1)拇指第1掌骨指化术。适用于手指大部分缺失,拇指尚存少许近节指骨存在者。手术方法:在手掌及手背侧各设计一纵行切口,掌侧切口靠近第2掌骨,背侧切口靠近第1掌骨,两条切口在残端部连接在一起。将此两块组织瓣进行分离,显露拇收肌,切断其横头,以加深掌骨间深度。然后将两侧皮瓣分别向第1、2掌骨包绕,残留创面行游离植皮。术后经过锻炼,可望获得一定的夹持功能。

(2)第2掌骨及示指残端转位拇指重建术。手指大部分缺失,拇指大部缺失,甚至第1掌骨部分缺失,但第1腕掌关节尚可活动者,可考虑行第2掌骨及示指残端转位拇指重建术。手术方法:在示指掌指关节处作一环形切口,掌侧呈椭圆形,背侧略呈三角形。在手背侧自三角形尖端向桡侧拇指残端作一弧形切口,切开分离形成皮瓣作为第一指蹼。分离显露示指两侧指神经血管束,结扎中指桡侧指动脉,保留该指总动脉。同时在示指桡侧切断第1骨间背侧肌止点,在其尺侧切断第1骨间掌侧肌的止点,并切断示指伸肌腱。显露第2掌骨,分离骨膜,在适当部位截断第2掌骨。第2掌骨及示指残端带蒂转移,与拇指或掌骨残端接合,克氏针固定,缝合皮瓣,残留创面游离植皮。

(3)第2足趾游离移植拇指和手指再造术。应用显微外科技术,通过血管、神经、肌腱和骨骼的接合,将足趾一次直接移植到缺损部位,再造拇指或其他手指,以恢复部分手指的功能。外形较好,血供良好,感觉及运动功能较好。手术方法:① 第2足趾的解剖及截取。于第2足趾基底掌侧和背侧分别作"V"形切口,并在背侧足背动脉走行区作"S"形延长切口。分离大隐静脉及由足背静脉弓向第2足趾的静脉分支,结扎切断其余侧支。而后在拇短伸肌深面找到足背动脉,并逐步向远心端分离。足背动脉经内侧楔骨和第2跖骨底之间,进入第1跖骨间隙后端,分为第1跖背动脉和足底深支。第1跖背动脉分为三型,其中I、II型多见。根据不同类型,分离显露,避免损伤,完成动脉的分离。根据受区情况,切断屈伸肌腱,切断跖骨,完成第2足趾的解剖及截取。②受区准备及足趾移植。在拇指残端一般作矢状切口,显露头静脉或其他手背浅静脉,以及桡神经浅支,并在鼻烟壶区解剖桡神经的腕背支,同时显露拇长伸肌腱及拇长屈肌腱备用。将第2足趾转移至拇指受区,克氏针作髓内固定,吻合静脉、动脉,缝合肌腱,吻接神经,最后缝合皮肤。

七、上肢烧伤整形

(一)腋窝瘢痕挛缩

1. 腋窝的特点　腋窝是一个圆锥形凹陷,位于侧胸壁上部与上臂上内侧之间,它有前、后、内、外四壁:前壁即腋前皱襞,其内为胸大、小肌;后壁即腋后皱襞,为背阔肌、肩胛下肌等;侧胸部及上臂内侧构成其内、外侧壁。腋窝底部皮肤松弛,皮下组织较厚。

2. 临床表现　肩关节是全身活动范围最大的关节,可以进行前屈、后伸、内收、外展、内旋、外旋及环转运动。当腋部烧伤后瘢痕挛缩,肩关节运动受限。轻者在腋前皱襞或腋后皱襞处形成蹼状瘢痕;严重者可使上臂内侧与侧胸壁粘连,肩关节功能完全丧失。时间过长,可导致关节囊、韧带挛缩,肌肉萎缩。这不仅加重功能障碍,更为恢复活动带来严重影响。

3. 治疗方法　腋窝瘢痕挛缩的治疗以手术整复为主,术后辅助功能锻炼、理疗,一般可完全或部分恢复肩关节功能。术中必须彻底切除引起挛缩的瘢痕组织,切开挛缩筋膜组织,使上肢恢复到外展位。根据创面及周围软组织条件,采用局部皮瓣、游离植皮等方法予以修复。

(1)Z成形术或五瓣成形术。主要适用于条索状或蹼状的直线形瘢痕,挛缩较轻、瘢痕柔软、周围有较多的正常皮肤者。术中应彻底切除深部瘢痕,松解挛缩,注意勿伤深部重要血管神经,同时注意皮瓣的厚度,尖端角度不能太小,以保证皮瓣血运良好,防止皮瓣尖端缺血坏死。术后肩关节90°外展,棉垫加压制动(参见图3-16、图3-17)。

(2)局部皮瓣＋游离植皮术。主要适用于腋胸部片状瘢痕挛缩者。腋窝前后壁、侧胸壁存

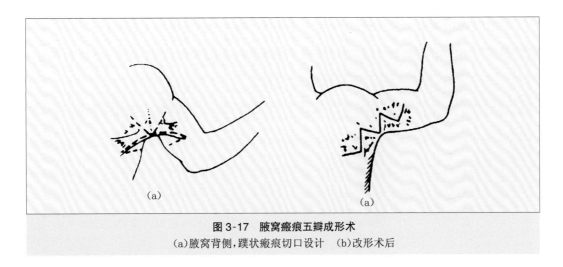

图 3-17　腋窝瘢痕五瓣成形术
(a)腋窝背侧,蹼状瘢痕切口设计　(b)改形术后

在程度不等的瘢痕及瘢痕挛缩,腋窝变浅或消失,或埋于瘢痕之中,周围缺乏正常皮肤,肩关节运动明显受限。术式首选胸外侧皮瓣、肩胛旁皮瓣或背阔肌肌皮瓣转移。缺失面积过大时,也可同时辅助游离植皮术。将皮瓣横过腋窝顶部,在上臂内侧及侧胸部游离植皮,修复残留创面。也可完全采用游离植皮的方法予以修复,所植皮片应较厚,以整张植皮较好;如需拼凑,皮片间缝合线应处于前后方向,以避免发生缝合瘢痕挛缩;皮片与创缘亦应呈锯齿状缝合。植皮区打包加以固定,术后肩关节 90°外展,棉垫加压制动。参见图 3-18。

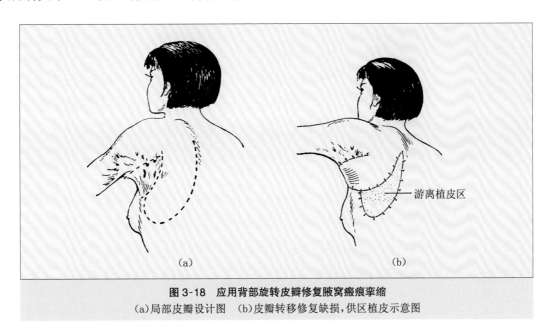

游离植皮区

图 3-18　应用背部旋转皮瓣修复腋窝瘢痕挛缩
(a)局部皮瓣设计图　(b)皮瓣转移修复缺损,供区植皮示意图

　　(3)对于臂胸瘢痕挛缩粘连时间较长的严重病例,因腋部瘢痕挛缩继发周围深部肌肉、肌腱挛缩,术中无法完全松解,无法充分外展肩关节,术后3周即可应用上臂外展牵引支架,一般牵引4～6周,即可达到松解挛缩的目的。

(二)肘及前臂瘢痕挛缩

1.临床表现　肘关节也是较易发生瘢痕挛缩的部位之一,屈侧瘢痕挛缩影响伸肘功能,伸侧瘢痕挛缩屈曲功能障碍,环肘瘢痕如同盔甲围肘一圈,肘关节屈曲均受限。轻者仅导致肘关节功能轻度受限;广泛的瘢痕挛缩可造成肘关节严重畸形,甚至关节强直,肘关节与前臂融合等。

2. 治疗方法　治疗方法类同于腋窝瘢痕的治疗。

(1) 对于蹼状瘢痕挛缩采取切除条索状的挛缩瘢痕,用 Z 成形术予以矫正(参见图 3-19)。

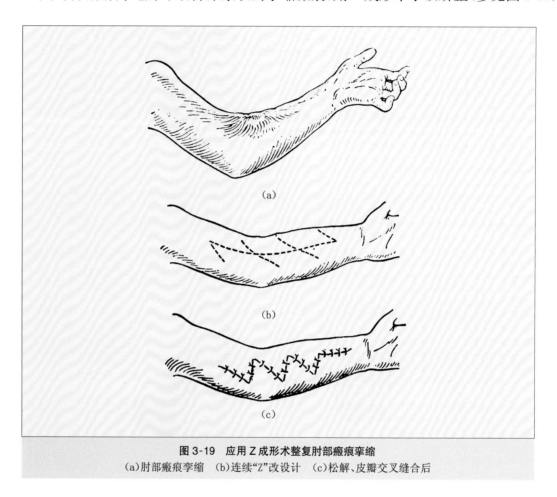

图 3-19　应用 Z 成形术整复肘部瘢痕挛缩
(a)肘部瘢痕挛缩　(b)连续"Z"改设计　(c)松解、皮瓣交叉缝合后

(2) 对于严重的、广泛的瘢痕挛缩,单纯 Z 成形术不能彻底消除挛缩畸形,应行局部游离植皮予以修复。

(3) 对于肘部、前臂及腕部伸侧和环肘部瘢痕挛缩,如损害仅限于皮肤及皮下组织而深筋膜完整者,可做瘢痕部分或全部切除,松解挛缩后,游离植皮修复创面。植皮区边缘作成锯齿状,防止术后挛缩。

(4) 对于瘢痕挛缩同时伴有深部肌腱、肌肉、骨与关节损害的病例,或是幼年期患病,肘关节长期屈曲,肘部血管、神经、肌腱短缩,切除瘢痕后常常伴有肌腱、血管、神经、骨与关节等外露,宜选用皮瓣修复。可选用局部皮瓣、远位带蒂皮瓣或游离皮瓣,常用皮瓣包括岛状背阔肌肌皮瓣、侧胸壁任意皮瓣、以第 9、10、11 肋间动脉穿支为血供的轴型皮瓣,以及游离筋膜瓣、网膜瓣加游离植皮。

(5) 对于少数患者,由于肘关节长期屈曲挛缩,神经、血管、肌腱以及关节囊、韧带挛缩,术中肘关节不能伸直,可采用伸肘牵引装置或外固定牵引架,创面用碘仿油纱布覆盖。术后牵引1～2周,使伸肘达到150°以上时即可修复创面。

(杨红岩　韩　岩)

第五节　躯干部烧伤整形

一、概述

躯干部瘢痕挛缩畸形多见于广泛大面积深度烧(烫)伤的病例,尤以小儿多见。由于影响患儿发育,因此此类畸形常需手术整复,改善功能。

二、躯干部瘢痕的特点

(1) 烧伤、烫伤是引起躯干部瘢痕形成最常见的原因。其他如手术、创伤及感染等因素造成的躯干瘢痕往往面积较小,一般不会出现瘢痕挛缩而引起脊柱畸形或胸廓变小;但瘢痕多为增生性,痒疼不适症状明显,影响外观,常常给患者造成严重的思想负担。躯干部严重的瘢痕挛缩畸形,多是由大面积深度烧伤引起,临床表现为颌颈部畸形,两侧肩部前倾、内收,肩胛骨脊柱缘向侧后方突出,胸部狭窄,呼吸受限,不能适应重体力劳动。腹壁常见脐移位变形,甚至影响直立行走(图 3-20)。女性乳房的位置、形态及发育可受到严重影响。成年妇女,一旦妊娠,也会因躯干部瘢痕挛缩和腹壁瘢痕影响到胎儿的生长,应给予充分注意。

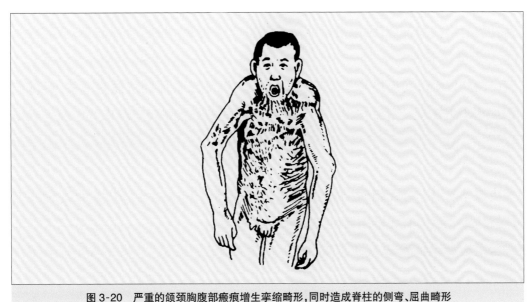

图 3-20　严重的颌颈胸腹部瘢痕增生挛缩畸形,同时造成脊柱的侧弯、屈曲畸形

（2）躯干部瘢痕多见于小儿。对于正在发育的儿童，严重的广泛的胸腹部瘢痕挛缩牵拉可使脊柱向后突出，造成脊柱侧弯或后凸畸形，虽经瘢痕挛缩松解或植皮治疗，仍不能使脊柱畸形获得矫正，有时可造成终身残疾（图3-21）。因此，小儿或青壮年大面积躯干烧伤后应密切观察随访，一旦有挛缩迹象，应及时手术解除，以使患者正常生长发育。

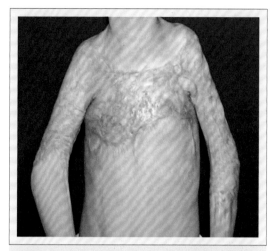

图3-21 小儿严重的胸、肩部瘢痕挛缩粘连畸形

（3）躯干部瘢痕多见于躯干的前面。瘢痕常与颌颈部瘢痕一起发生。同时胸前部及上背部易发生瘢痕疙瘩，其手术后容易复发，并且瘢痕范围较前增大，治疗上有其特殊性。

（4）躯干部皮肤面积广阔，组织充裕松动，代偿能力强，小面积的瘢痕发生瘢痕挛缩一般较少见，治疗相对容易，多采用切除缝合。局部皮瓣转移治疗。一般情况下，儿童躯干部宽度小于8cm的瘢痕、成人腹部小于6cm的瘢痕可以直接切除缝合。面积较大的瘢痕，可根据患者情况采用瘢痕切除植皮或者皮肤软组织扩张术治疗。对已生育的妇女，腹壁上的大片瘢痕切除往往可以和腹壁整形结合在一起应用。

三、临床表现和诊断要点

（1）深度烧伤造成的躯干瘢痕范围广泛，腹背侧瘢痕连成一片。常合并有颌颈、腋窝、腹股沟等部位的瘢痕挛缩。严重者呈环形缩窄，致使患者体形改变，胸腹部纵横径缩小，双肩内收、前倾，肩胛骨向后突起，双髋屈曲，严重束缚胸腹部活动，呼吸、消化、排便等功能受到损害。

（2）儿童患者由于瘢痕的牵拉常会造成躯体发育不良，继发脊柱侧弯畸形。

（3）女性患者因胸腹部烧伤，瘢痕挛缩牵拉乳房产生变形，乳头、乳晕缺如，成年前受伤者可合并乳腺发育不良甚至不发育。

（4）若一侧胸壁瘢痕挛缩可形成脊柱侧弯。若胸腹部或腰部环状瘢痕挛缩，可限制胸廓活动，肺活量也相对减少。

四、入院评估

（1）病史询问要点。有无烧（烫）伤史，有无影响呼吸。

（2）体格检查要点。有无挛缩情况，局部有无溃破。

（3）实验室检查。血常规、生化常规、血型、凝血等。

（4）影像学检查。胸腹部X线片。

五、治疗原则及方案

躯干部瘢痕若无自觉症状，对机体功能无影响，无需特殊处理。对影响外观、有不适症状及破溃后经久不愈的扁平性、隆起性或挛缩性瘢痕，仍需手术治疗。

（一）瘢痕切除直接缝合

对于小的片状瘢痕或长条索状瘢痕，可切除后直接缝合。切除时要求将切除后创缘的皮肤适当游离，缝合后皮下组织和皮肤对合整齐、无张力，并且局部做"Z"形或"W"形改形，避免直线瘢痕的形成。

（二）瘢痕切除游离皮片移植

对于面积较大的瘢痕，尤其是挛缩性瘢痕，可行瘢痕切除中厚皮片游离移植。躯干部瘢痕挛缩多涉及邻近部位，范围较广、程度较重，常需分次、分部位实施手术。在治疗颈胸部瘢痕挛缩畸形同时应考虑解除瘢痕后对胸部的影响，如胸部有广泛的瘢痕，则切口应向锁骨平面延长，直至瘢痕完全切除松解，同时在中线胸骨切迹处，亦应做适当的纵行或"人"字形切开，或切除一块三角形瘢痕使胸上部略能展开。同样，腋部瘢痕挛缩也往往与胸壁有粘连，解除腋部瘢痕挛缩的同时应切开腋前壁瘢痕，并将切开延长，直至使肩胸之间的瘢痕完全切断，使腋部瘢痕挛缩解除，胸部亦获得相应的松解。若瘢痕延伸到上腹部，有时虽然松解了颈胸、肩胸部或胸部中线的瘢痕挛缩，但仍嫌不足时，应当在剑突下的上腹部作一横切口，并切除一部分瘢痕组织，上腹部横行切开后，再于剑突处顺中线向上切开或切除一条瘢痕组织，使胸部挛缩充分松解。瘢痕切除后所遗留的创面可用中厚皮片游离移植修复，植皮区打包适当加压包扎，并加用石膏绷带固定。同时术前应充分估计瘢痕挛缩松解后创面往往较大，需要大量的皮片修复（图3-22）。

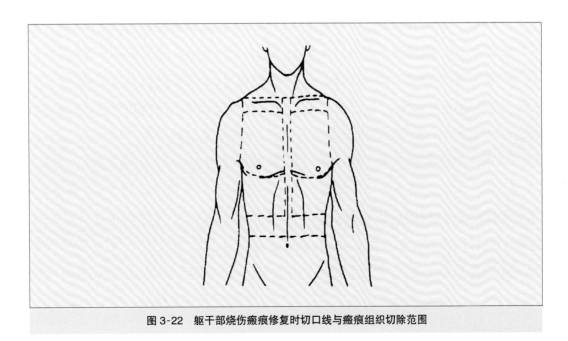

图3-22　躯干部烧伤瘢痕修复时切口线与瘢痕组织切除范围

在供皮区不足的情况下,对于大面积烧伤后瘢痕挛缩的患者,通常采用只在挛缩的长轴线上或导致挛缩的关键部位作数条互相保持一定间隔的平行切口,分段切开后,顺各创缘略行剥离。在剥离时,应注意观察创缘血运,切口的条数和部位及创缘的剥离范围以达到良好的松解为准,创面植中厚皮片修复。术中可以以脐和邻近器官复位情况作为挛缩解除程度的标准,这样既能恢复机体的正常功能,又能节约供皮区,虽然外观较差,但躯干部位隐蔽,无关紧要。术后可用背夹使胸椎伸直、两肩向后拉,以减少前胸所植皮片收缩,并教患者经常做扩胸动作。

(三)皮瓣转移术或 Z 成形术

胸廓的条索状瘢痕,也可以行 Z 成形术矫正。但此种情况比较少见。因皮瓣抗感染能力强,对于瘢痕破溃后经久不愈的溃疡创面,尤其是当有骨骼、肌腱外露时,多采用局部皮瓣转移修复。为确保皮瓣的血运,皮瓣分离时应将深筋膜包含进去,以增加皮瓣血运,防止皮瓣坏死。

(四)扩张皮瓣转移修复术

胸部和背部也是经常放置扩张器的部位,部分瘢痕可采用放置扩张器行皮肤软组织扩张术,然后将扩张的皮瓣转移,修复瘢痕切除后的创面。

对于小儿胸腹部的瘢痕,一般应在在创面愈合瘢痕增生4~6个月后进行术手处理,也有延长至1年的。但颈胸部瘢痕易导致畸形,因此手术可适当提早,在定期随诊中若发现瘢痕影响面颈胸部发育时应尽早进行手术处理。

在小儿应用扩张器应注意以下问题:扩张要充分,皮肤扩张后要形成充足的皮源,以达到修复的目的;颈部易形成回缩,因此扩张面积要达到3倍以上,才能基本保证皮源,但同时又不能过度扩张,浪费皮肤。关于手术的问题:一期手术切口应尽量选择在瘢痕处,因为瘢痕将在二期手术中切除,这样将不会产生新的切口瘢痕。术中要尽量彻底止血,并多次反复冲洗和止血,一般不需要放置引流,减少感染的机会。在术中放置扩张器后在扩张囊前行内层组织的内翻缝合,这样使扩张力的方向改变,减少伤口破裂。术中适当注入等渗盐水,尽量多,以皮肤不变苍白为标准,能够保证扩张器平整,不折叠同时也能达到止血的效果,注射壶外置对引流有帮助,并能减少小儿的疼痛。术后适当的包扎。至于扩张器注水,小儿的皮肤组织弹性较成人好,血运相对较丰富,但耐受性较差,因此在注水时需得到家属的配合,注水应掌握好尺度,早期可适当单次注入较多等渗盐水,后期可尽量多次少量注射,注射的间隔期可适当延长,并尽量争取在术前进行注水扩张一次,能达到皮瓣血管缺氧锻炼的目的。在二期手术中对纤维囊的处理,可不必处理,也可给予"♯"、"Ⅱ"等形切开,纤维囊将在术后半年内基本吸收、消失。术中可应用旋转皮瓣达到充分利用皮源的目的,因术前皮瓣血管已扩张,同时也进行适当缺氧的锻炼,因此皮瓣长宽比例也适当放宽,减少附加切口。此外对于躯干部大面积瘢痕,由于躯干有较大的范围,可以在病变周围埋置多个扩张器,因而最终应用扩张后的皮瓣转移常能完全消除创面,而不需要植皮,也不增加新的供皮创面,深受患者欢迎。

1. 埋置多个扩张器术中应注意事项

(1)瘢痕面积及皮肤扩张面积的估计。应注意因瘢痕挛缩的原因,切除瘢痕后的创面比实际瘢痕面积大 20% 左右。根据临床应用统计,每获得 1cm 的额外皮肤需在腹部注水 5.5～6.5ml,在胸背部注水 5.25ml 左右。

(2)扩张后皮瓣设计。多采用的是滑行推进皮瓣及旋转皮瓣。

(3)扩张器的选择。根据缺损区面积的大小、形状及供区的条件,选择适当容量及形状的扩张器。

2. 术中应注意事项

(1)扩张器埋植的深度。躯干部多埋植于深筋膜浅层,注射阀门可埋于皮下或瘢痕下较浅的部位,穿刺面要向上勿反,阀门位置不可距扩张囊太近,以免注液时误伤扩张囊,必要时亦可外置。

(2)埋植腔隙的剥离。剥离时一般采用钝性分离,切口要有足够的长度,操作要轻柔,层次要清楚。

(3)注液扩张。一般术中即可向扩张器内注射一定量的加有抗生素的等渗盐水,术后应尽早注水扩张,术后 3～5 天即可开始,不用等到伤口拆线后,扩张完毕后应尽早进行 Ⅱ 期手术。

(4)纤维环的剥除。扩张器取出后,其周围所形成的纤维囊壁贴附于皮瓣内侧面扩张区基底部,基部周围有一环形增生性瘢痕,即为纤维环。对纤维囊壁术中应尽可能剥除,以利于皮瓣的转移。

(五)人工真皮加表层皮肤移植

临床多应用全厚或中厚皮片修复躯干部瘢痕切除后的创面,但常常对供区形成新的瘢痕。况且在一些大面积的病例,供区严重缺乏。特别是瘢痕体质的患者,供区瘢痕可能会更明显,完全影响整形效果。而人工真皮＋为厚皮片移植是治疗瘢痕或瘢痕挛缩的有效方法之一,较全厚或中厚皮移植,前者效果更好,外表美观,易成活,供皮区无明显痕迹。缺点是手术需分 2 次进行,时间较长,且耗材相对较贵,治疗费用相对偏高。

(六)腹壁瘢痕切除与腹壁提紧术

若患者腹壁松垂,脂肪肥厚,皮肤瘢痕又较大时,可以采用腹壁去脂术切口,将瘢痕切除,腹外斜肌腱膜和腹白线提紧,创缘直接缝合,达到了既去除瘢痕,又进行腹壁提紧整形的目的(图 3-23)。

具体步骤是:

(1)以瘢痕的长轴标记横梭形切口,将瘢痕包在其中。

(2)沿标记线切开,切除瘢痕及其下的脂肪组织达腹外斜肌腱膜和腹白线。

(3)沿瘢痕边缘,腹外斜肌腱膜表面适当游离皮瓣。

(4)将腹直肌前鞘及腹白线纵行折叠缝合收紧,将腹外斜肌腱膜在下腹部中央斜向外下方折叠缝合收紧。

（5）将皮瓣拉拢缝合,消除创面。

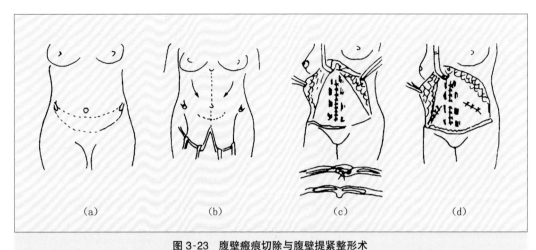

图 3-23　腹壁瘢痕切除与腹壁提紧整形术
(a)切口线设计　(b)腹部皮瓣分离范围　(c)折叠缝合腹直肌前鞘　(d)折叠缝合腹外斜肌腱膜

六、其他特殊躯干部瘢痕治疗

（一）躯干部环形瘢痕挛缩

（1）躯干环形瘢痕挛缩常束缚着胸腹部的活动,限制呼吸,尤其是儿童患者应及早手术,以解除束缚压迫,改善呼吸功能。

（2）常用的手术方法为瘢痕挛缩松解,创面植皮。在合并有颌颈部或腋部瘢痕挛缩松解的同时,应将切口向两侧及锁骨部延长,切断颈胸间瘢痕,再在胸前自胸骨切迹向腹部纵行切开瘢痕,使挛缩在纵向与横向上得到松解,创面用中厚皮片修复。在腋部瘢痕挛缩松解时,将腋窝前缘切口向肩部及侧胸壁延伸,使肩胸间的挛缩获得充分松解。在胸腹间有连续的瘢痕挛缩时,应在胸部与腹部间横行切开瘢痕,使之松解。下腹部瘢痕挛缩常与腹股沟瘢痕挛缩同时松解,行创面植皮。

（3）对于腰部环状瘢痕挛缩,当其挛缩带不太宽或瘢痕增生不明显时,可将腹部正常皮肤作一皮瓣向上旋转,以打断环状束缚,增加胸廓的活动度。有的病例还可以用Z成形术来解除其环状挛缩。特殊病例可设计皮管皮瓣来修复治疗。

（二）乳房瘢痕畸形

1. 概述　女性患者烧伤后可能引起乳房瘢痕挛缩及缺损,特别是小女孩颈胸部烧伤后,由于胸部有广泛瘢痕,乳腺、乳房发育也受到严重影响,故宜早期治疗。成年女性胸部深度烧伤,可造成乳头、乳晕毁损,也可因瘢痕增生及挛缩使乳房平坦或乳房轮廓不清。女性患者的乳房瘢痕挛缩,可限制乳房发育,在女孩应将该部位瘢痕全部切除,用皮片移植修复,使乳房发育不受限制;在成年患者,可沿乳房边缘部位切开瘢痕,完全松解挛缩,使压缩的乳腺组织得到解放,用游离皮片移植修复创面。一般情况下,多沿着乳腺表面切除一个或几个三角形瘢痕组织块,将创缘稍加剥离后缝合,因周缘的紧缩,乳房既能呈向前方凸出之状。乳房下部的创面游离植皮。术前应将新乳头的位置用亚甲蓝标记好,以免术中病人平卧后乳头的位置变化造成术后乳头位置的偏斜。

2. 治疗原则

(1) 未成年的病例,应在乳腺发育前手术,以免因瘢痕的束缚影响乳腺发育。

(2) 乳房全部为瘢痕覆盖的病例,则应切除瘢痕,使挛缩得到彻底松解,创面行中厚皮片或皮瓣移植。

(3) 乳房部瘢痕若为部分性,牵拉乳房使之移位,乳晕乳头变形,而侧胸壁有正常皮肤和软组织存在时,在瘢痕松解、乳房复位后,可应用侧胸皮瓣修复创面,使乳房有较好的形态。皮瓣供区用植皮修复或直接拉拢缝合。

(4) 对乳房瘢痕畸形合并有乳腺发育不良的病例,在乳房瘢痕松解、植皮的同时,经胸侧方切口,在胸大肌下置入圆形软组织扩张器行乳房扩张,二期手术用乳房假体置换扩张器。其优点是预防植皮的挛缩,同时又扩张了乳房部体积,有较好的乳房外形。

3. 手术方法

(1) 局部乳房成形术。乳房区有条状瘢痕或牵拉,认真分析瘢痕牵拉的方向、周围正常皮肤的多少及状况,设计出"Z"形瓣、四瓣、五瓣或其他易位皮瓣,尽量使瘢痕松解、组织复位、两侧乳房对称丰满。在局部麻醉或硬膜外麻醉下沿条索状瘢痕轴线作切口,两侧作对应的三角皮瓣。按画线切开皮肤及瘢痕组织,深达筋膜浅面,行游离及止血,皮瓣形成后交错缝合。手术时要在挛缩的关键部位作彻底松解,然后插入皮瓣。

(2) 乳房瘢痕切除加游离植皮术。胸部广泛的瘢痕挛缩可使乳房发育受限,也可因颈-腋部或上腹部广泛瘢痕牵拉而致乳房移位。如胸部为广泛瘢痕,首先在正中线切开或切除 $2\sim3cm$ 的瘢痕,让伤口充分松解,再在乳房下方切开或切除一条瘢痕,适当将切口延至乳房上方,在乳房轮廓的下半周稍外方作半环形切口,这样可以使乳房周围能完全松解,乳腺组织充分膨出。在切除瘢痕时,要切透至正常皮下组织面,使未切除的瘢痕充分回缩,这样虽仅切开或切除一条 $2cm$ 的瘢痕,但松解后的创面可宽达 $5\sim6cm$,甚至达 $10cm$。用鼓式取皮机切取中厚或全厚皮片移植于创面上。皮片四周连续缝合,并留置打包线。皮片打孔引流。按照常规行打包加压包扎。术后卧床休息,胸部植皮区上可用沙袋加压,或用石膏固定制动。术后 $9\sim10$ 天换药,皮片成活后即可拆线。

(3) 乳房再造术。烧伤后乳房缺损时常因胸部本身也缺乏正常皮肤组织,局部皮瓣易位法及真皮-脂肪组织植入等方法不能采用。应根据情况选择远位皮瓣、背阔肌皮瓣、腹壁下动脉穿支皮瓣、岛状皮瓣等。

（三）躯干部瘢痕疙瘩

躯干部瘢痕疙瘩单纯手术切除后极易复发,其中,胸、肩、耻骨上区等躯干部位瘢痕疙瘩因其解剖位置的高张力特性使其极易复发。

目前瘢痕疙瘩的治疗方法较多,包括手术、药物注射、放射治疗、激光、硅凝胶、加压及冷冻等多种,单一的治疗方法疗效均不理想,复发率较高,目前多数学者主张多种方法联合应用,进行综合治疗才能取得较好的疗效。特别是近来采用手术切除(术中运用改良减张缝合以降低切口张力)、术后放射治疗、局部使用硅凝胶等综合性方法治疗瘢痕疙瘩,取得了满意的疗效。通过手术切除瘢痕疙瘩后采用皮下改良减张缝合,可以充分降低切口处的张力并在术后保持数月的时间,同时联合术后早期放射治疗,局部使用硅凝胶等综合性方法治疗可以有效降低躯干部瘢痕疙瘩的复发率,值得临床推广。

（王　琛）

第六节　会阴部烧伤后的功能性修复与重建

会阴是人体表最隐蔽的部位。广义的会阴包括会阴体、外生殖器、肛门及周围区域,是人体重要的功能部位之一。会阴由于部位特殊,一般不易烧伤;但在臀部跌坐至高温热源或直立姿势下肢火焰、蒸汽高温损伤时,可导致会阴烧伤。部分医疗条件下,因治疗性热源泄露、受热过久、不当操作,也可直接热灼或损毁会阴部的重要结构,如男性的阴茎。

会阴部深度烧伤很容易导致局部瘢痕挛缩、畸形、外生殖器及肛门的功能障碍。长期外生殖器的畸形还可导致一定程度的性心理、功能障碍;尿道口及肛门的瘢痕畸形尚可导致大小便功能障碍;会阴部广泛的瘢痕挛缩还可限制下肢功能,严重影响行走,甚至会引发心理与精神问题。

一、会阴部的解剖特点

会阴的范围:前至耻骨联合、后至尾骨尖、两侧至左右坐骨结节。以双侧坐骨结节连线为标志,可将会阴部分为两个三角区,即前半部的尿生殖三角区和后半部的肛门三角区。

肛门三角区的解剖结构两性间基本一致的,但尿生殖三角区的解剖结构在两性有所不同(图3-24、图3-25)。

（一）男性尿生殖三角区

尿生殖三角区皮肤较薄而柔软、富含汗腺及皮脂腺、皮下组织疏松、阴毛颇丰富。皮下脂肪少、且向阴囊渐次减少;皮下组织内含平滑肌纤维,与阴囊肉膜相延续。此区有三层筋膜,由浅至

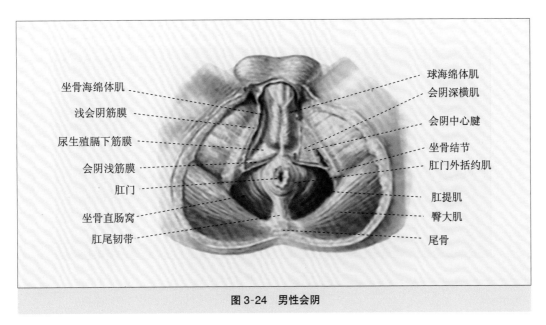

坐骨海绵体肌 ----- 球海绵体肌
浅会阴筋膜 ----- 会阴深横肌
尿生殖膈下筋膜 ----- 会阴中心腱
会阴浅筋膜 ----- 坐骨结节
肛门 ----- 肛门外括约肌
坐骨直肠窝 ----- 肛提肌
肛尾韧带 ----- 臀大肌
----- 尾骨

图 3-24 男性会阴

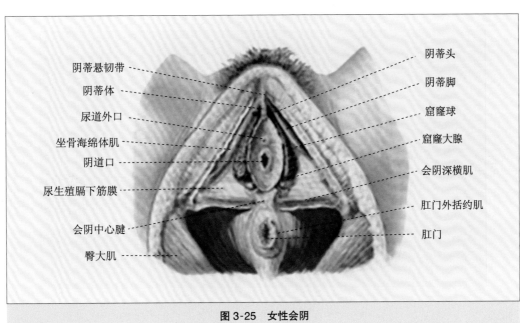

阴蒂悬韧带 ----- 阴蒂头
阴蒂体 ----- 阴蒂脚
尿道外口 ----- 窟窿球
坐骨海绵体肌 ----- 窟窿大腺
阴道口 ----- 会阴深横肌
尿生殖膈下筋膜 ----- 肛门外括约肌
会阴中心腱 ----- 肛门
臀大肌

图 3-25 女性会阴

深分别为会阴浅筋膜、尿生殖膈下筋膜、尿生殖膈上筋膜。前二者之间为会阴浅间隙,其内含有阴茎海绵体脚及其上的坐骨海绵体肌,中央有尿道球、尿道海绵体肌及其上的球海绵体肌;后缘有会阴浅横肌。阴部内动静脉及神经行于此间隙中,供应会阴、阴囊皮肤和肌肉。在尿生殖膈上、下筋膜间为会阴深间隙,其内有会阴深横肌,它们共同构成尿生殖膈(图 3-26)。

(二)女性尿生殖三角区

基本结构与男性相似,此区有尿道和阴道穿过。会阴浅间隙内两阴蒂脚之间有前庭球,其后内为前庭大腺,其上有阴道括约肌。在会阴深间隙中除会阴深横肌外,还有尿道阴道括约肌。阴部内动脉经尿生殖膈分深浅两支,浅支为阴唇后动脉,分布于阴唇;深支为会阴动脉,分布于会阴浅层(图 3-27)。

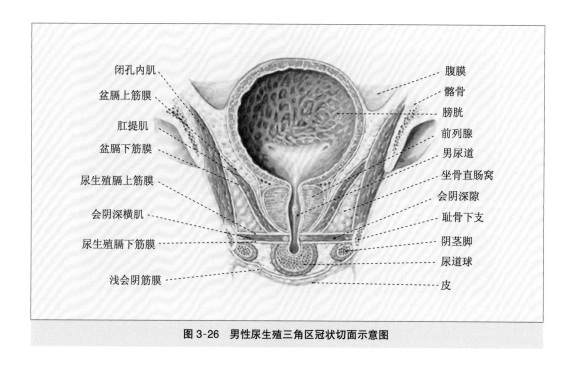

闭孔内肌　　　　　　　　　　　　　　　　　腹膜
盆膈上筋膜　　　　　　　　　　　　　　　　髂骨
肛提肌　　　　　　　　　　　　　　　　　　膀胱
盆膈下筋膜　　　　　　　　　　　　　　　　前列腺
尿生殖膈上筋膜　　　　　　　　　　　　　　男尿道
会阴深横肌　　　　　　　　　　　　　　　　坐骨直肠窝
尿生殖膈下筋膜　　　　　　　　　　　　　　会阴深隙
浅会阴筋膜　　　　　　　　　　　　　　　　耻骨下支
　　　　　　　　　　　　　　　　　　　　　阴茎脚
　　　　　　　　　　　　　　　　　　　　　尿道球
　　　　　　　　　　　　　　　　　　　　　皮

图 3-26　男性尿生殖三角区冠状切面示意图

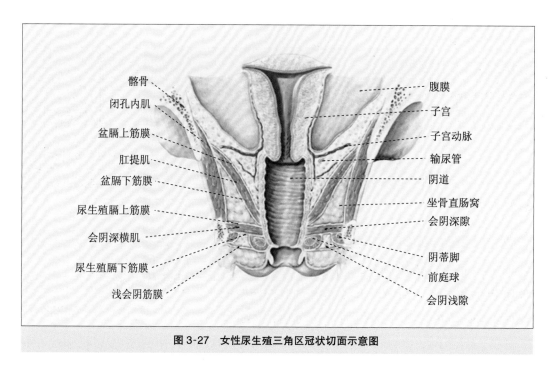

髂骨　　　　　　　　　　　　　　　　　　腹膜
闭孔内肌　　　　　　　　　　　　　　　　子宫
盆膈上筋膜　　　　　　　　　　　　　　　子宫动脉
肛提肌　　　　　　　　　　　　　　　　　输尿管
盆膈下筋膜　　　　　　　　　　　　　　　阴道
尿生殖膈上筋膜　　　　　　　　　　　　　坐骨直肠窝
会阴深横肌　　　　　　　　　　　　　　　会阴深隙
尿生殖膈下筋膜　　　　　　　　　　　　　阴蒂脚
浅会阴筋膜　　　　　　　　　　　　　　　前庭球
　　　　　　　　　　　　　　　　　　　　会阴浅隙

图 3-27　女性尿生殖三角区冠状切面示意图

(三)肛门三角区

　　肛门位于中线上,两侧为坐骨直肠窝。坐骨直肠窝外壁为闭孔内肌及盆壁筋膜,内壁为肛提肌及盆壁下筋膜。窝内为脂肪组织。阴部内血管和神经经侧壁向前至尿生殖三角区。阴部内神经发出肛门神经到肛门皮肤及肛门外括约肌(图 3-28)。

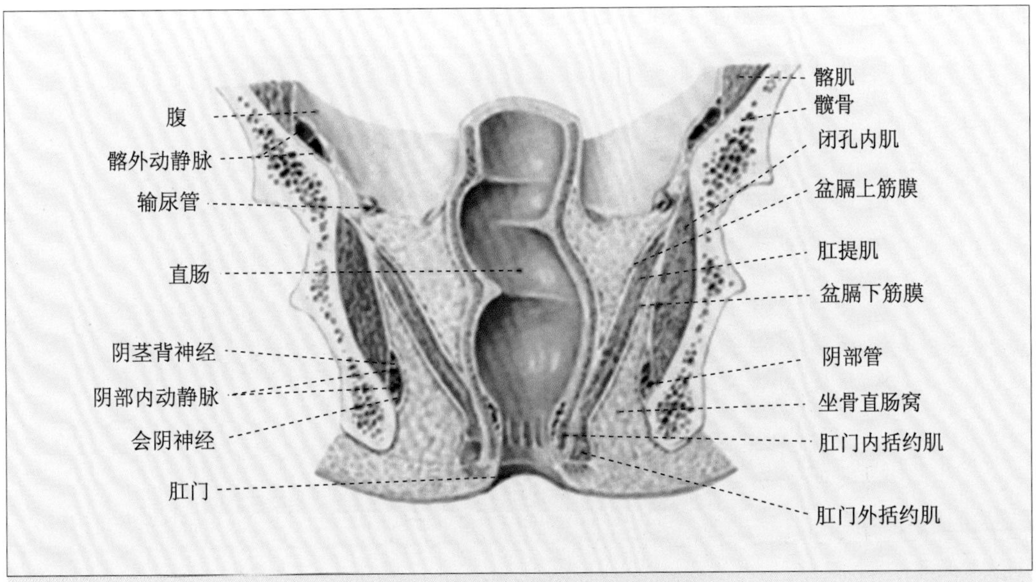
腹
髂外动静脉
输尿管
直肠
阴茎背神经
阴部内动静脉
会阴神经
肛门
髂肌
髋骨
闭孔内肌
盆膈上筋膜
肛提肌
盆膈下筋膜
阴部管
坐骨直肠窝
肛门内括约肌
肛门外括约肌

图 3-28　肛门三角区冠状切面示意图

二、会阴部烧伤的特征

（一）会阴部烧伤的病因

由于会阴部位置比较隐蔽，且有衣服保护，所以严重烧伤发病率较低；Ⅲ度烧伤者更少。大多为浅度烧伤。但是，一旦发生接触性烧伤（热水、热的金属、电等），即可形成严重烧伤，甚至引起局部器官毁损。我国现有临床病例中，低龄患者多见于落后山区、欠发达地区儿童，因监护失误，导致患儿跌至暖炕、热油等热源上，致局部严重烧、烫伤，参见图 3-29。

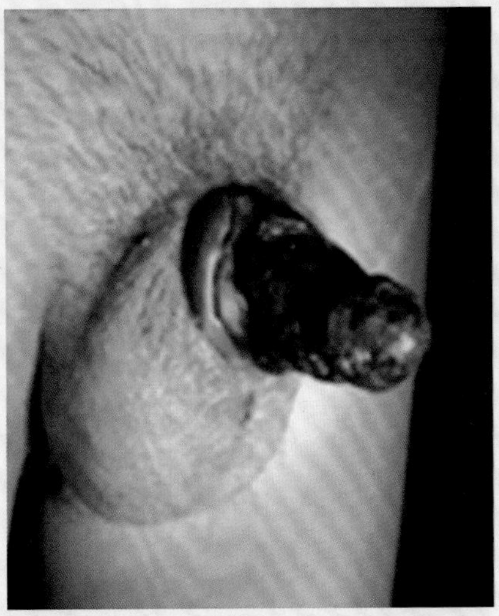

图 3-29　男性会阴部特殊烧伤

（二）罕见病因

另外更罕见的病因为医源性生殖器热灼毁损伤，多见于男性患者生殖器术后医源性间接热源（如红外热疗）持续加热所致；重者可致外生殖器毁损；由于男性生殖器为窄蒂立体结构；其体表面积远大于其基底面积；其远端浅层组织与普通会阴部体表组织不同，无法与基底组织形成广泛的直接血供；其血供完全依赖于经过基底部的主干血管。因此，在重度的烧伤、直接热源损伤时，往往因严重肿胀、直接血管损害等原因，导致血供受损，引发较普通烧伤更严重的后果，致阴茎更大范围的坏死甚至毁损；而且难以挽救。

（三）会阴部烧伤的各种表现

由于会阴部结构复杂，烧伤后深度分布多不均匀；局部水肿明显；Ⅱ度烧伤出现水疱和大量渗液;Ⅲ度烧伤为坚硬焦痂,严重者可累及会阴浅筋膜。会阴部烧伤往往伴有外生殖器烧伤,男性为阴囊和阴茎烧伤;女性主要是大阴唇烧伤,少数严重病例可累及小阴唇和阴道。会阴部烧伤大部分同时存在大腿上 1/3 内侧和臀部烧伤,参见图 3-30。

会阴部感觉神经丰富,对疼痛刺激敏感。Ⅱ度烧伤时,女性会阴部烧伤的阴唇水肿程度比男性阴囊轻。男性会阴部烧伤因阴囊下垂,阴囊皮肤松弛,伸缩性大,阴囊水肿明显,比正常的体积增大 2~4

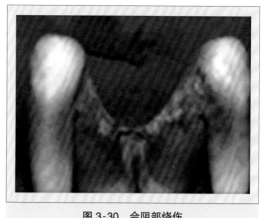

图 3-30　会阴部烧伤

倍。Ⅲ度烧伤可见阴囊、阴茎呈皮革样焦痂。若为电损伤,可有阴囊皮肤坏死,且可伴有一侧或双两侧睾丸坏死。

会阴部烧伤后,易被大小便污染,创面感染发生早。尤其是Ⅲ度烧伤,其愈合后局部易因瘢痕增生、挛缩畸形。

三、会阴部烧伤后继发畸形

会阴部烧伤后创面愈合常伴有瘢痕增生及挛缩畸形,引起局部器官外形异常、功能受限。继发畸形根据其所累及的范围可分为中央型畸形与周围型畸形两大类。

(一)中央型

多为热源直接接触所致,皮肤受损范围及严重程度视热源性质、强度与作用时间而定。一般烧伤范围大但较表浅,电击伤则深部组织受累常出现器官缺损和畸形。在会阴前三角区的烧伤除外生殖器损伤畸形外,常有腹股沟、大腿内侧及下腹部的瘢痕挛缩畸形。累及会阴后三角区者,可发生肛门瘢痕挛缩性狭窄并伴有臀部、尾骶部、大腿根部的瘢痕挛缩。肛门狭窄的病人可表现出慢性肠梗阻的症状。长期病例可出现营养不良,影响术后康复。

(二)周围型

主要累及会阴周围、大腿内侧、臀部、阴阜等部位。于大腿内侧及会阴部之间烧伤,可于期间形成蹼状瘢痕挛缩,限制双下肢外展功能。臀沟的瘢痕增生及挛缩可影响患者坐、蹲及排便功能。外生殖器则因瘢痕挛缩牵拉而移位或畸形,影响性生活质量。严重病例会阴部前后均形成蹼状瘢痕而形成桶状挛缩畸形,致使外生殖器、肛门甚至整个会阴部均包括在内,病人不能行走、下蹲,排便困难,生活极为不便。

四、会阴部烧伤后整复原则

1. 彻底松解瘢痕挛缩,恢复双侧髋关节的正常活动范围　不同烧伤程度产生不同严重程度的会阴部瘢痕挛缩；最常见的为跨双侧腹股沟的瘢痕条索、增生、挛缩，致双侧髋关节外展受限；部分患者的外生殖器、尿道开口为瘢痕覆盖，导致一定程度的排尿障碍；若烧伤面积大、涉及下腹部，常出现双侧髋关节屈伸障碍，双下肢丧失行走能力。对于这些患者，尤其是儿童，需尽早彻底松解瘢痕。

由于会阴部表面为非平面结构，瘢痕挛缩后拉近双下肢的距离，且覆盖会阴部的立体空间结构，易产生缺损较小的错觉。瘢痕松解后即产生巨大皮肤缺损。因此，除非严重影响外生殖器功能、大小便排便，否则不易过度切除瘢痕。尤其是肛门、尿道功能受限的患儿，常伴有全身营养不良，在彻底松解瘢痕的同时切除大量瘢痕，导致创面过大、切取大面积皮片，术中失血、体液丢失，常加重营养不良，影响患儿的康复。

2. 恢复外生殖器的正常位置、矫正其畸形并通过适当整复与重建，恢复其功能　尿生殖三角区的严重烧伤后常出现外生殖器被增生瘢痕覆盖、挛缩牵拉移位、外口部分甚至完全闭合，引起严重的功能障碍。对于这些畸形，需第一时间进行矫正。对于男性患者，尤其是患儿，在进行瘢痕松解时，需事先确定覆盖于瘢痕下方的阴茎、阴囊的位置、大概边界；若尿道外口完全为瘢痕覆盖，可以通过最大的尿瘘口，以导尿管逆向探寻尿道口，并进行导尿；导尿管尚可在进行瘢痕松解时引导判断阴茎的部位，以免引起误伤。

对于导尿困难的极重病例，可同时进行膀胱路径尿道内口探查，合并外口方向的双向探查，确定尿道路径。亦可于膀胱内注射有色染料，如亚甲蓝，有利于寻找尿道外口；术前尿道造影将有利于判断尿道走向。大部分阴茎被包埋的严重病例，包皮常累及，术中尚须对阴茎体的创面进行整复；松解瘢痕过程中同样注意分辨、保护睾丸；对于睾丸异位的患者，尤其是儿童，更应仔细寻找到睾丸，并适当复位、保护、整复；对于较轻的、因瘢痕挛缩导致的阴茎弯曲、移位等，通过瘢痕松解，大都能较好恢复其功能。对于阴茎毁损性烧伤、医源性阴茎体热灼伤、高压电烧伤等阴茎完全毁损，需进行全阴茎再造术。

对于女性患者，尤其是整个外阴、大阴唇、阴道口、尿道口累及的患者，需首先寻找、确定尿道外口；通过对患者术前确定的排尿口、或者尿瘘口进行探查，并逆向插入导尿管，即可确定尿道位置。由于女性尿道短，确定女性尿道位置较男性患者容易。但女性阴道距离尿道口较近，若同时有瘢痕挛缩，就需要进行仔细辨别。严重患者，由于大小阴唇结构消失，尿道、阴道开口挛缩，甚至仅有共同小面积开口，需仔细辨别尿道口、阴道口。同时，可能存在月经血凝块、多种污物，甚至感染化脓，需彻底清除这些异物，并充分冲洗、消毒。阴道、尿道口周围瘢痕常需彻底松解、切除，以恢复基本功能，为二期整复创造条件。

3. 松解肛门的瘢痕挛缩、恢复肛门口的位置，使病人恢复正常的排便功能　累及肛门的瘢痕增生，易引起排便障碍，严重影响患者生活，需尽早治疗。肛门三角区的烧伤多不同程度影响肛门的功能。最常见的类型为烧伤未直接破坏肛门，但肛周瘢痕严重增生，尤其在大便污染、术后护理不佳、卫生条件差的情况下，局部反复继发感染，引起瘢痕严重增生，包埋正常肛门口，形成瘢痕内的排便窦道。窦道内长期残留粪便、坏死组织、脓性分泌物,局部难以清洁;患者生活质量异常低下,严重影响生活及心理。

进行瘢痕松解前需确定肛门外口位置,并仔细清理瘢痕窦道内的污秽杂物,并彻底消毒。仔细切开窦道口的增生瘢痕,直至显露窦腔底部的正常皮肤;谨慎判断正常皮肤的范围、距离肛门的距离,并基于肛门位置,继续松解瘢痕,必要时切除堵蔽肛门口的瘢痕组织,完全显露肛门外口及周缘正常皮肤。肛门区域瘢痕多与大腿内侧、臀部粘连,需适当松解,恢复髋关节活动。

对于累及肛门外口的烧伤,常产生肛门外口的瘢痕假性闭锁。由于受伤时的保护性肛门外口反应,烧伤很少能真正伤及肛门深部。但即使外口的浅层烧伤,也易在污染粪便后继发感染、瘢痕环形挛缩、护理不当引起的片状瘢痕封闭肛门外口,并反复感染刺激、增厚。处理原则基本同肛周瘢痕,在谨慎切开瘢痕后寻找肛门外口,并仔细辨别正常鳞状上皮与瘢痕组织的界限;纵向切开时务必仔细,防止切口过深、伤及括约肌。移除所有覆盖、连接外口的瘢痕条索、片状瘢痕,仔细切除正常肛门外口鳞状上皮组织以远的所有瘢痕,彻底止血;对于较深烧伤后的病例,一般需要消化道改道,以创造条件使肛门外口完全恢复功能。对于特殊的肛门括约肌已部分累及的病例,在进行瘢痕彻底松懈、创面有效覆盖的同时,尚须进行括约肌的重建手术。

五、会阴部烧伤后的手术治疗

(一)术前准备

会阴部烧伤患者伤后多因瘢痕挛缩,致下肢无法正常活动、进行下蹲排便,局部排便又不通畅,难以护理,故局部卫生条件很差,常伴有粪便、小便的严重污染,术前即出现局部瘢痕内反复感染、溃烂、化脓。术后同样易染粪便致伤口感染、皮片坏死,从而导致手术效果欠佳。

因此,术前准备十分重要。术前准备需包括以下几个方面。

(1)矫正全身营养不良的情况。肛周瘢痕挛缩患者,多同时伴有排便不畅、甚至肠道梗阻;长期排便不畅易引发消化系统改变,产生营养不良。在年幼患者尤为突出。术前必要时进行结肠造瘘,纠正排便问题;加强营养,必要时进行静脉补充氨基酸类制剂或白蛋白,迅速纠正营养不良。

(2)术前如发现局部有较大病灶,影响手术效果的,必须及时处理。局部存在脓肿必须切开引流、换药,直至伤口愈合;局部窦道内如存在污垢、尿渍、结石及粪便残渣等,宜在术前清理干净。

(3)肠道准备。入院后给予缓泻剂,流质饮食3~5天,同时给予肠道灭菌剂。手术前夜进行清洁灌肠。

(4)会阴部皮肤准备。入院后,每日坐浴,清除瘢痕皱襞及隐窝内的积垢。

(二)麻醉及体位

会阴部手术因需要瘢痕松解与多种修复手术同时进行,故需要全身麻醉;为减少瘢痕松解时的失血,常于瘢痕局部注射含肾上腺素的利多卡因溶液;对于供皮区,同样需要于真皮层广泛注射含肾上腺素的利多卡因溶液,以减少切取皮片后的出血。由于患者局部瘢痕挛缩,髋关节无法被动活动,一般很难置于膀胱截石位;多采用仰卧或者俯卧位。

(三)常用创面修复方法

1. 皮片游离移植　由于会阴区皮肤薄而柔软,中厚皮片的质地较为接近;而且此区临近肛门、尿道等结构,属于二类或三类切口,术区易感染,故宜采用具有一定厚度的皮片进行植皮。术中宜将挛缩瘢痕彻底松解,使大腿恢复屈曲外展位;同时将外生殖器、尿道外口及肛门完全复位。为避免术后直线瘢痕挛缩造成新的畸形,特别是在肛门周围,手术切口应为锯齿状。由于会阴部血运丰富,为避免术后血肿发生,术中应彻底止血。

皮片移植后应以多层湿纱布叠加、均匀加压包扎;肛门口用碘附纱布将肛门与植皮区隔开。对于阴茎体的植皮,不易过度加压;如有必要,手术后双大腿宜应用石膏裤固定于屈曲外展位。

2. 供皮区的序惯规划与管理　由于会阴部为立体缺损,而且常常累及双侧大腿内侧;瘢痕松解后的创面往往需要大量的皮片。传统的大腿外侧供皮区往往因为创面本身已累及大腿,故不是第一选择的供皮区。有些严重烧伤常需要在优先处理肛门、尿道等功能性区域后进行二次整复,需要多次取皮。尤其是全身多处烧伤的患者,更需要巨量皮片,供区更显珍贵。因此,作为一个有经验的整形外科医师,务必在患者第一次就诊时,脑中即有一个"用皮"规划——如何有计划地、科学地选择、管理供皮区,往往需要合理规划。

现有两种较为成熟的供区管理方法:上海交通大学医学院附属第九人民医院(以下简称九院)与美国密西根大学附属医院整形外科(Section of Plastic Surgery, Health System University of Michigan,以下简称 UM)的方法体系可供参考。

九院的经验认为,供区可选择真皮层较厚、可多次取皮的部位,如背部供区;尤其是患儿,体表面积小,可供大面积取皮的部位少;背部皮片往往是会阴部大面积瘢痕切除松解后重建的首选。以手动或电动皮鼓切取中厚或者薄中厚皮片,肾上腺素盐水纱布湿敷止血后,油纱覆盖创面、多层纱布叠加保护创面,待其自然愈合、纱布脱落;二期仍可同样切取中厚或薄中厚皮片。由于多层纱布体积臃肿,同时患者多喜平卧、后背受力较著,易致疼痛、局部潮湿等不佳体验。

UM 的供区管理更侧重患者术后的恢复速度以及患者的体验。皮片倾向于薄中厚或者刃厚皮片,以利于供区创面迅速愈合;由于供区恢复较快,在供区选择上余地更大,多倾向于下肢,其次是躯干部位;供区包扎方面,UM 完全弃用多层纱布包扎法,直接于供区创面贴敷1~2层医用黏性胶布,并密闭创面。由于无任何包扎,患者供区下肢或者躯干负担极其轻微。术后供皮区可见血清性渗出或和血凝块不同程度积聚于黏性胶布下方,但通常均不予处理,待其自动吸收。但此法若用于背部创面不耐压、不耐磨。

3. 局部皮瓣移植修复　如瘢痕范围较小且瘢痕较软,局部有条件形成局部皮瓣,则可于瘢痕松解的同时利用局部皮瓣转移来进行直接修复。如局部存在蹼状瘢痕,则可选择 Z 成形术或 W 成形术来修复。为保证局部皮瓣的血运,尤其是包含瘢痕的局部皮瓣,宜适当保留深部的筋膜组织,以加强皮瓣的血运,避免皮瓣尖端的坏死。如局部无法获得足够的皮瓣,可以将局部皮瓣集中修复某一区域的缺损;剩余缺损以中厚皮片移植进行修复。

4. 临近轴型皮瓣或游离皮瓣修复 对于一些关键功能单位,如外生殖器或者肛门等,为保证其术后的功能,可考虑采用临近的轴型皮瓣进行补充修复。常用的这类轴型皮瓣包括股前外侧皮瓣、股薄肌皮瓣、股二头肌皮瓣、大腿内侧皮瓣等。必要时还可以选择远位的游离皮瓣,如背阔肌皮瓣进行修复。

六、常用会阴部修复的皮瓣选择

(一)股前外侧(肌)皮瓣及穿支皮瓣(ALT)

股前外侧皮瓣位于大腿前外侧,以旋股外侧动脉降支及其发出的肌间隔皮肤穿支为血管蒂。该皮瓣解剖相对恒定,血管蒂较长,血管管径相对较粗,皮瓣切取面积大,可广泛应用于修复会阴部重要功能单位。随着临床解剖技术的发展,利用精确解剖出的肌皮穿支血管即可滋养整个皮瓣,无需牺牲局部的肌肉组织,对皮瓣的厚度、供区的外观与愈合都大有裨益。股前外侧穿支皮瓣可经大腿内侧的皮下隧道到达会阴部,修复会阴部烧伤后局部重要结构的缺损。

切取皮瓣前,需熟悉旋股外侧动脉降支的解剖及其在体表的投影;以髂前上棘与髌骨外上缘连线的中点为参考点;该点为旋股外侧动脉降支第 1 皮支或肌皮穿支的浅出点。皮瓣轴心线为髂前上棘与髌骨外侧缘之间的连线,即股直肌与腹外侧肌肌间隙的体表投影。皮瓣的中远 2/3 及中外 2/3 交界点设计于以上投影点附近。自皮瓣最外侧向内逐步解剖、于阔筋膜表面仔细寻找穿支血管。于穿支外侧 1.5cm 处切开阔筋膜,并逆向仔细解剖至分支起源处。近端根据血管蒂长度的实际需要、游离至旋股外侧动脉降支或横支。最后可于皮下隧道内转移至会阴,以修复会阴部重要结构的创面。

(二)股薄肌肌皮瓣

股薄肌为一薄而扁平的带状长条肌肉,位于大腿最内侧浅层、长收肌与大收肌之间;其主要血供来源于旋股内侧动脉及其伴行静脉降支;其血管蒂部位于距耻骨支约 10cm 处。血管蒂由该肌深面进入肌腹,供给该肌及其表面皮肤血液供应。股薄肌肌皮瓣设计于耻骨结节与膝内侧半腱肌之间连线后方 10cm 范围内,于远端寻找缝匠肌及下方的股薄肌远端,分离并上提股薄肌肌束,准确判断其表面的皮瓣范围。自远向近游离肌肉束;注意保护自中上 1/3 处入肌的主要营养血管。于近端皮下分离一宽敞隧道,将肌皮瓣转移至会阴部受区;其中肌肉可用于填塞深腔,皮肤覆盖创面。对于过度肥胖的女性患者,可仅移植股薄肌瓣,然后以中厚皮片植片覆盖肌肉表面创面。

（三）股二头肌肌皮瓣

股后肌肉群包括股二头肌、半腱肌和半膜肌，主要功能是屈大腿和伸小腿。三者均起于坐骨结节，血运丰富。股二头肌有长头和短头。长头的主要血供来自股深动脉的第一穿通支，短头的主要血供来自股深动脉的第二、三穿通支。来自股深动脉分支的血管蒂由该肌深面进入肌腹，供给该肌及其表面皮肤血液供应。以该蒂为轴，切断肌肉、形成肌皮瓣，向内可转移到会阴部，用于修复该区域的重要结构的创面。

（四）股内侧皮瓣

股内侧皮瓣是以起源于股浅动静脉的分支血管、前肌间隔皮动脉为蒂的皮瓣，位于大腿内侧中段，皮下脂肪较薄；但其血管蒂较短，可供转移修复的范围较小，因而其应用受到限制。该皮瓣向近侧转移可修复会阴部创面。股动脉于内收肌入口近端处发出一分支，伴股动脉走行 2cm 之后发出肌支供应缝匠肌，发出皮动脉主支，并继续沿股动脉内侧、缝匠肌深面斜向内下，从缝匠肌内侧缘出阔筋膜至股内侧区皮肤。一般可在解剖出皮动脉后，沿其走行方向设计皮瓣。

（五）其他可用于会阴部修复的穿支皮瓣

其他以血管蒂为轴进行转移或者游离移植修复会阴部缺损的穿支皮瓣包括：以腹壁下动脉穿支为蒂、穿过腹直肌的腹壁下动脉穿支皮瓣；以旋股外侧动脉横支为蒂、穿过阔筋膜张肌的旋股外侧动脉横支穿支皮瓣；以臀上动脉为蒂、穿过臀大肌的臀上动脉穿支皮瓣等；在此不一一赘述，详细请参考穿支皮瓣修复章节。

七、严重会阴部器官毁损性烧伤的修复重建与再造

（一）龟头缺损的修复重建

烧伤引起的龟头缺损多见于龟头区域直接热源性损伤、电灼伤及医源性热灼伤抢救后遗留龟头坏死、部分远端尿道坏死等情况。龟头坏死清创后，阴茎海绵体远端为瘢痕组织覆盖。若尿道无显著缺损，患者多能完成站立排尿及基本的性生活能力。但患者大都抱怨阴茎长度变短及性感觉的降低。

龟头缺失的重建目的在于一定程度地增大阴茎长度及外观，恢复尿道长度。首先，于受伤后创面修复期，可转移阴囊瓣覆盖阴茎远端创面。阴囊瓣宜尽量以中线部位为蒂，且蒂部尽量宽（因阴囊瓣远端易水肿、感染，从而导致局部血运欠佳甚至部分坏死）。4 周左右断蒂，修剪阴囊瓣形态；同时闭合阴囊供区创面。为保持排尿通畅，可持续导尿至术后创面基本愈合。其次，远端创面完全修复后，可考虑充填人工材料或者真皮组织。笔者采用多层 PTFE 叠加、雕刻成直径 2cm 左右、高 2cm 左右的半球体，并仔细分离远端阴囊瓣深层，注意保护阴囊瓣血运；将雕刻好的假体植入于所分离的腔系内。此法既增加了受损阴茎的绝对长度，又恢复了其半球形的饱满外观，起到了一定的整复效果。目前尚无假体外露、阴囊瓣坏死等现象发生。亦可选择远端脂肪

注射、自体真皮组织充填，但存在局限性。

（二）部分阴茎缺损的功能性重建

更严重的阴茎烧伤可引起的龟头及阴茎海绵体远端的坏死，导致阴茎显著变短；同时，多数病例都伴随尿道的大部分缺失。这种类型的阴茎烧伤修复难度更大。但术前应仔细辨别是否为假性阴茎缺损。假性阴茎缺损往往是包皮完全烧伤、瘢痕挛缩，但海绵体、甚至龟头内部组织仍然完整，因瘢痕包绕、压迫，阴茎长度丧失。诊断上除详细体检外，尚需仔细询问病史、有无勃起疼痛：因患者海绵体为瘢痕包裹，无法伸直，往往在勃起后产生明显的阴茎部位疼痛，并有膨胀、压迫感。而真性阴茎缺失者，即使在阴茎体无瘢痕挛缩的情况下，勃起后充分伸直，阴茎长度亦明显不足；勃起后无痛感。

部分阴茎缺损的功能性重建的难度较单纯龟头缺损者更复杂。一方面同样以远端阴囊皮瓣修复、假体植入以增加绝对长度、改善外形外，尚须进行阴茎根部的悬韧带部分离断、释放根部海绵体长度；对于肥胖、阴阜脂肪堆积者，尚可结合局部脂肪抽吸，适当增加勃起后阴茎的长度，最大限度地改善阴茎的外形和功能。对于阴茎海绵体大部分缺失、残余阴茎长度太短的患者，可行残余阴茎组织远端游离移植的程氏阴茎再造术。

（三）阴茎完全毁损后的修复重建

对于烧伤后阴茎完全缺失的患者，唯一的修复重建方法为阴茎再造术。经典的阴茎再造术自张涤生等首创以来，经过大量术者的不断实践、改良，已发展出多种手术模式。上海九院经过几代人的发展传承，阴茎再造术自最初的单一前臂游离皮瓣、tube-in-tube 模式，发展至当今的程氏阴茎再造术、含龟头亚结构的立体阴茎再造术等多种术式，其外观、排尿功能、初步的性功能及瘢痕挛缩的改善等方面有着明显的进步。

Monstrey 等人经过大量实践，发展出了以 tube-in-tube 模式前臂游离皮瓣为基础的、适合欧美人群的独特阴茎再造术。首先，Monstrey 等人对前臂皮瓣的形态进行了较多的改变，以期形成一定的龟头形态。术后近期效果显示，再造阴茎远端呈现出较为逼真的龟头外形，但是随着瘢痕的萎缩、外来摩擦、衣物压力等，龟头、冠状沟等精细结构逐渐消失，逐步回复到单一桶状外观；其次，该方法强调阴茎的长度，致使前臂皮瓣获取面积相对更大；出于皮瓣血运安全方面考虑，一般一期均不植入假体。因此，一期手术仅重建了一个柔软的皮管，初步解决了站立排尿功能。Monstrey 等人还率先尝试了二期置入用于勃起障碍患者的人工勃起假体装置，取得了不错的效果；但仍需要长期临床随访结果。具体阴茎再造的方法学及各种术式，请参考阴茎再造章节。

（四）阴囊再造

阴囊不但为睾丸和精索提供保护，还能调节睾丸温度、利于精子生长、成熟，是最适合睾丸生理需要的理想结构。大部分烧伤仅伤及阴囊皮肤全层，尚有部分筋膜及肉膜组织。对于这种较轻类型的烧伤后缺损，可取全厚皮片或中厚皮片植皮、彻底止血、适当加压，部分恢复阴囊外形和功能。对于严重阴囊烧伤患者,为挽救睾丸、附睾等重要器官,多已将睾丸异位移植于腹股沟或下腹皮下;局部阴囊结构因瘢痕挛缩而完全消失。此时,需进行阴囊再造术。

可通过瓦合状局部皮瓣转移或游离皮瓣移植,以形成阴囊样外观,并将睾丸降至再造阴囊内。常用的局部皮瓣包括:双侧腹股沟带蒂皮瓣、双侧带蒂内侧皮瓣、股前外侧穿支皮瓣、腹壁下穿支皮瓣等。用于阴囊再造的皮瓣应选择尽量薄的皮瓣;双皮瓣宜于阴囊中缝处缝合,以形成阴囊中缝结构。对于睾丸已丧失的患者,可于皮瓣内置入迷你硅凝胶假体,以形成更逼真的阴囊外形及手感;术后再造的阴囊通常肤色浅甚至过于白皙,需进行局部暗色文身,以更逼真地恢复阴囊外观、最大限度地恢复患者信心。

(五)女性会阴的美学重建

严重烧伤的女性外阴,因大阴唇、小阴唇、会阴体等重要结构缺失,在经过尿道口、阴道口整复后,依然遗留难以接受的女性阴部外观,严重影响患者的生活质量和心理。因此需要进行相应的美学重建。对于植皮后皮片质地良好、柔软度佳的患者,可于阴蒂、尿道、阴道连线周缘,设计双梭形区域;抽取双侧大腿或者下腹部自体脂肪,分层移植于以上区域内;经多次移植,可形成大阴唇样外观;同时可结合局部暗色文身,以形成更逼真的大阴唇外观。

对于毁损性烧伤后,植皮效果欠佳者,可转移双侧阴股沟窄条皮瓣或者股内侧皮瓣,转移至阴蒂、尿道、阴道连线外侧缘,以形成大阴唇外观;同样需要后期的文身装饰、甚至局部移植腋部毛发,形成更为逼真的大阴唇外观。

八、术后护理与康复

会阴部烧伤修复重建术后的护理亦非常重要。

(1)留置导尿1周左右,视具体情况适当延长。

(2)体位与制动。或者多已进行植皮,需卧床、术区制动,双下肢保持外展位。

(3)控制排便。术后饮食需为少渣流质;必要时可给予肠蠕动抑制剂如阿片酊、颠茄合剂等。术后8天后可给病人口服缓泻通便剂,帮助病人排解大便。

(4)如术后有大小便污染敷料,必须及时更换。

(5)全身给予抗生素3~7日。

(6)术后适当功能锻炼、防止皮片挛缩;定期随访。

(陈付国　程开祥)

参 考 文 献

[1] Nguyen T T, Gilpin D A, Meyer N A, et al. Current treatment of severely burned patients[J]. Annals of surgery,1996,223:14-25.

[2] Ipaktchi K, Arbabi S. Advances in burn critical care[J]. Critical care medicine, 2006, 34:

S239-244.

[3] Oster C，Willebrand M，Ekselius L．Health-related quality of life 2 years to 7 years after burn injury[J]．The Journal of trauma，2011，71：1435-1441.

[4] Fauerbach J A，Heinberg L J，Lawrence J W，et al．Effect of early body image dissatisfaction on subsequent psychological and physical adjustment after disfiguring injury[J]．Psychosomatic medicine，2000，62：576-582.

[5] Bauer B S，Margulis A．The expanded transposition flap：shifting paradigms based on experience gained from two decades of pediatric tissue expansion[J]．Plastic and reconstructive surgery，2004，114：98-106.

[6] Huang X，Qu X，Li Q．Risk factors for complications of tissue expansion：a 20-year systematic review and meta-analysis[J]．Plastic and reconstructive surgery，2011，128：787-797.

[7] Geddes C R，Morris S F，Neligan P C．Perforator flaps：evolution，classification，and applications [J]．Annals of plastic surgery，2003，50：90-99.

[8] Neligan P C，Gullane P J，Vesely M，et al．The internal mammary artery perforator flap：new variation on an old theme．Plastic and reconstructive surgery，2007，119：891-893.

[9] Kim J T，Ng S W，Naidu S，et al．Lateral thoracic perforator flap：additional perforator flap option from the lateral thoracic region[J]．Journal of plastic，reconstructive & aesthetic surgery，2011，64：1596-1602.

[10] Ogawa R，Murakami M，Vinh V Q，et al．Clinical and anatomical study of superficial cervical artery flaps：retrospective study of reconstructions with 41 flaps and the feasibility of harvesting them as perforator flaps[J]．Plastic and reconstructive surgery，2006，118：95-101.

[11] Pallua N，Machens H G，Rennekampff O，et al．The fasciocutaneous supraclavicular artery island flap for releasing postburn mentosternal contractures[J]．Plastic and reconstructive surgery，1997，99：1878-1884；discussion 1885-1886.

[12] Pribaz J J，Fine N，Orgill D P．Flap prefabrication in the head and neck：a 10-year experience[J]．Plastic and reconstructive surgery，1999，103：808-820.

[13] Li Q，Zan T，Gu B，et al．Face resurfacing using a cervicothoracic skin flap prefabricated by lateral thigh fascial flap and tissue expander[J]．Microsurgery，2009 29：515-523.

[14] Topalan M，Guven E，Demirtas Y．Hemifacial resurfacing with prefabricated induced expanded supraclavicular skin flap[J]．Plastic and reconstructive surgery，2010，125：1429-1438.

[15] Sinha M，Scott J R，Watson S B．Prelaminated free radial forearm flap for a total nasal reconstruction[J]．Journal of plastic，reconstructive & aesthetic surgery：JPRAS，2008，61：953-957.

[16] Pribaz J J，Weiss D D，Mulliken J B，et al．Prelaminated free flap reconstruction of complex central facial defects[J]．Plastic and reconstructive surgery，1999，104：357-365；discussion 366-357.

[17] Ogawa R, Hyakusoku H. Bipedicled free super-thin flap harvesting from the anterior chest[J]. Plastic and reconstructive surgery, 2004,113: 1299-1300.

[18] Hyakusoku H, Gao J H, Pennington D G, et al. The microvascular augmented subdermal vascular network (ma-SVN) flap: its variations and recent development in using intercostal perforators [J]. British journal of plastic surgery,2002, 55: 402-411.

[19] Shen G, Xie F, Wang H, et al. Resurfacing of lower face scars with a pre-expanded flap from the neck[J]. Annals of plastic surgery,2011,66: 131-136.

[20] Xie F, Wang J, Li Q, et al. Resurfacing large skin defects of the face and neck with expanded subclavicular flaps pedicled by the thoracic branch of the supraclavicular artery[J]. Burns : journal of the International Society for Burn Injuries, 2012,38: 924-930.

[21] Kawashima T, Yamada A, Ueda K, et al. Tissue expansion in facial reconstruction[J]. Plastic and reconstructive surgery, 1994,94: 944-950.

[22] Pitanguy I, Gontijo de Amorim N F, Radwanski H N, et al. Repeated expansion in burn sequela [J]. Burns : journal of the International Society for Burn Injuries,2002,28: 494-499.

[23] Wieslander J B. Repeated tissue expansion in reconstruction of a huge combined scalp-forehead avulsion injury[J]. Annals of plastic surgery,1988,20: 381-385.

[24] Okazaki M, Ueda K, Sasaki K, et al. Expanded narrow subcutaneous-pedicled island forehead flap for reconstruction of the forehead[J]. Annals of plastic surgery, 2009,63: 167-170.

[25] Iwahira Y, Maruyama Y. Expanded unilateral forehead flap (sail flap) for coverage of opposite forehead defect[J]. Plastic and reconstructive surgery, 1993,92: 1052-1056.

[26] Khalatbari B, Bakhshaeekia A. Ten-year experience in face and neck unit reconstruction using tissue expanders[J]. Burns : journal of the International Society for Burn Injuries, 2013,39(3):522-527.

[27] Becker D W, Jr. A cervicopectoral rotation flap for cheek coverage[J]. Plastic and reconstructive surgery, 1978,61: 868-870. [28] Marchac D, Toth B. The axial frontonasal flap revisited[J]. Plastic and reconstructive surgery, 1985,76: 686-694.

[28] Elliott R A, Jr. Rotation flaps of the nose[J]. Plastic and reconstructive surgery, 1969, 44: 147-149.

[29] Spinelli H M, Jelks G W. Periocular reconstruction: a systematic approach[J]. Plastic and reconstructive surgery,1993,91: 1017-1024; discussion 1025-1016.

[30] Hurwitz D J. Composite upper lip repair with V-Y advancement flaps[J]. Plastic and reconstructive surgery, 1990,85: 120-122.

[31] Bayramicli M, Numanoglu A, Tezel E. The mental V-Y island advancement flap in functional lower lip reconstruction[J]. Plastic and reconstructive surgery, 1997,100: 1682-1690.

[32] Abulafia A J，Edilberto L，Fernanda V．Reconstruction of the lower lip and chin with local flaps [J]．Plastic and reconstructive surgery，1996，97：847-849．

[33] Menick F J．A 10-year experience in nasal reconstruction with the three-stage forehead flap[J]．Plastic and reconstructive surgery，2002，109：1 839-1 855；discussion 1856-1861．

[34] Pallua N，Magnus Noah E．The tunneled supraclavicular island flap：an optimized technique for head and neck reconstruction[J]．Plastic and reconstructive surgery，2000，105：842-851；discussion 852-844．

[35] Jin X，Teng L，Zhao M，et al．Reconstruction of cicatricial microstomia and lower facial deformity by windowed，bipedicled deep inferior epigastric perforator flap[J]．Annals of plastic surgery，2009，63：616-620．

[36] Teot L，Cherenfant E，Otman S，et al．Prefabricated vascularised supraclavicular flaps for face resurfacing after postburns scarring[J]．Lancet，2000，355：1695-1696．

[37] Khouri R K，Ozbek M R，Hruza G J，et al．Facial reconstruction with prefabricated induced expanded (PIE) supraclavicular skin flaps[J]．Plastic and reconstructive surgery，1995，95：1007-1015；discussion 1016-1007．

[38] Gonzalez-Ulloa M．Restoration of the face covering by means of selected skin in regional aesthetic units[J]．British journal of plastic surgery，1956，9：212-221．

[39] Burget G C，Menick F J．The subunit principle in nasal reconstruction[J]．Plastic and reconstructive surgery，1985，76：239-247．

[40] Millard D R，Jr．Aesthetic aspects of reconstructive surgery[J]．Annals of plastic surgery，1978，1：533-541．

[41] Menick F J．Artistry in aesthetic surgery．Aesthetic perception and the subunit principle[J]．Clinics in plastic surgery，1987，14：723-735．

[42] Spence R J．The challenge of reconstruction for severe facial burn deformity．Plastic surgical nursing：official journal of the American Society of Plastic and Reconstructive Surgical Nurses，2008，28：71-76；quiz 77-78．

[43] Menick F J．Reconstruction of the cheek[J]．Plastic and reconstructive surgery，2001，108：496-505．

[44] Menick F J．Facial reconstruction with local and distant tissue：the interface of aesthetic and reconstructive surgery[J]．Plastic and reconstructive surgery，1998，102：1424-1433．

[45] Edgerton M T，Hansen F C．Matching facial color with split thickness skin grafts from adjacent areas[J]．Plastic and reconstructive surgery and the transplantation bulletin，1960，25：455-464．

[46] Radovan C．Breast reconstruction after mastectomy using the temporary expander[J]．Plastic and reconstructive surgery，1982，69：195-208．

［47］ Austad E D，Pasyk K A，McClatchey K D，et al. Histomorphologic evaluation of guinea pig skin and soft tissue after controlled tissue expansion［J］. Plastic and reconstructive surgery，1982，70：704-710.

［48］ Rapstine E D，Knaus W J 2nd，Thornton J F. Simplifying cheek reconstruction：a review of over 400 cases［J］. Plastic and reconstructive surgery，2012，129：1291-1299.

［49］ Benito-Ruiz J，Monner J，Fontdevila J，et al. Forehead flag flap［J］. British journal of plastic surgery，2004，57：270-272.

［50］ Atabay K，Celebi C，Cenetoglu S，et al. Facial resurfacing in xeroderma pigmentosum with mono-block full-thickness skin graft［J］. Plastic and reconstructive surgery，1991，87：1121-1125.

［51］ Latifoglu O，Ayhan S，Atabay K. Total face reconstruction：skin graft versus free flap［J］. Plastic and reconstructive surgery，1999，103：1076-1078.

［52］ Cole J K，Engrav L H，Heimbach D M，et al. Early excision and grafting of face and neck burns in patients over 20 years［J］. Plastic and reconstructive surgery，2002，109：1266-1273.

［53］ Harii K，Torii S，Sekiguchi J. The free lateral thoracic flap［J］. Plastic and reconstructive surgery，1978，62：212-222.

［54］ Angrigiani C，Grilli D. Total face reconstruction with one free flap［J］. Plastic and reconstructive surgery，1997，99：1566-1575. ［55］ Parrett B M，Pomahac B，Orgill D P，et al. The role of free-tissue transfer for head and neck burn reconstruction［J］. Plastic and reconstructive surgery，2007，120：1871-1878.

［56］ Margulis A，Agam K，Ickeson M，et al. The expanded supraclavicular flap，prefabricated with thoracoacromial vessels，for reconstruction of postburn anterior cervical contractures［J］. Plastic and reconstructive surgery，2007，119：2072-2077；discussion 2078-2079.

［57］ Homma K，Ohura T，Sugihara T，et al. Prefabricated flaps using tissue expanders：an experimental study in rats［J］. Plastic and reconstructive surgery，1993，91：1098-1107；discussion 1108-1099.

［58］ Pomahac B，Diaz-Siso J R，Bueno E M. Evolution of indications for facial transplantation［J］. Journal of plastic，reconstructive & aesthetic surgery：JPRAS，2011，64：1410-1416.

［59］ Lantieri L，Hivelin M，Audard V，et al. Feasibility，reproducibility，risks and benefits of face transplantation：a prospective study of outcomes［J］. American journal of transplantation：official journal of the American Society of Transplantation and the American Society of Transplant Surgeons，2011，11：367-378.

［60］ Zan T，Li H，Gu B，et al. Surgical treatment of facial soft-tissue deformities in postburn patients：a proposed classification based on a retrospective study［J］. Plast Reconstr Surg，2013，132（6）：1001-1014.

［61］ Zan T，Li H，Du Z，et al. Reconstruction of the face and neck with different types of pre-enterior chest flaps：a comprehensive strategy for multiple techniques［J］. J Plast Reconstr Axpanded aesthet Surg，2013,66(8):1074-1081.

第四章　交通伤的整形与重建

第一节　颅颌面创伤特点及发病情况

随着现代社会的发展,创伤事件在各个国家的发生逐年增多,创伤导致的潜在寿命损失在人类前 5 种死亡原因中高居榜首。据不完全统计,20 世纪全球道路交通事故共造成 4 亿~5 亿人受伤和 3 000 余万人死亡。美国的一项研究表明各种创伤就诊人数占急诊就诊总人数的 25%,有约 1/8 的住院患者与创伤治疗相关,创伤导致的社会及经济负担沉重。创伤日趋严重地威胁着人类的健康,以致影响到人口素质及其生存质量。颅颌面部是人体暴露部分,是全身创伤中最常见、最严重的创伤部位之一,据统计交通伤患者中头面部创伤发生率达 82%,颅脑创伤患者中合并有面部损伤的患者占 46.6%。鉴于颅颌面创伤以头面部复合伤多见,常涉及神经外科、眼科、耳鼻咽喉科、口腔颌面外科、整形外科等专业,在治疗全过程中多学科协作将贯穿于颅颌面创伤患者救治过程的始终,以抢救生命为首,同时需要尽可能保全受伤器官的功能、避免伤残,以"功能和外形"完美统一的修复为最终目标。

(一)颅颌面创伤流行病学特点

脑颅骨-面颅骨在解剖结构上紧密相连,颌面部受力往往通过震荡效应和骨的传导作用于颅脑,其发病率和严重程度也随着创伤发病率的增高而增高。早期流行病学调查显示,20 世纪 60—80 年代的致伤原因主要为工业事故,交通事故仅占 5%~15%,而现阶段交通事故是年龄在 35 岁以下人们死亡的首要原因,对人类造成的危害最大,在各类交通事故中头面部创伤的发生比可高达 60%。1995 年 Sastry 对 87 174 例创伤患者进行调查显示,颌面部创伤的发生率占所有创伤的 34%,62.3% 的伤员年龄在 15~39 岁之间,其他依次为老年人(>54 岁)13.8%、儿童(<15 岁)12.4%、成年人(40~54 岁)11.5%。上海交通大学医学院附属第九人民医院对 2005—2006 年间因颌面部创伤住院的 1 420 例患者进行回顾分析发现,21~30 岁(36.22%)为发病的高峰年龄段,男女比例为 3.24∶1;道路交通伤(42.07%)在致伤原因中居首位。交通伤致伤方式的流行病学特点随着年代、地区、经济水平发展状况等而发生变化。第四军医大学口

腔医院 1986—1995 年资料显示,创伤患者占同期住院患者人数的比例逐年增加,1995 年比 1986 年高出近 9%,达到 20%。北京口腔医学院 1990—1997 年资料显示,8 年间颌面部创伤占同期总住院人数的比例增加了 1 倍,收治口腔颌面部创伤总例数增加 2.5 倍。国外的情况则随着地区的不同而有所差异。Kontio 等比较芬兰首都赫尔辛基 1981 年和 1997 年的颌面创伤情况,1981 年有 318 例颌面创伤患者,而 1997 年有 407 例患者,增加了 28.0%。澳大利亚学者 Gassner 等回顾分析了奥地利因斯布鲁克 1991—2000 年 9 543 例颌面创伤病例情况,结果显示,1991—1995 年间发病人数逐渐上升,1996—2000 年间则呈轻微下降趋势。美国的调查显示,1999 年,全美发生了 600 多万起汽车碰撞事故,其中超过 200 万起事故造成了人员伤亡,由此导致的死亡人数超过 37 000 人,这些伤者中有超过 75 %合并颅面或颈椎创伤。然而随着现代机动车安全系统的改良,在 1948—1993 年间颌面部总体创伤下降了 30%,安全带法的实施使得颌面部创伤发生率从 21%下降到 6%。

(二)颅颌面创伤发病特点

颅颌面部骨骼系统由脑颅骨和面颅骨组成,中间以颅底相隔。脑颅骨穹隆保护大脑免受外部创伤。面颅骨经由颅底与脑颅骨相连,可分成三部分:面颅骨的上 1/3 与脑颅骨相连组成额部;面颅骨的中 1/3 组成面中部骨骼,包括上颌骨,鼻-筛骨以及面中部侧面颧弓;下颌骨是面颅骨下 1/3 的主要部分,经由髁状突与颅底相衔接。外力可由前后方、上方、下方及侧面冲击颅颌面部,冲击力的强度及撞击部位将决定颅颌面创伤的类型。

颅颌面创伤的损伤机制可按损伤分布特征简单地分为直接作用和间接作用两种机制。直接作用主要表现为撞击力直接作用引起局部组织损伤;间接作用是指远离撞击部位发生的损伤,发生机制主要是应力波、冲击波、剪切波等通过反射、叠加作用,从而产生不同的应力场分布及应力集中。单纯的脑颅骨冲击很少延伸累及面颅骨骨折,而颌面部的骨折常常会累及脑颅骨的骨折,如累及额骨骨折、筛骨骨折及颞骨骨折等。颅颌面部创伤的严重程度符合能量传递的定律,一般摔伤或是运动后的损伤常导致以软组织创伤为主或伴有轻微骨折(如鼻骨骨折等),而交通伤或是枪伤导致的损伤则常伴有严重的颅脑创伤或颌面骨折。有研究报道颅颌面部各部分受力骨折临界值如图 4-1。

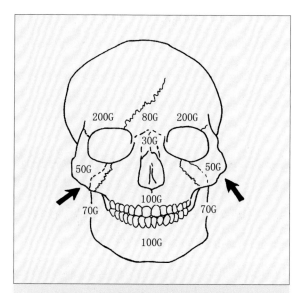

图 4-1 颅颌面各部分骨折冲击力临界值
引自:Luce E A, Tubb T D, Moore A M. Review of 1000 major facial fractures and associated injury [J]. Plast Reconstr Surg, 1979, 63(1):26-30.

颅颌面部骨骼因其解剖结构和位置的特殊性,创伤发生比也不尽相同。下颌骨是全身结构和功能最复杂的骨骼之一,占据面下 1/3 部及两侧面中 1/3 的一部分,面积大、位置突出,所以是最易发生骨折的部位,有报道称下颌骨骨折部位数占颌面部骨折数的 40%。上颌骨是面部最大的骨骼,是颌面部骨折次好发部位,其次为颧弓、颧骨、鼻骨和筛骨。由于下颌骨复杂的解剖结构,不同部位骨折发生比也不相同:C Oji 报道面下部骨折发生数是所有面中部骨折的 2 倍,下颌骨骨折中依次为下颌骨体部(36.2%)、髁状突、下颌角、颏部、升支和喙突;Anwer 报道下颌骨体部骨折率最高,占 32%,然后依次是下颌角、升支、髁状突、颏部、喙突。

面中部骨折是指眶上缘至上颌牙列之间的骨骼发生骨折,包括上颌骨、颧骨颧弓、鼻骨、蝶骨、筛骨和泪骨以及由它们所共同形成的眼眶、鼻腔等结构的骨折,因此它是多个骨骼结构的骨折,是一个笼统且广义的概念。由于位于面部中份,复位固定手术也常用统一的入路,故常将其称为面中部或面中 1/3 骨折。单纯的上颌骨、颧骨颧弓和鼻骨的骨折虽也可归为面中部骨折,但诊断上还应单独称上颌骨骨折、颧骨颧弓骨折或鼻骨骨折。而上颌骨、颧骨颧弓、上颌骨以及鼻眶筛区的同时骨折可归为面中部骨折。1901 年,Le Fort 通过实验发现了面中部骨折的致伤规律,创立了 Le Fort 分类系统。但是在临床上标准的 Le Fort 骨折并不多见,实际上由于所受打击力的大小、方向和受力部位的不同出现多种不同的情况。全面部复杂骨折是面中部和面下部同时发生的骨折,经常累及颅脑和颅底。由于颌面部是由多个骨骼通过骨缝连接而形成的面部骨性支架,而且面部腔窦多、颌骨上有牙齿,所以多发伤是颌面创伤的一个显著特点。

由于颅颌面部诸骨与颈椎相邻,最容易伴发头颈部创伤。Lim 等统计的 839 名颌面部创伤患者中,11.2% 有多发伤,其中颅脑创伤占 5.4%,眼创伤占 3.9%,脊柱创伤占 0.9%。Hackl 等报道,颌面部创伤合并颈椎创伤的发生率为 6.7%。在重伤患者中,伴发创伤的比例更高。Hogg 等统计的 2 969 例 ISS(injury severity score)>12 的颌面部严重创伤患者中,87% 伴颅脑创伤。Down 等调查 161 例 ISS>15 的颌面部创伤患者,82% 伴有颅脑创伤。颅脑创伤包括颅骨骨折、脑震荡、脑挫裂伤、硬脑膜外血肿、硬脑膜下血肿、脑内血肿等。此外,颌面部创伤也常伴有其他部位的损伤。Haug 等统计 402 例颌面部创伤患者,肺部创伤患者占 6.2%,包括肺挫伤、气胸、血气胸、肺不张、成人呼吸窘迫综合征等;腹部创伤占 5.0%,包括膀胱、肾、肝、脾创伤,腹膜撕裂、血肿、肠梗阻等。心血管创伤占 0.7%,包括心脏挫伤、心包填塞等。眼睛创伤占 4.5%。所以在治疗颌面部创伤患者时要有整体观念,如果合并全身其他部位损伤,应及时请专科医师会诊,以免延误病情,影响疗效。

（三）儿童颅颌面创伤的特点

儿童的颅颌面骨处于生长发育期,如发生骨折,常影响其颌面部生长发育,从而导致其面形的改变。儿童软组织疏松,筋膜富有弹性,骨折后肿胀早、范围广、常有淤斑;儿童皮质骨较薄,无明显的板层结构,有较好的韧性,与成年人相比,青枝骨折及凹陷性骨折的发生率较高。任何处理都应考虑儿童发育时期颌面形态及解剖结构改变,进行正确、及时的处理尤为重要。儿童颌面部骨折约占颌面部骨折的 5%~15%,不同国家和地区的颌面部骨折病因学统计数据存在一定的差异。欧美国家其中以交通伤、运动伤为主。随着交通事业的发展,儿童安全意识缺乏,儿童交通伤明显增多。可能的原因在于家长安全意识较弱,行车途中儿童常坐于前排,位于后排时不使用安全带或安全座椅。而来自中国南部的统计数据显示交通伤中自行车意外为主,其次为坠落伤。不同国家对骨折部位的流行病学调查基本一致,下颌骨骨折多于上颌骨,下颌骨以髁状突骨折为主,儿童髁状突骨折的发生率占儿童颌面部骨折的 16%、下颌骨骨折的 40%。在髁状突骨折中,Thorén 等通过随访观察到 5 岁以下儿童以髁状突囊内骨折为主,随年龄延长以囊外骨折多见。面中部骨折中鼻部骨折占首位,主要因儿童户外运动时间较长,自身平衡性较差,容易跌倒或受到运动物体撞击;其次为眶区骨折,可表现为眶区淤斑、复视和眶区麻木。有资料显示儿童眶上区的骨折明显多于成年人,主要原因是儿童面中部较面上部发育相对滞后及反应能力较弱,对迎面的高速物体难以避让。因此对于儿童颅颌面部骨折的治疗,应根据患者年龄、解剖部位、骨折复杂程度、伤后时间及全身损伤情况综合考虑,兼顾患者的功能、外观及后续颅颌面骨骼的生长发育。

(徐海淞　韦　敏)

第二节　眶颧骨折处理与修复

　　随着现代社会交通意外、工矿外伤等发生率的不断上升,眶颧骨折在临床的发生率亦逐年提高,成为临床的常见病患之一。眶颧骨折是指眶颧部在直接或间接暴力打击下,发生骨皮质连续性中断并损伤相邻重要组织结构,进而引发的一系列畸形表现的统称。临床上,眶颧骨折经常与颅脑创伤、上下颌骨骨折等共同发生,其修复治疗涉及整形外科、眼科、口腔颌面外科、神经外科、耳鼻喉科等众多外科学科及相关的辅助科室,需要多学科团队协同一致、协调有序地实施修复,方能取得良好的修复效果。本节将对眶颧骨折的发生机制、临床表现和基本修复原则加以探讨,其他共同发生的创伤及修复可参见相关章节。

　　眶颧部解剖结构复杂精密,创伤表现多变。要理解眶颧骨折的基本规律与修复手段,首先需要对眶颧部重要解剖结构有详尽的了解。

一、眶颧骨折的基本解剖

　　由于眶颧部骨骼均为扁平骨,其营养主要来源于骨膜滋养,且周围动静脉丛具有丰富的吻合,眶颧骨折中的单纯血管损伤较少引起明显的临床表现。而根据颅面外科的基本原则,其手术治疗中大块骨游离亦不易造成骨坏死,故而眶颧骨折的临床相关解剖主要包括骨骼、神经及其他相关结构。

(一)骨骼

眶颧骨由多块颅骨构成。其中,眼眶为一个近似于由四壁一尖一底组成的锥形结构。其中,眶上由额骨眶面和蝶骨小翼构成。眶内侧包括筛骨眶面、泪骨、上颌骨额突。眶下包括上颌骨眶面、腭骨眶突和颧骨眶面的一部分。而眶外侧则由蝶骨大翼眶面、额骨颧突和颧骨额突及眶面的剩余部分组成。眶尖为视神经孔,其周围为眶骨质最为致密的部分。正常成年人群中,视神经孔距离眶下缘 4～4.5cm。参见图 4-2。

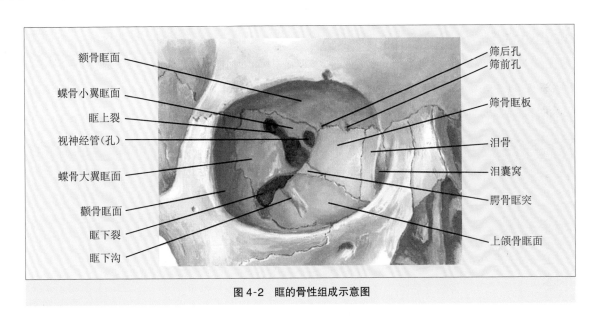

图 4-2　眶的骨性组成示意图

颧弓由颧骨颞突和颞骨颧突组成,在眶外侧形成一弹性保护结构,并且是面部轮廓的重要组成部分。

(二)神经

眶颧骨折相关的颅神经主要包括视神经、动眼神经、滑车神经、三叉神经、展神经和面神经。

视神经经视神经孔出颅,其眶内段约长 25mm,在球后为 4 条眼直肌及脂肪垫包裹。

动眼神经支配除上斜肌和外直肌之外的所有眼外肌,经眶上裂出颅,位于鼻睫神经与展神经之间。

滑车神经支配上斜肌,经眶上裂跨过动眼神经出颅。

三叉神经是眶颧部主要的感觉神经。其眼神经分支经眶上裂进入眼眶后发出额神经,而额神经发出的滑车上神经和眶上神经支配额部皮肤感觉。其中,眶上神经穿过眶上孔或眶上切迹。上颌神经是三叉神经的中间分支,经圆孔出颅,进入翼腭窝后发出上颌神经。上颌神经经眶下管进入上颌窦顶部向前行走,经眶下孔穿出骨面后改称眶下神经。眶下神经支配鼻翼、下睑、颊部皮肤、颊黏膜以及上唇感觉。此外，上颌神经在翼腭窝发出颧神经，经眶下裂入眶，沿眶面（颧颞神经）及颧面孔（全面神经）穿出，支配外眦及颧弓前部皮肤感觉。

展神经支配外直肌，经眶上裂内端在动眼神经上下支之间出颅。

面神经由茎乳孔出颅，向前进入腮腺，位于茎突、下颌后静脉和颈外动脉外侧。面神经在腮腺深层分为腮腺丛，并发出多支分支穿出腮腺。其中，与眶颧骨折紧密相关的分支包括颞支、颧支。

颞支：面神经颞支在耳屏前方 1.5cm 处穿出腮腺，行于颞浅筋膜深面，为颞中筋膜所承托，约于颧弓中段骨膜浅面跨越颧弓，经耳轮脚与外眦连线中点上行，向上支配耳郭肌群、眼轮匝肌、皱眉肌及枕额肌额腹。颞支的解剖复杂多变，各类体表投影标志均不能保证完全安全可靠，外伤及临床手术中易于伤及，应注意在安全层次中实施操作。需要注意的是，颞支支配耳郭肌群的分支多有在颧弓后 1/3 位置跨过颧弓，应特别予以保护。

颧支：面神经颧支于 SMAS 深面跨过颧骨，沿颧弓上沿前行支配眼轮匝肌。面神经颊支在 SMAS 深面水平前行支配眼眶以下的面区和口周围区域的各表情肌。

三叉神经和面神经分支是眶颧骨折中最易伤及的神经分支，临床上应根据创伤部位及眶颧部感觉、表情动作异常的实际表现加以定位判断。参见图 4-3。

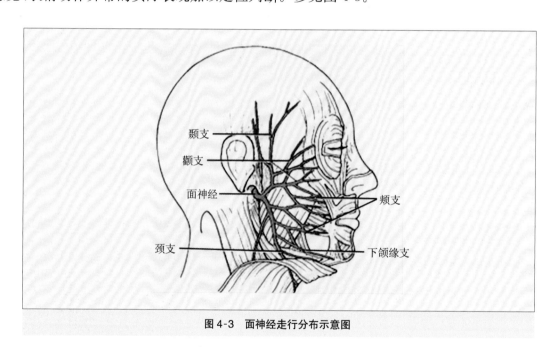

图 4-3　面神经走行分布示意图

（三）其他相关系统

1. 泪道　上、下眼睑内端各有一泪乳头，其后分别是上、下泪小管，两者均约长 10mm。其中，上泪小管较细短，先向上，后呈锐角急转向下进入泪囊。下泪小管承担约 75% 集泪功能，先垂直向下，后几乎水平向内进入泪囊。上、下泪小管进入泪囊前汇合成为泪总管，其进入泪囊前有一膨大部分为壶腹部。泪囊是鼻泪管封闭的上端，位于泪骨、上颌骨额突和泪筋膜构成的泪囊窝中,向下延续为鼻泪管,行经上颌骨、泪骨和下鼻甲围成的骨管内,开口于下鼻道前部。参见图4-4。

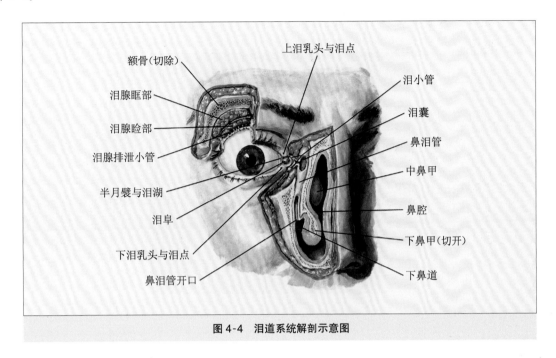

图4-4　泪道系统解剖示意图

2. **内眦韧带**　内眦韧带由眼轮匝肌纤维在眶内侧部位汇聚形成,是一束坚韧的条索组织,牢固附着于额骨鼻突和上颌骨额突的眶面,是构建内眦形态的重要结构。眶颧创伤累及相关部位时可造成内眦韧带附着部位的断裂或撕脱。

3. **附着于颧骨的咀嚼肌**　咬肌浅部附着于颧弓下方前段,牵向后下方。颧骨表面自外向内附着有颧大肌(牵向口角)、颧小肌(牵向上唇)、提上唇肌(牵向上唇),其深面还有提口角肌(牵向口角)。这些咀嚼肌的牢固附着与牵拉是造成眶颧骨折后远期骨移位的主要原因,导致眶颧骨折大都为不稳定骨折。其中,咬肌是主要的牵引施力因素,故而眶颧骨折后多向外下内侧移位。参见图4-5。

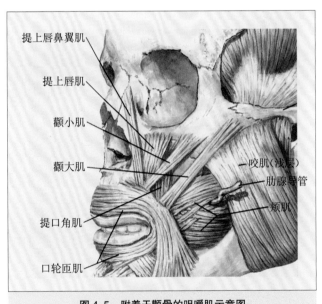

图4-5　附着于颧骨的咀嚼肌示意图

二、眶颧骨折的发生机制

根据骨折有无软组织破损缺失,眶颧骨折可分为开放性骨折及闭合性骨折。其中,根据暴力作用的方式、部位与传递径路不同,眶颧骨折可由于以下不同的机制引发并导致对应的临床表现。

（一）直接暴力作用

由于眶颧部涉及眼球、颅脑等重要的人体器官，人体在漫长的进化过程中自主地将此部位的部分骨质发育得较为薄弱易碎，在直接暴力打击作用下，受力部位直接破碎发生粉碎性骨折以吸收打击动能，从而对邻近的重要器官产生保护作用。

（二）间接暴力作用

当直接受力部位为重要的致密骨结构，或直接受力部位的破损无法完全吸收打击动能时，冲量沿眶颧骨皮质传递，在眶颧部的骨质薄弱部位，通常为骨缝连接部位，引发次生骨折，从而使打击能量得到进一步的缓冲、释放，进而保护眼球等重要结构。由于这些薄弱部位是由 Le Fort 最早在尸体试验中发现，根据其从下往上、从内向外的顺序，分别称为 Le Fort Ⅰ型、Ⅱ型和Ⅲ型骨折线。

（1）Le Fort Ⅰ型骨折线。平行梨状孔底部，沿牙槽突上方向后至翼上颌连接。

（2）Le Fort Ⅱ型骨折线。起自额鼻缝，沿眶内侧壁泪骨向下至上颌骨眶面，跨过眶下管沿颧上颌缝向下至翼上颌连接。

（3）Le Fort Ⅲ型骨折线。起自额鼻缝，沿眶内侧壁泪骨向下至上颌骨眶面，继续向外沿颧蝶缝转向上至颧额缝，颧弓处位于颧颞缝，向下延续于翼上颌连接。参见图 4-6。

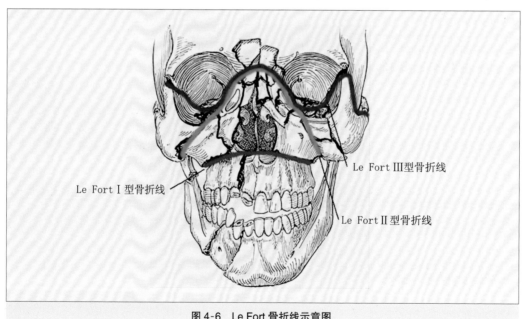

图 4-6 Le Fort 骨折线示意图

临床上，这些次生骨折极少单独存在，经常合并发生以达到最佳的动能释放效果。由于 Le Fort 骨折线对眶颧部暴力打击冲量传递的阻挡效果，眶颧骨折较少直接引起翼上颌连接骨折，因此只能称其为不完全的、非典型的复合 Le Fort 骨折。其中，最多见的是Ⅱ型/Ⅲ型复合骨折，这一类型也被称作颧眶复合体骨折；其次多见的是Ⅰ型/Ⅱ型复合骨折，其中较为高位的骨折患者群被称为鼻眶筛骨折。参见图 4-7、图 4-8。

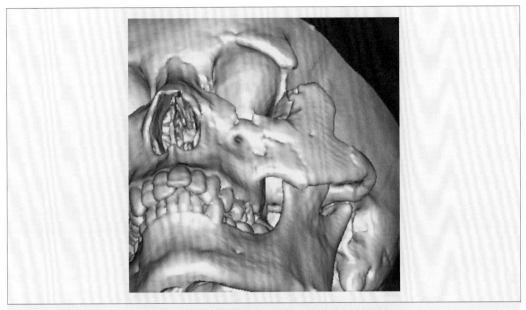

图 4-7　左侧眶颧复合体骨折移位 CT 三维重建影像

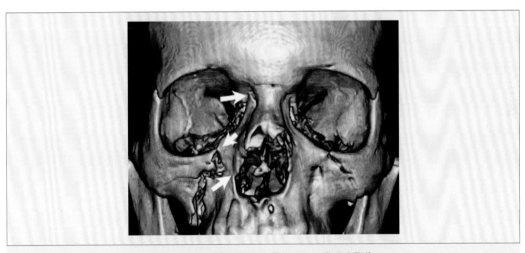

图 4-8　右侧鼻眶筛复合骨折 CT 三维重建影像

（三）液压力传递作用

当暴力打击作用于眶内容物前方而非眶颧骨质本体上时，眶内软组织形成一半封闭环境的半流体结构，通过液压传递作用将动能向紧密贴合的眶周骨结构传递，进而遵循间接暴力传递径路在 Le Fort 骨折线部位爆发以缓冲、吸收动能。由于眶上壁、外侧壁紧邻颅脑，此两部位骨壁多致密坚固，导致此动能传递径路通常向眶下壁及眶内侧壁释放动能，引起单纯的眶下壁或内侧壁骨折，当动能过大时会导致复合不完全 Le Fort 骨折。在少年或婴幼儿患者中，由于眶上壁骨质发育不完善，亦会由于液压传递作用引起眶上壁骨折。参见图 4-9。

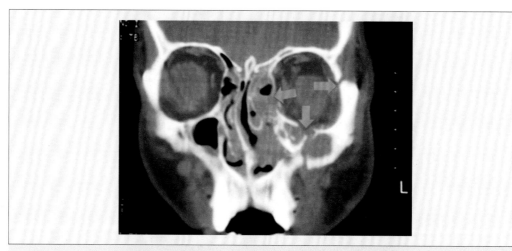

图 4-9 当眼球正面受外力打击时,由于液压传递作用,冲量向眶壁薄弱处传播,引起眶壁粉碎性骨折

(四)继发于骨折移位的损伤

由于软组织结构本身质地可以对打击动能实施缓冲,眶颧骨折的邻近结构通常由于骨质破碎后产生的碎骨片引发的切割、挤压等作用发生损伤,进而引发多种多样的临床表现。

三、眶颧骨折的临床表现与分类

眶颧骨折中,除了普通外伤常见的出血、血肿、血清肿、局部感染等表现之外,由于眶颧部相邻复杂结构的损伤,可能导致其一系列特有的临床表现。

(一)面部外观失对称与轮廓畸形

眶颧骨折早期,受创部位多有水肿淤血,轮廓畸形尚不明显。当水肿逐渐消退之后,由于眶颧骨折后碎骨片移位,会清晰发现不同类型的面部轮廓畸形。其中,颧面部多塌陷失对称,而颧弓多向外突出。当颧弓部位为直接打击部位时,亦可出现颧弓凹陷的表现。

通过创伤史、局部触诊(骨折缘台阶感)、鼻颏位/颧弓位 X 线摄片及 CT 扫描,可以清晰地发现眶颧骨折移位的具体表现及碎骨片分布。其中,CT 扫描是对眶颧骨折最具诊断价值的检查手段。但是,单纯的三维 CT 重建对于眶壁骨折可有约 13% 的漏诊,必须与平扫及冠状位重建影像相结合才能保证诊断的正确率。当创伤部位接近颅底时,还需要行矢状位重建观察颅底及蝶鞍部位骨皮质的完整性。参见图 4-10。

1. Knight 和 North 骨折分类　Knight 和 North 对颧骨颧弓骨折提出了六型分类。

Ⅰ型,无移位骨折;Ⅱ型,颧弓骨折,可分为双线型或三线型骨折;Ⅲ型,颧骨体骨折后向内下方移位,但不伴有转位;Ⅳ型,内转型颧骨体骨折,表现为左侧颧骨体逆时钟方向、右侧颧骨体顺时针方向旋转或颧骨体近中向旋转,眶下缘向下、颧额突向内侧移位;Ⅴ型,外转型颧骨体骨折,表现为左侧颧骨体顺时针方向、右侧颧骨体逆时针方向旋转或颧骨体远中向旋转,眶下缘向上、颧额突向外侧移位;Ⅵ型,复杂性颧骨颧弓骨折。其中,Ⅱ型、Ⅴ型骨折为稳定性骨折,复位后不需要固定。Ⅲ型、Ⅳ型、Ⅵ型为不稳定骨折,复位后必须固定。参见图 4-11。

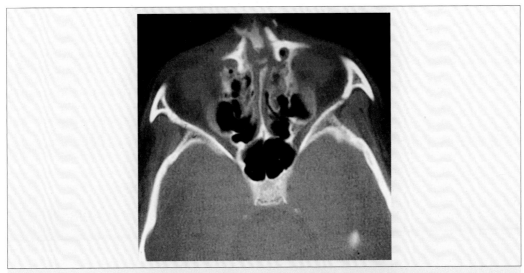

图 4-10　左侧蝶骨大翼骨折 CT 水平位,若单行三维重建极易漏诊

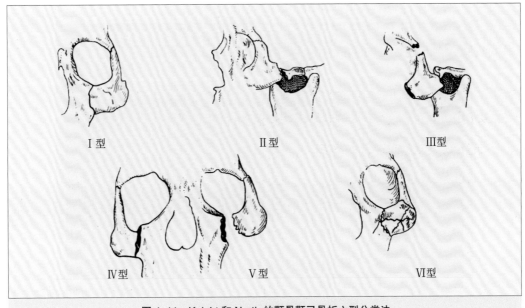

图 4-11　Knight 和 North 的颧骨颧弓骨折六型分类法

　　2. Converse 骨折分类　Converse 将眶骨折分为爆裂性骨折和非爆裂性骨折两大类。

　　(1) 爆裂性骨折。爆裂性骨折多为单纯的液压暴力传递作用导致,分为单纯性爆裂性骨折和非单纯性爆裂性骨折两种。前者骨折线集中于眶底或内侧壁骨质薄弱区,眶缘完整。后者则伴有相邻面颅骨骨折。

　　(2) 非爆裂性骨折。非爆裂性骨折为液压传递作用复合了直接或间接暴力传递作用造成,包括:①线性骨折;②粉碎性骨折,伴有眶内容物进入上颌窦并合并面中部骨折;③合并颧骨颧弓骨折。

除了碎骨移位造成容貌失对称之外,在暴力打击作用下,颧突、眶缘等较为致密的骨骼部分可能发生压缩性骨折,造成骨骼本身轮廓形态的改变,引起容貌不对称。此类畸形即使进行骨骼的解剖学复位也难以恢复对称的面容。参见图4-12。

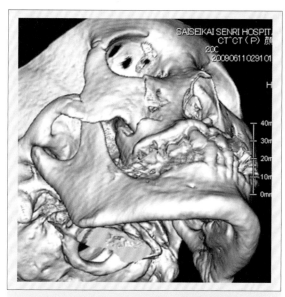

图4-12 颧突压缩性骨折,即使解剖复位也难以恢复完全对称的外观

(二)眼球下陷或突出

眼球下陷是眶颧骨折最常见的伴随症状,临床表现为瞳孔水平位下移、突眼度减小、上睑凹陷。其中,上睑凹陷是眼球下陷的首发表现。眶颧骨折后眼球下陷主要由3种原因造成。

(1)眶颧复合型骨折移位后,眶壁向内或向下移位,造成眶容积增大。

(2)眶内容物在暴力打击作用下,向眶内下壁骨折部位疝出,随着眶内容物在创伤早期的水肿,此疝出表现会逐渐加重,进而造成眶内容物体积的减少。参见图4-13。

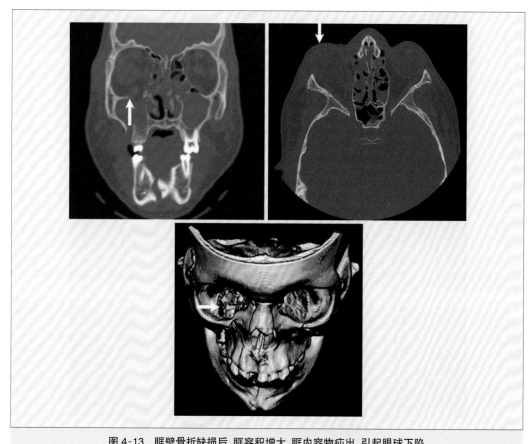

图4-13 眶壁骨折缺损后,眶容积增大,眶内容物疝出,引起眼球下陷

（3）眶内容物遭受打击后，球后脂肪破裂引发局部炎症反应可造成脂肪的坏死、吸收、萎缩或瘢痕挛缩，有时可伴有球后血肿的机化、挛缩，从而造成眶内容物绝对体积的减小。这一过程可在创伤后 3 个月内逐步加剧、稳定，被认为是造成远期眼球凹陷的主要原因。参见图 4-14。

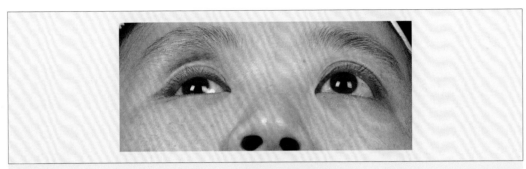

图 4-14　眶颧创伤远期眼球凹陷

眼球突出在眶颧骨折患者中较为少见，多为眶外侧壁遭受向内的直接暴力打击进而向内移位，导致眶容积减小所致。

（三）面神经功能异常

面神经颞支及颧支走行中均有跨颧弓的行程，在眶颧骨折尤其是颧弓骨折过程中易被伤及，进而发生额纹消失、抬眉障碍、闭目不全、鼻唇沟变浅或消失的表现。部分患者由于碎骨片切割卡压造成颊支损伤，可发生口角活动障碍的表现。在开放性骨折患者中，亦可由于创伤直接切割造成面神经分支的连续性中断。

（四）张口受限

眶颧骨折早期颞下颌关节周围软组织受冲击肿胀，可引起早期的张口受限，随水肿减退及张口动作训练可自行缓解。但在颧骨粉碎性骨折患者群中，若颧弓"M"形向内凹陷，卡压下颌骨喙突，则可引起永久性的张口受限，必须通过外科手术解除卡压。参见图 4-15。

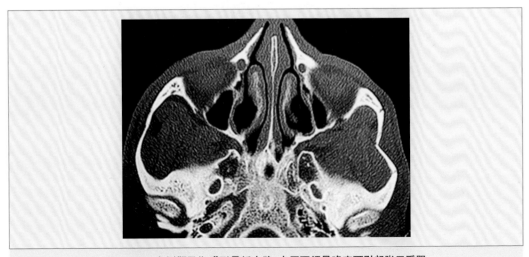

图 4-15　左侧颧弓"M"形骨折内陷，卡压下颌骨喙突可引起张口受限

（五）脑脊液漏

脑脊液漏多在高位鼻眶筛骨折患者或婴幼儿患者中发生。脑脊液漏是颅底骨折的伴随症状，患者在创伤早期可有典型的"熊猫眼"、脑脊液鼻漏表现。如保守治疗无效出现顽固性的脑脊液鼻漏，则需神经外科手术干预。

（六）视力下降或失明

眶颧骨折可能造成角膜损伤、瞬间暴力导致的视网膜损伤、眶尖骨折引发视神经卡压等原因导致视力下降甚至失明。体检中应予仔细的裂隙灯检查及视网膜电位检测。偶尔，视神经创伤水肿或轻微视神经卡压可仅表现为视野缺损而患者本人不自觉。因此，视野检查在体检过程中不可遗漏。鉴于动眼神经出颅部位位于眶上裂的最内端，在眶尖骨折时易于受累，因此当患者表现瞳孔的不规则变形时，应高度怀疑眶尖骨折并检查视神经功能。

（七）复视或眼球运动障碍

眶颧骨折患者的复视表现多由于两种原因造成。

1. 患侧眼球下陷　造成瞳孔平面下移，脑共轭注视调节失效，引起复视。单纯的共轭调节失效可逐步被患者自行适应，复视减轻，而在眼球下陷矫正手术后此复视可再度加重。

2. 患侧眼球运动障碍　可由于眼外肌卡压嵌顿或眼外肌的支配神经损伤造成，前者多见于下直肌、下斜肌和内直肌，后者多见于滑车神经和展神经。如有动眼神经损伤，则多伴有上睑下垂表现。临床可通过被动牵拉实验鉴别两者。

被动牵拉实验：对球结膜行表面麻醉后，根据主动活动障碍的眼外肌收缩方向，逆向牵拉对应的眼外肌肌腱，如其被动活动受阻，则为牵拉实验阳性，提示对应的眼外肌卡压嵌顿，否则则高度提示其支配神经功能障碍。后者的临床预后较差。参见图 4-16。

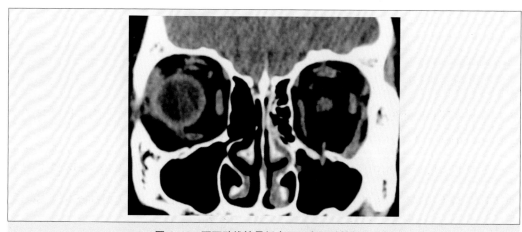

图 4-16　眶下壁线性骨折卡压下直肌引起复视

（八）皮肤感觉麻木或丧失

由于眶颧骨折后骨片移位、切割，三叉神经的各主要分支均易遭受牵拉、卡压、切割而引起功能损伤,从而引起对应支配范围的皮肤感觉麻木或完全丧失。其中,眶下神经最易受损,其次为眶上神经和颧面神经。由于创伤后早期软组织肿胀,神经损伤引起的感觉缺失定位并不明确,多在受伤后 2~3 天方逐步明晰,可为临床判断骨折部位提供一定的定位依据。当神经本身延续性并未中断时,感觉减退或丧失的症状可在 3~6 个月后逐步好转。若神经确遭切割中断,则支配部位的皮肤黏膜感觉只能依靠三叉神经各分支间的交叉吻合支部分缓解,会有永久性的感觉减退残留。

（九）嗅觉减退或丧失

在鼻眶筛骨折患者及有眉间骨折、前颅底损伤的患者群中,嗅黏膜或嗅丝受损,可造成嗅觉减退甚至完全缺失,临床难以实施有效的治疗。

（十）内眦移位及泪道损伤

当暴力直接或间接作用于鼻眶筛部位时,坚韧的内眦韧带可自附着点直接撕脱,或将附着处的脆弱骨片直接扯下,从而引起内眦向外、向下、向浅层移位,造成明显的外观畸形。同时,由于创伤直接作用或碎骨片的切割卡压,可对泪道的各个组成部位造成损伤,引起泪道的延续性中断。对于创伤后出现溢泪表现的患者,应及时进行泪道冲洗明确是泪道损伤还是早期肿胀压迫导致的泪道阻塞。对于泪小管、泪总管水平的损伤应在伤后早期进行探查修复。参见图 4-17。

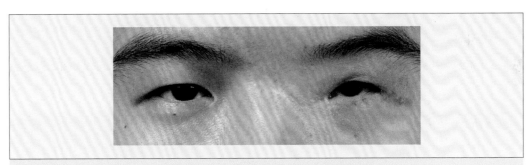

图 4-17　左内眦韧带脱位引起严重的外观畸形

（十一）其他症状和体征

除以上常见的临床表现外,创伤造成的直接肌肉软组织损伤、颅脑损伤、上颌骨骨折造成咬合紊乱、腮腺及腮腺导管损伤等会在临床引起丰富多变的表现。而在创伤晚期,随着患者瘢痕的增生、挛缩、急慢性感染或血肿机化的影响,患者的畸形表现会更加复杂,临床体检时应始终坚持系统的、全面的、详尽的体检与记录,结合必要的辅助检查手段,准确地判断患者的损伤情况,并根据整形外科的基本原则加以治疗。

四、眶颧骨折的修复

临床接收眶颧骨折患者后,应首先明确、稳定患者的生命体征,详尽检查患者有无颅脑创伤,对患者全身症状及其他躯干部位创伤实施严密的评估并邀请相关科室协同会诊治疗。对于合并颌骨骨折的患者，应格外注意保持呼吸道的通畅，避免舌后坠。对体表创伤应实施严格的清创和软组织覆盖。

进一步地，针对眶颧骨折的复杂多变的临床表现，临床可采用不同的诊疗原则和流程加以对症处理。

（一）眶颧骨折移位与骨缺损的修复

根据临床介入时机的不同，对眶颧骨折移位与缺损的修复可分为急性期、亚急性期和晚期三个主要阶段。

1. 急性期　急性期修复是指在创伤后 24 小时内对患者的治疗。此阶段由于患者面部肿胀明显，局部软组织张力较高，一般不对骨折移位及骨缺损畸形实施即刻复位或修复，建议留待亚急性期治疗。但对于严重张口受限的患者，应当急诊 CT 明确卡压的颧弓骨块位置，尽可能早期予以复位，解除卡压，恢复生理功能。

2. 亚急性期　亚急性期通常指患者创伤后 8～21 天。此阶段患者生命体征平稳受控，面部肿胀明显消退，眶颧部各类损伤定位逐渐清晰明确，而眶颧骨折块相邻部分间的纤维连接尚不牢固，软骨痂初步形成。此阶段是对眶、颧骨的骨骼畸形实施修复的最佳时机，可以达到最好的预后效果。外科治疗过程中，应对移位的眶、颧骨实施解剖学复位，对破裂缺损的眶壁实施自体组织或人工材料的替代修复，并实施必要的固定。手术前，应对受创区域实施 CT 扫描并行多平面或三维重建，明确骨折部位及移位畸形的特征，合理选择手术径路并制订周密的手术方案。

眶颧骨折修复常用的手术径路：

（1）冠状切口径路。此切口位于双侧耳轮脚上方，沿发际后三指的发际内，可向下延续至耳屏前。设计时应注意切口设计于颞浅动脉搏动位置后方。手术中先予 1：20 万肾上腺素溶液于帽状腱膜下浸润并分离此疏松层次，之后沿设计线切开头皮至颞浅筋膜-帽状腱膜深面。切开时应分段进行，及时以电刀及头皮夹止血。注意颞浅血管的耳后返支出血较为汹涌，应予结扎止血。之后沿帽状建模深面向前掀起头皮瓣至眉弓上 1.5～2cm 位置，切开骨膜。此后，于颞部在颞中筋膜的深面仔细分离下行。颞中筋膜中有面神经颞支与颞中静脉行走，其中颞中静脉的头侧分支（前哨静脉）是提示面神经的重要解剖标志，分离应在其深面进行。操作中应反复触诊颧弓位置明确分离方向，直至暴露颞浅筋膜与颞深筋膜在颧弓上沿骨膜处的融合部分，沿颧弓上沿及眶外缘外侧切开骨膜，可分离暴露颧弓、颧骨、眶外缘及眶外侧壁。之后于额部骨膜下分离，凿开眶上孔下沿骨质，保护、松解眶上神经血管束，可向下进一步掀起头皮瓣直至暴露眶上缘、眶上壁、眶内侧缘、眶内侧壁、鼻骨骨面。操作中应注意保护内眦韧带附着。参见图 4-18。

（2）睑缘或结膜囊切口径路。切口平行位于下睑缘睫毛根部下方 2～3mm，可沿皮纹向外下延续至外眦外 5～6mm，切开皮肤、眼轮匝肌至眶隔浅层，或选择下睑结膜睑板下缘切开结膜囊

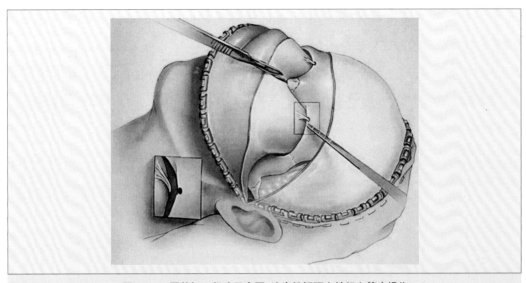

图 4-18　冠状切口径路示意图，注意松解眶上神经血管束操作

直抵眶隔浅层，必要时可行外眦横行切开。之后沿眶隔浅层向下分离至眶缘，切开骨膜，以剥离子骨膜下分离，可暴露整个眶下半缘及眶内、下、外侧壁以及颧突表面（颧面神经血管束多被离断）。参见图 4-19。

（3）口腔前庭切口径路。切口位于口腔前庭上龈颊沟 2～5 号牙位置，注意在龈侧应保留至少 5mm 游离黏膜供缝合。切开黏膜直抵骨膜下，以剥离子骨膜下分离可暴露整个颧突、上颌骨、梨状孔边沿、眶下缘及部分眶内侧缘，剥离时应注意保护眶下神经血管束。

（4）眉外下缘切口径路。位于眉下外 1/3，切开皮肤后垂直向下切开眼轮匝肌及骨膜，可分离暴露额骨颧突及眶上壁，但视野及操作也较为有限。

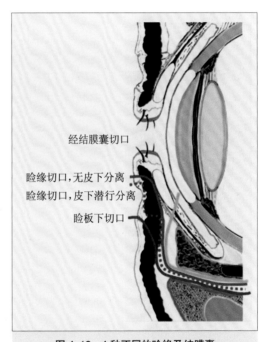

经结膜囊切口

睑缘切口，无皮下分离
睑缘切口，皮下潜行分离

睑板下切口

图 4-19　4 种不同的睑缘及结膜囊
切口径路行经层次示意图

（5）鬓角内切口径路。路通常位于鬓角前沿后方 5mm 位置，行 1～1.5mm 垂直切口，向深面钝性分离至颧弓骨膜后切开骨膜进入骨膜下，可辅助其他切口行颧弓骨折的松解、复位、内固定。由于面神经额支解剖不恒定，此切口有一定可能损伤此支，应谨慎选择，并与患者详尽交代相关后果。

此外，若患者面部创伤有明确的软组织破损时，在避免进一步的面神经、三叉神经或表情肌损伤的前提下，亦可考虑由创伤切口分离进入骨膜下操作，更为直接有效。

对手术径路的选择应考虑患者眶颧骨折的具体部位，保证显露范围有助于充分的松解、观察,有利于骨复位的撬动施力,有助于固定措施的准确便利。在此基础上选择尽可能隐蔽、美观、较少创伤的手术径路,尽可能为患者达到美容性修复的效果。

手术中,通过合理的手术径路暴露骨折线后,需充分松解嵌顿的软组织,之后撬动复位移位的骨组织。眶缘及颧突深面是较好的撬动施力部位,可以避免骨折块的进一步破碎,可通过颞部、口内、鼻腔及其他面部小切口探入剥离子加以施力复位。参见图4-20、图4-21。

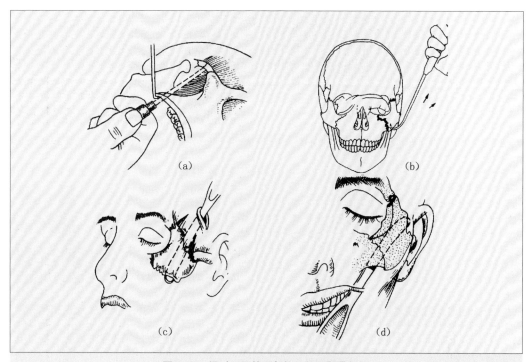

图4-20 通过不同的面部切口行眶颧骨复位

(a)喙突后径路颧弓复位 (b)单齿骨勾复位 (c)颞部小切口颧骨颧弓复位 (d)口内径路颧骨颧弓复位

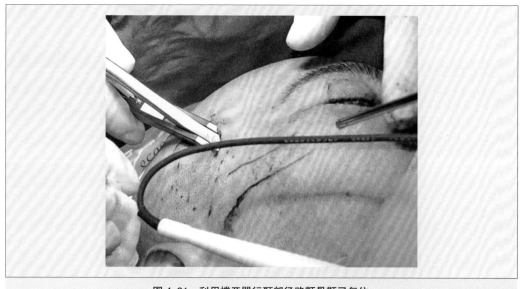

图4-21 利用撑开器行颞部径路颧骨颧弓复位

注意眶颧骨折移位是三维位置的位移与旋转的畸形,应通过多角度多平面的仔细观察保证其解剖学对位效果,有条件时可以辅助导航设备加以定位。对眶颧复合体骨折患者,通过额骨颧突、颧弓、眶缘的顺序依序复位可以达到较好的对位效果。参见图4-22。

对于颧弓骨折的患者,应格外注意避免对颞下颌关节的损伤和对下颌骨喙突的卡压,避免继发性张口受限。

眶颧部所有的不稳定骨折均应予复位后固定措施。简单的颧弓骨折可以考虑仅以钢丝扣或外牵引支架实施外固定。参见图4-23、图4-24。

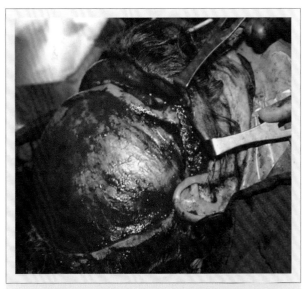

图4-22 经冠状径路行眶颧复合体内固定

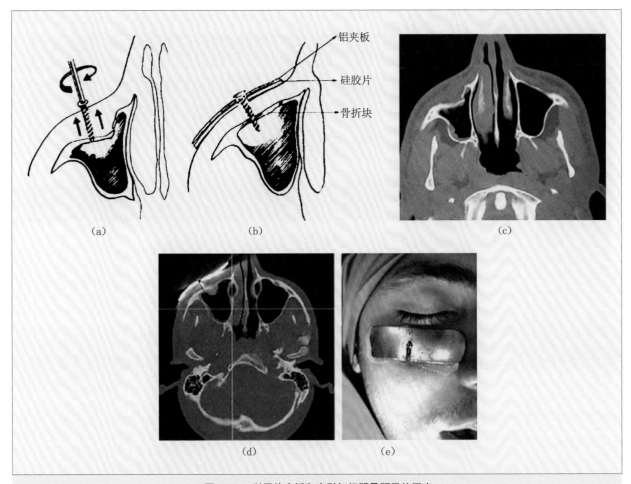

图4-23 利用外夹板和牵引钉行颧骨颧弓外固定
(a)螺钉经皮穿刺复位右颧骨骨折 (b)利用铝夹板固定复位的螺钉骨块 (c)右颧骨骨折术前CT
(d)复位固定后的复查 (e)铝夹板复位固定右颧骨骨折

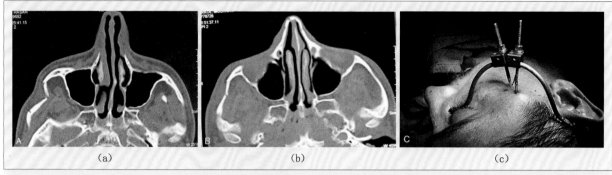

图 4-24　利用外置支架和牵引钉行颧弓外固定

(a)右侧颧弓骨折术前 CT　　(b)颧弓复位后 CT 复查　　(c)利用外牵引支架固定复位的颧弓

　　迷你钢板或钛合金板可以提供坚固有效的内固定效果,是当前手术修复固定的首选手段。固定时应选择骨质致密坚固的部位,如眶缘、颧弓颧突、梨状孔边缘、齿槽等部位以达到坚固固定的目的。此外,准确的克氏针固定也可以取得良好的固定效果。参见图 4-25、图 4-26、图 4-27。

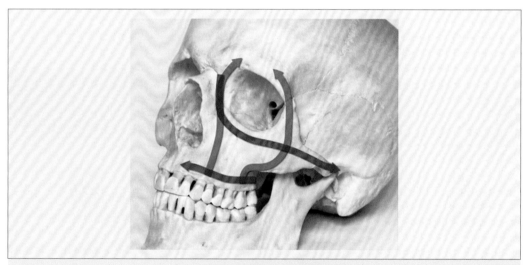

图 4-25　眶颧骨的力学支持带

蓝色为垂直支持带,红色为水平支持带,眶颧骨折内固定时,连接片应位于此四力学支持带上

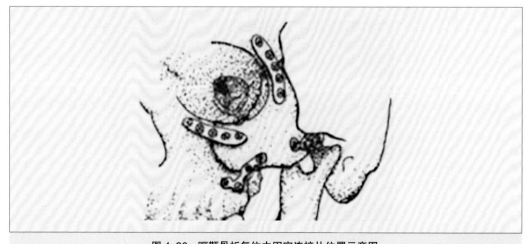

图 4-26　眶颧骨折复位内固定连接片位置示意图

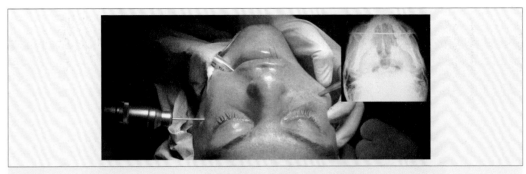

图 4-27　利用克氏针行眶颧骨折复位后内固定

对于眶壁骨折或缺损患者,亚急性期手术中应充分松解、回纳嵌顿的眶内容物,同时应用自体骨(肋骨、髂骨或颅骨外板)或人工替代物(钛合金网、高密度多孔聚乙烯等)修补缺损部位。

3. 晚期修复　当眶颧骨折超过 1 个月后,骨组织进入硬骨痂形成期,软组织进入瘢痕活跃期,此时手术介入,出血活跃而效果较差,应予避免。通常留待骨折后 3～6 个月实施晚期手术修复。

晚期手术修复以恢复患者容貌轮廓,改善受损颜面功能为主要目的。其手术径路选择原则与亚急性期手术一致,但手术修复原则有所不同。

由于晚期眶颧骨折患者的骨折端均已牢固愈合,强求重新截骨再复位往往对患者造成不必要的创伤,临床更多遵循轮廓整形的基本原则。对于颜面轮廓明显突出的部位,可予切除或部分截骨复位固定。参见图 4-28。

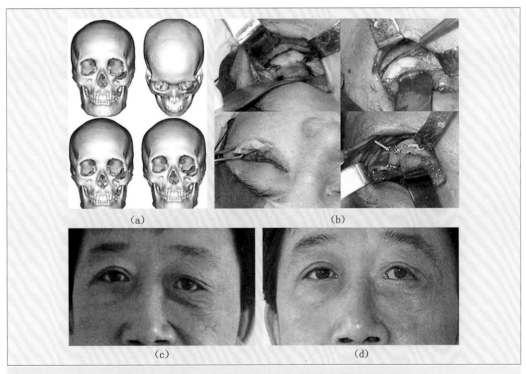

图 4-28　眶缘部分截骨复位加眶底充填矫正远期眶颧骨折畸形
(a)术前设计示意图　(b)术中所见　(c)患者术前　(d)患者术后 6 个月

对于轮廓凹陷的部位,可予自体组织或人工替代材料充填修复。对于骨缺损的部位,亦多选择人工替代材料修复。穆雄铮、归来等采用不同种类的计算机辅助设计三维定制人工材料修复晚期眶颧骨折凹陷或缺损畸形,均取得了良好的治疗效果,得到了广泛的推广应用。参见图 4-29、图 4-30。

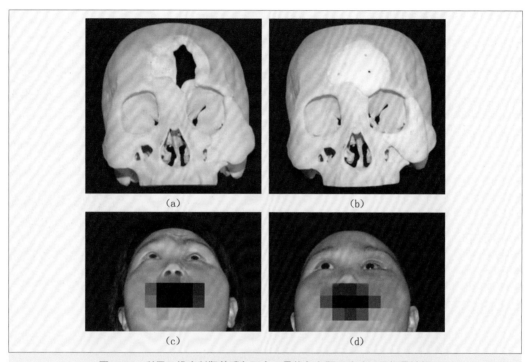

(a)　　　　　　　　　　　　(b)

(c)　　　　　　　　　　　　(d)

图 4-29　利用三维定制羟基磷灰石人工骨修复左颧凹陷畸形及颅骨缺损
(a)术前三维快速成型模型　(b)在模型上验证三维定制植入体形态　(c)患者术前　(d)患者术后 8 个月

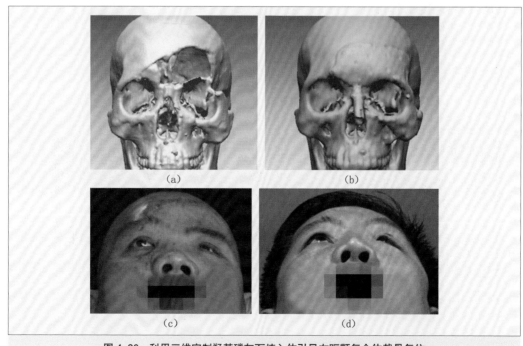

(a)　　　　　　　　　　　　(b)

(c)　　　　　　　　　　　　(d)

图 4-30　利用三维定制羟基磷灰石植入体引导左眶颧复合体截骨复位
(a)患者术前 CT 重建影像　(b)患者术后随访 CT,可见额部的定制化植入体、鼻背自体肋骨充填效果及截骨复位的左侧眶颧复合体　(c)患者术前　(d)患者术后 12 个月

对于较为轻微的骨骼凹陷畸形或软组织萎缩畸形,还可选择自体脂肪注射移植修复。由于眶颧部血管与颅内、眼动脉系统有着丰富广泛的吻合,若脂肪颗粒误入血管,易引发失明、脑卒中等严重后果,手术中应切实做好防范措施,严格遵守脂肪注射充填的操作原则并做好风险防范措施。

(二)眼球下陷或突出的修复

由于急性期患者颜面部多肿胀明显,眼球下陷或突出的症状往往不能明确表现,通常直到亚急性期方能够给予正确的评估。

对于眼球下陷表现的患者,可在亚急性期予以初步修复。此期,应予充分松解、回纳疝出的眶内容物组织,彻底松解对眼外肌的卡压,并应用自体或人工替代材料修补缺损的眶壁。有学者提出应用可吸收板材修补眶壁缺损,认为板材吸收后的局部瘢痕可以避免眶内容物的再疝出,对于儿童患者尤为适用。对于 $1cm^2$ 以下的眶壁缺损,可以留置不予修复。参见图 4-31、图 4-32。

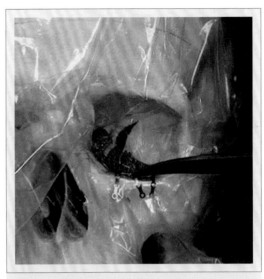

图 4-31 在三维快速成型模型上预制修补用钛合金网

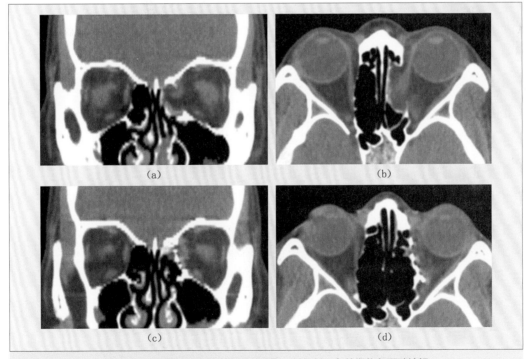

(a)   (b)

(c)   (d)

图 4-32 利用带钛网的高密度多孔聚乙烯材料亚急性期修复眶壁缺损
(a)左眶内侧壁骨折缺损,眶内容物疝出,CT 冠状位 (b)CT 横断拉
(c)眶内侧壁修补术后,冠状位疝出的眶内容物已完全回纳 (d)修补术后的 CT 横断位

鉴于眼球凹陷的多重发生机制,亚急性期修复并不能保证眼球凹陷的完全修复,应在创伤后3个月再次予患者完善的评估,若有进一步凹陷加重的表现,可予再次手术补充不足的眶内容物体积。常用的充填物包括自体骨或软骨、高密度多孔聚乙烯、膨体聚四氟乙烯等材料。范先群、徐乃江等提出,对眶内容物的充填,每毫升补充体积可以矫正(1 ± 0.2)mm的眼球凸度。但实际临床上,由于植入物充填位置与眼球赤道间位置关系的不同,充填体积与凹陷矫正效果不能表现完全的线性关系。叶信海等提出,当缺损的眶壁为钛合金网修复时,可以通过调整钛合金网的曲度,缩小球后部分的眶容积,从而达到矫正眼球凹陷的目的。参见图4-33。

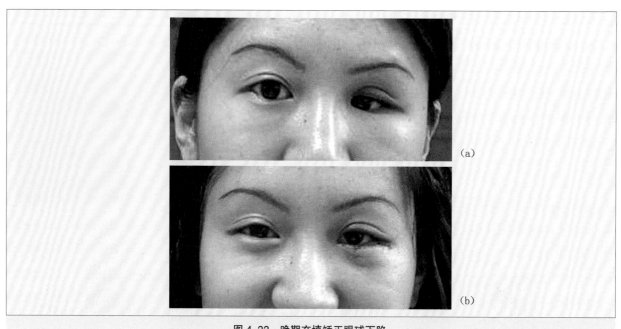

图 4-33　晚期充填矫正眼球下陷
(a)晚期眼球凹陷患者术前　(b)左眶内充填术后

当患者眶壁线性骨折或缺损,但无眼外肌卡压时,可以留待外伤3个月后一并矫正眶壁缺损和眼球凹陷。韦敏等认为此种情况下若完全回纳疝出的眶内容物,易造成修复材料在窦腔面或鼻腔面的覆盖不全而引发继发感染,建议保留疝出的一部分脂肪不回纳,以封堵窦腔/鼻腔面,而在修复骨壁缺损后予充分的材料充填以矫正眼球凹陷。

对于眼球突出的患者,应在亚急性期及时介入,将移位后向内压迫的骨壁复位并修复骨缺损。同时,应向患者交代明白继发眼球凹陷的可能性。

目前,临床众多学者采用了内镜/计算机辅助导航等技术精确指导眶壁修复术中定位,为避免术中视神经损伤,提高手术效果带来了极大的帮助。参见图4-34、图4-35。

(三)面神经损伤的修复

当开放性创伤合并面神经损伤时,应在24小时内及时手术探查、修复面神经的连续性。而当面神经损伤合并于闭合性眶颧骨折时,由于实际损伤阶段不能精确定位,盲目探查只能增加患

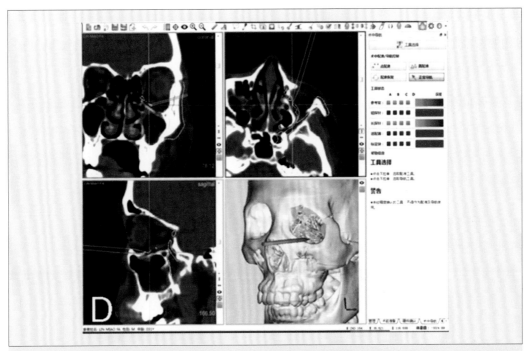

图 4-34 利用术中实施导航技术指导眶颧骨折的修复

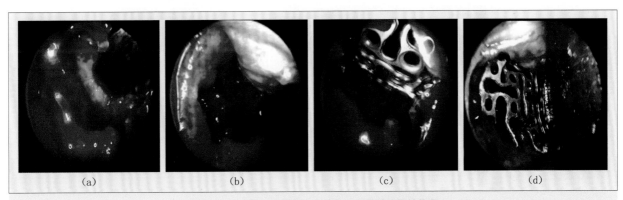

图 4-35 利用经上颌窦的内镜指引眶下壁缺损的修复
(a)(b)经上颌窦内镜下分离,暴露眶下壁缺损 (c)钛网置入,内镜引导就位 (d)修复后的眶下壁缺损区

者不必要的损伤。对此类患者,早期应予激素冲击、神经营养治疗、功能康复治疗。当保守治疗6~8个月未有好转时,可考虑根据实际损伤的分支节段以自体神经移植、跨面神经移植或咬肌神经-面神经分支吻合等方法加以修复。无论如何,修复应当在患者对应的效应肌肉功能尚存时进行,否则将严重影响预后。

(四)眶尖骨折损伤的修复

眶颧骨折时,如发生眶尖骨折,极易造成由此通过的视神经、动眼神经、展神经、滑车神经的功能障碍。临床对急诊患者需仔细检查患者瞳孔和视力变化,对于出现瞳孔不规则变形、对光反射丧失、上睑下垂等表现的患者,应当高度怀疑眶尖骨折,予薄层 CT 扫描、视野检查、视网膜电位检查明确有无视神经卡压。一旦明确视神经卡压诊断,应在 2~4 小时内及时手术解除卡压,手术多选择颞侧径路松解视神经管上、外侧壁。除手术外,还应及时予激素冲击、脱水、降颅压、神经营养等保守治疗,尽可能保存受压神经的功能,避免水肿引起的进一步损伤。对于单纯的动眼神经、展神经、滑车神经的功能障碍,一般以保守治疗为主,若晚期功能不能恢复,可采用其他眼周美容手术的方法予效应肌功能替代。

(五)复视的治疗

复视是眶颧骨折患者常见的临床表现。实际治疗中,应首先解除复视的病理解剖基础,松解卡压的眼外肌,矫正眼球凹陷或突出。之后,通过患者共轭注视的自行调节,或辅助康复眼镜,多可获得康复。

(六)泪道损伤的修复

眶颧骨折急性期应注意患者有无溢泪或外伤直接伤及泪道系统的表现,及时给予泪道冲洗或泪道造影检查。当有泪小管、泪总管水平的损伤时,应予急诊探查吻合并置管,尚可获得较好的疗效。若留待亚急性期或晚期治疗,无论是泪小管的再探查吻合或实施旁路替代手术,成功率均仅有 $50\% \sim 60\%$。而对于泪囊下部或鼻泪管损伤的患者,可在亚急性期行鼻腔泪囊吻合术,可避免慢性泪囊炎的发生,再通率超过 95%。

(七)内眦脱位的修复

对于眶颧骨折内眦脱位的患者,如为内眦韧带附着的骨片破裂移位,附着本身完好,则可在亚急性期予以骨片复位固定,多可取得较好的预后。如内眦韧带附着本身已经撕脱,建议留待晚期手术修复,避免康复早期水肿脆弱的韧带结构影响固定效果。此手术应当在重建眶内侧壁的基础上进行,通过细钢丝、骨锚等材料将内眦韧带重新固定回原有附着位置,固定时应密切注意附着点水平位置及矢状深度。内眦韧带的再附着是临床手术的难点之一,往往需多次手术方能达到较稳定的效果。

(八)其他面中部畸形表现的修复

除以上常见的眶颧骨折的临床表现之外,随骨折程度的不同,患者还会伴有多种不同的眶周、颧上颌畸形表现。对于伴发上睑下垂的患者,应妥善选择尚有功能的动力源,行上睑下垂的动力性矫正或静力性悬吊。对于有睑周组织缺损的患者,应根据损伤和组织缺损的严重程度,妥善地选择邻位皮瓣或植皮修复。对于严重创伤性鞍鼻的患者,可首选自体骨组织移植重建鼻骨轮廓外观。对于各类创伤或手术遗留的面部瘢痕,应当严格遵循瘢痕修复的基本原则,分期改形或美容修复。同时辅助激光、肉毒毒素 A 动力性调整等非手术手段,可对患者的外观容貌实施最大限度的美容修复。

对于眶颧骨折患者不同的临床表现,应当遵循功能修复、轮廓整形、美容修复的顺序逐一对症治疗,在治疗过程中坚持功能修复与外观美容相协调,尽可能避免手术修复带来的继发损伤,为患者的康复带来最大的帮助。

(俞哲元　韦　敏)

第三节　颅　骨　缺　损

颅骨缺损是指因开放性颅脑创伤或火器穿透伤等造成颅骨残缺。也有部分是因手术减压或因颅骨病变切除后残留的骨缺损,是颅脑创伤患者术后较常见的后遗症。颅骨属膜性骨,再生能力差,新生骨主要来自内层骨膜,而5岁后即失去骨再生能力。直径小于1cm者可以骨性愈合,直径2cm以上者难以修复,从而遗留颅骨缺损。直径3cm以上的缺损,特别是位于额部有碍美观和安全的缺损,常伴有如下症状,如头昏头痛、局部触痛、易激怒、不安等表现;或者患者对缺损区的搏动、膨隆、塌陷存恐惧心理,怕晒太阳、怕震动甚至怕吵闹声,往往有自制力差、注意力不易集中和记忆力下降等表现,统称为"颅骨缺损综合征"。

一、病因及病理生理

(一)病因

颅骨缺损常见于以下几种情况。

(1)开放性颅脑创伤,如严重的电击伤、Ⅲ度烧伤或外伤造成的颅骨缺损。尤其是火器性穿透伤行清创术后,颅骨本身即有骨折碎裂,伤口为有菌开放性伤口,易发生感染,骨折无法复位。

(2)闭合性颅脑创伤清除血肿、挫裂失活脑组织后颅内压仍高,而行神经外科手术去颅骨,行颅内减压。颅骨修补不仅可缓解或消除减压术后诸如头痛、头晕或耳鸣等不良反应,保护缺损部位的脑组织,而且可促进减压术后异常脑电图和神经生理功能的恢复。

(3)切除浸润至颅骨的头皮肿瘤,如骨瘤等颅骨病变等,在肿瘤转移的过程中导致颅骨骨质产生结构性变化,一经确诊出需通过外科手术方式对浸润颅骨进行切除。

(二)病理生理

1945年Gardner等对颅骨缺损综合征的病理生理机制做出了假设推断,认为这种损伤是由脑组织在持续低颅压状态下的偶然运动造成的,并认为颅骨切除术后即刻行颅骨缺损修补术能防止颅骨缺损综合征的发生。1994年Segal等提出比较详细的假说进一步解释了这个过程,认为静脉回流受阻和皮质瘢痕是综合征产生的原因。头皮、硬脑膜和皮质瘢痕组织对皮质和蛛网膜下腔的压力,合并大气压力增加了对缺损区血流动力的抑制。因此可以解释为什么缺损面积越大局部脑血流量越低。但该假说还不能解释为什么许多颅骨缺损患者会出现非缺损区相关的症状。

2001年罗新名等通过临床资料观察指出,在大面积颅骨缺损的患者中,颅内脑脊液压力均呈下降趋势,并且神经症状的出现与颅压降低的程度有关。该研究认为颅骨缺损的病理状态下,颅内压高低与颅骨缺损面积有关,颅内压降低可能是导致颅骨缺损综合征的重要原因。不同颅骨缺损面积患者出现颅骨缺损综合征概率不同,颅骨缺损面积$\geqslant 35cm^2$的患者几乎都出现颅骨缺损综合征。而且缺损越大,出现颅骨缺损综合征越早。同时,颅骨缺损面积与颅内压密切相关,缺损面积越大,颅内压力越低,越呈低颅压状态。颅内压正常的患者几乎都不出现颅骨缺损综合征,而颅内压低于正常值的患者出现颅骨缺损综合征概率约为93.6%,特别是当颅骨缺损面积$\geqslant 35cm^2$时,缺损面积对颅内压力影响极大。还有少数颅内压低于正常的患者并未出现颅骨缺损综合征,这可能是由于缺损的时间短,还未达到引起颅骨缺损综合征的程度。而且颅内压低的患者经颅骨缺损修补后颅内压恢复正常,颅骨缺损综合征也消失,肢体障碍及失语、癫痫等症状均有不同程度的改善,这与之前的报道相一致。

至于在颅骨缺损的病理状态下,是颅骨缺损导致低颅压,低颅压又进而导致颅骨缺损综合征;还是低颅压与颅骨缺损综合征之间并无因果关系,只是同为颅骨缺损的表现呢? 笔者倾向于认为颅骨缺损与低颅压、颅骨缺损综合征同为连锁的因果关系。因为低颅压可导致颅内血流动力学的变化,进而对缺损部位脑组织的血流动力学产生一定影响。当然确切的机制还有待进一步研究。

2004 年,Tsukasa 采用新的 Xenon CT 技术研究了颅骨缺损综合征,认为由于颅骨切除术主要是为了降低颅内高压,而大气压直接作用于没有支撑的头皮皮瓣,使得皮瓣下陷挤压脑组织,导致局部缺损脑组织血液循环异常从而导致脑功能受损。

目前通过大量的颅骨修补前后的临床观察发现,颅骨缺损综合征可能与局部瘢痕、大气压力、脑血流灌注、脑脊液循环、中线结构偏移有关系。而脑脊液循环压力的改变既联系着局部瘢痕和大气压力的创伤因素,又与脑血流灌注和中线结构的偏移可能有关。

二、临床表现

颅骨缺损患者基本上都伴有内部脑组织的损伤,且缺损时间不尽相同,因此其伴随症状也复杂多样。

通常颅骨缺损直径小于 3cm 者多无症状。施行颞肌下减压术或枕下减压术后,有肥厚的肌肉及筋膜覆盖在缺损区可形成坚韧的纤维性愈合层,起到原有颅骨对脑的保护作用,一般临床上无任何症状。

而由于创伤或医源性因素导致的大面积颅骨缺损非常常见。颅骨在对脑组织的保护和外观形态的构成中起着极为重要的作用。大片颅骨缺失(直径 3cm 以上的颅骨缺损)直接影响颅内压生理性平衡,直立时塌陷、平卧时膨隆,早上凹入、晚上凸出等;或因大气压直接通过缺损区作用于脑组织,久而久之会导致局部脑萎缩,加重脑缺损症状,同时,患侧脑室也会逐渐向缺损区扩张膨出或变形。

另外,颅骨缺损造成患者头颅严重畸形,不仅影响美观,还对患者造成严重的精神负担。尤其在整形外科临床上,颅骨缺损会导致相当一部分患者出现非脑损伤相关的神经系统症状,称之为"颅骨缺损综合征",给患者带来生理和心理上的巨大痛苦,甚至影响术后恢复。其临床表现如下:头昏头痛、局部触痛等;或是患者对缺损区的搏动、膨隆、塌陷等有恐惧心理,怕晒太阳、怕震动甚至怕吵闹声,常常伴随有自制力差、注意力不易集中和记忆力下降等;或易激怒、易于疲劳、有不安和焦虑感、精神抑郁、失眠、寡言及自卑等;有些患者还伴随有中枢皮质功能区功能障碍,如语言障碍、偏瘫、偏侧感觉障碍等。在颅骨缺损综合征中最常出现的症状就是情绪改变,过度情绪低落或兴奋。

此外,小儿颅骨缺损会随着脑组织的发育而变大,缺损边缘向外翻,凸出的脑组织也逐渐呈进行性萎缩及囊变,因此小儿更需要完整的颅骨以保证脑组织的正常发育。

三、诊断与鉴别诊断

颅骨缺损结合病史及典型临床表现不难诊断。

1. 实验室检查 检查有无特殊表现。

2. 其他辅助检查

(1) X线片。正侧位及其他不同方位平片即可显示颅骨缺损的部位、范围。

(2) CT扫描。同X线片相结合,不仅有助于进一步明确颅骨缺损的部位、范围,还有助于了解周边颅骨及脑内、脑膨出组织情况,有利于后续手术治疗。

3. 鉴别诊断 有无特殊需要鉴别的疾病。

低颅压综合征(intracranial hypotension syndrome,IHS):其发病临床特点与颅骨缺损综合征部分相似。其主要临床表现有体位性头痛、脑血管痉挛、单侧躯体无力、麻木、眩晕、恶心、呕吐、步态不稳、生活懒散、精神不振、言语减少、动作迟缓等。低颅压综合征是一种少见的临床综合征。它以体位性头痛为特征,为颅内压过低引起的综合征。这些症状多与体位改变有明显关系,头高或直立位时症状加重,头低或平卧位症状减轻或消失。其症状酷似颅内高压。低颅压综合征是明确由颅内压过低引起的。

四、治疗

(一)手术指征

目前公认的颅骨缺损修补的指征是:①颅骨缺损直径大于3cm者;②缺损部位有碍美观者;③引起长期头昏头痛等症状难以缓解者;④脑膜-脑瘢痕形成伴发癫痫者(需同时行病灶切除术);⑤严重精神负担影响工作与生活者。

临床证实,对颅骨缺损采用颅骨成形术修复后,能够改善神经功能、促进神经系统恢复,其原因可能是颅腔完整性得以恢复,局部血流动力学的改善和恢复。所以,目前主张早期行颅骨修补术,有利于颅内压、脑循环稳定,促进脑功能恢复。

(二)术前准备

颅骨缺损修补应视患者的全身和局部情况而定,单纯凹陷性颅骨骨折,脑压不高者,作塌陷骨片摘除后,即可一期行颅骨修补术。开放性颅脑创伤所致颅骨缺损则应早期清创后,伤口愈合3～6个月再考虑颅骨成形术。若开放性伤口已感染,则应推迟到伤口愈合半年以上再考虑。因为闭合性重型颅脑创伤而致颅骨缺损者,在伤口愈合良好的基础上,且骨窗无膨出的情况下,术后2～3个月是其最佳的修补时间。因此时骨膜与硬脑膜层愈合粘连较轻,术后瘢痕形成范围小,易于解除由于头皮肌肉与硬脑膜粘连、瘢痕形成甚至钙化对大脑皮层的压迫。伤后2～3个月时脑水肿基本消退完毕,脑组织形态变化不大,易于手术操作,手术并发症少。

所有患者除手术禁忌证,均需行头颅CT及额骨X线片检查。且在修复颅骨缺损的过程中,若没有完好的头皮软组织覆盖则无法进行颅骨修复。因此,在颅骨缺损修复中首先需要治愈头皮缺损,为颅骨重建提供良好的覆盖。

(三)手术方法

颅骨成形术的目的在于在功能和外形上恢复颅骨的完整性。冠状切口可为所有的颅骨重建术提供手术视野的良好暴露。在头皮和硬脑膜之间潜行分离,若存在硬脑膜缺损,可用帽状腱膜直接覆盖脑组织。其具体手术方法是采用静脉快速诱导,经口腔插管吸入麻醉。手术入路采用头皮冠状切口或局部伤口直接入路。常规局部注射0.25%的利多卡因肾上腺素混合液(1：20万)后,于帽状腱膜下向前分离,至颅骨缺损边缘时,小心在硬膜外层分离,切勿损伤硬脑膜。涉及眶顶和眶外缘的颅骨缺损,剥离范围应适当扩大,并应特别注意保护眶上神经。另外,当颅骨缺损的范围涉及眶顶时,硬脑膜与眼球外软组织常有不同程度的粘连。术中暴露眶上缘缺损时,最好先解剖内外侧残端骨面,然后由外向内仔细分离硬脑膜与眶内组织的粘连,以免损伤硬脑膜。便于眶上缘及眶顶的重建。完全显露颅骨缺损后用钛钉将修复体固定在缺损周围正常颅骨上。术毕,抗生素生理盐水冲洗后内置引流条,分层缝合头皮,加压包扎。1～2天拔除引流管,10～12天拆线。

修补材料的选择是颅骨缺损修补手术成败的关键。比较理想的修补材料应符合:①无生物学活性,无抗原性,不被机体排斥;②坚固,质地轻,耐用,耐冲撞,抗腐蚀;③不被机体吸收,不致癌;④X线能穿透,不受磁场影响,不导热和不导电;⑤高温消毒不变形,化学灭菌不变质;⑥价格便宜;⑦易塑形,外观完美,达到骨性愈合,符合人体生理要求;⑧修复方法创伤小并发症少;⑨儿童修补还需要适应颅骨生长,不变形,不感染。

五、临床治疗修复材料及方法

可以说,颅骨成形术的历史是一部材料科学发展的历史,它是随着新材料的不断出现而不断发展的。16世纪初，Falloplus用镀金制品修补颅骨缺损。Meekeren于1668年首次用犬骨为一位俄国人修补颅骨缺损。第二次世界大战期间，由于战争的原因，迫使人们找到塑料用来修补较大面积的颅骨缺损。随着材料科学的迅速发展，目前已有很多适合临床治疗的修复材料，大致可分为两类：自体骨和生物材料，主要包括有机玻璃、钛合金以及医用硅胶等。

（一）自体骨移植

自体骨移植治疗颅骨缺损，其组织来源一致，具有完整的骨质结构以及转导、诱导成骨潜能，是异体转导成骨生物材料和其他合成材料所无法比拟的。因而成为颅骨缺损修补术中比较安全可靠的材料。自体游离颅骨瓣主要用于脑肿瘤、脑血管病或去骨瓣减压术后以及儿童先天性颅骨缺损的修复，并用钢/银丝、钛连接片和钛钉固定。

19世纪时，人类开始采用胫骨骨膜或局部颅骨外板修复颅骨缺损，而在进入20世纪后，颅骨缺损的修复方式有了很大的发展。1915年Kappis使用包含骨膜的第12肋骨全层以修补颅骨缺损。1917年Brown采用劈取肋骨的方法，只取肋骨外侧处将肋骨内侧部分留在体内保护胸腔。随着临床医学不断地创新，陆续有文献指出可利用胸骨、肩胛骨以及髂骨作为移植物。如1931年Pickerill提出应用髂骨修复颅骨缺损，在经过15年的长期随访的过程中，可以明确了解在自体骨移植修复颅骨缺损中，使用髂骨来进行颅骨重建是较理想的方法。Woolf与Walker于1945年首次提出颅骨缺损范围直径小于8cm内首选自体骨移植，而对于更大面积的缺损伤口则可采用替代材料的观念。

通常取用骨来源有以下几种：

1. **颅骨外板** 自19世纪，即有医师开始采用颅骨外板修复颅骨缺损。Keen于1905年报道了采用临近颅骨缺损缘的游离颅骨外板进行颅骨整复的方法。Sohr于1907年报道了采用与缺损区大小、形状相当的游离颅骨外板修补缺损的技术，这也是首次对颅骨外板取材技术的报道，至今仍在颅骨整形外科中应用。Tessier于1982年首次介绍了原位分离颅骨瓣的方法，随着特殊的颅骨分离器的出现，分离颅骨瓣迅速应用于颅骨和所有面部骨缺损的修补，利用电刀及电钻磨头凿取便可截取颅体外板或截取颅骨内板为供区，若以颅骨内板作为供区从外观看来无凹陷感，头形较为美观。使用咬骨钳或磨钻去除颅骨缺损处陈旧性骨痂，暴露出新鲜的骨缘面后，将截取出的颅骨外皮经适当调整后移植，金属固定后缝合伤口。颅盖骨是良好的供区，截取的过程需完善地保护其下方的硬脑膜及脑组织，避免造成硬膜外出血形成血肿或脑损伤。采用颅骨外板修复颅骨缺损有以下优点：第一，由于是患者自身骨组织故安全性可靠，不产生排异现象；第二，可将供区的组织缺损减至最低；第三，可为颅骨缺损修复提供良好的外形及弧度。

2. **肋骨** 截取肋骨修复颅骨缺损是1928年Brown医生首次于文献中提出，继而得到大力的推广。对于截取肋骨应尽可能地截取较大的长度，只要不切取超过两个连续肋骨对于进行呼吸作用是不受影响的。若必须截取两根以上的肋骨时应采取间断截取，在截取的过程中需保留完整的肋骨膜以便在日后肋骨组织再生。其再生长度与保留的正常肋骨膜长度相近但形状呈现不规则形态。在截取肋骨的手术过程中应小心避免损伤胸膜,在手术完成后需立即严密地逐层关闭缝合。在截取肋骨修复颅骨缺损的过程中,可将其取出嵌入缺损的边缘,如此可保持与颅骨一致的弧度又能增加稳度性,甚至可以不用金属固定。应用肋骨修复颅骨缺损可与其他修复方法联合使用。至20世纪80年代后,Munro与Guyuron应用金属丝连接肋骨修复颅骨缺损有效地增加肋骨之间的稳度性以促进骨移植的血管再生,但其最大缺点是在体表处可触及甚至发生金属排异导致外露。

3. 髂骨 利用髂骨的弯度可用来修复前额部的颅骨缺损,通常截取髂骨内侧板进行修复之后再以金属丝进行固定,若缺损面积较大时,则髂骨的内、外板皆可使用。

综上所述,使用自体骨修复颅骨缺损最符合生理需求,优点是:①不需另取材料塑形;②头皮反应性水肿和皮下积液发生率低;③保持原有头颅形态,并有骨性愈合的可能,如头颅生长增长修补部位也不会变形;④有效避免假体排异反应,具有广阔的发展前景。但其缺点为:①截取后骨质储存不易,因需冷冻设备,目前较难在基层医院普遍推广;②移植自体骨存在皮下有造成骨片脱钙吸收的可能。

(二)生物材料修复

虽然自体组织往往是第一选择,但由于取材有限,不适合于修补大面积的颅骨缺损,且会造成二次创伤等,在临床上的应用仍有局限性。随着材料科学及生物医学工程科学的进展,颅骨成形术修复材料不仅种类繁多,材料的性能也更加符合人体修复的特点。

1. 高分子生物材料

(1)硅橡胶。硅橡胶主要为两层甲基乙烯基硅橡胶夹针织涤纶网,经模压和高温高压硫化处理后成形。应用时按需要剪取相应部位,稍作修剪即可。优点是组织相容性好,消毒、裁剪、固定方便,不影响各种检查,隔热绝缘,外形满意,可承受一定冲击力;缺点是不易塑形,固定欠牢靠,术后也有较高的积液发生率。王传栋等选择聚酯无纺布作为硅橡胶人工颅骨的表面复合材料,并且用硅橡胶试片进行了动物皮下种植试验。结果表明,引导组织生长的硅橡胶人工颅骨是一种安全可靠的颅骨修复用品,使用方便。经动物皮下植入试验表明,硅橡胶表面处理引导组织生长材料——聚酯无纺布后与单纯的硅橡胶相比具有显著诱生组织细胞爬生的作用,显微镜观察爬生部位主要位于聚酯纤维的周围,形成组织包绕纤维结构,并有毛细血管增生现象,这种现象第二个月即达稳定状态。

(2)Medpor。Medpor是一种新型高分子乙烯聚合材料,在聚合过程中,形成大量的直径100~400μm、相互交通的微孔,空隙容积占总体积的50%;密度小,分量轻,强度适中。它的硬度随温度变化,常温下高强度,82~100℃变软,易塑形;组织相容性好,周围组织可长入空隙中;稳定性好,不易变性,不易被吸收,无毒、无刺激、无致癌性。国外20世纪80年代末将之用于临床上修复肌体轮廓,继而国内开始引进并用于颅颌面外科的修补。

Medpor用于颅骨缺损的修补有以下优点:①使用方便易塑形,Medpor有各种规格形状,术中还可在80～100℃热水中任意修剪、切割、塑形,满足不同形状缺损的需要。②生物相容性好。③假体位置稳定,这主要与Medpor组织相容性好,早期就有血管和纤维组织长入微孔有关。④传热慢,不导电,不影响术后X线、CT、MRI等影像学的检查。缺点是局部需要有血供良好的皮肤覆盖,单纯皮片移植覆盖难以成活,且价格较昂贵。

2. 无机非金属材料

(1) 有机玻璃。有机玻璃为聚甲酯丙烯酸甲酯,具有质地坚韧,强度大,加热塑形,绝热绝缘,对X线、MRI无影响,成本低等优点。过去在国内外得到广泛应用,甚至作为首选材料。其缺点是:抗冲击能力差,有易老化、排异反应及易发生头皮下积液等弊端。李运辉等报告术后头皮下积液发生率达65.6%。王海传等报告在有机玻璃中加入增强纤维(短纤维),增强其韧性,抗冲击强度及延长使用寿命,但对于缺损过大及额颞部颅骨缺损的病例,使用此材料塑形困难,外观欠满意,近年来很少用于临床。

(2) 骨水泥。骨水泥其主要成分是甲基丙烯酸甲酯与丙烯酸丁酯共聚体。有水成剂及粉剂两种,现配现用,操作简单,塑形简便,美容效果满意,价格低廉,但存在术中自凝时散热有可能损伤脑组织,术后变形和感染脱落等问题。由于塑形方便,特别适合于颅底修补的塑形。

(3) 人工骨。人工骨的主要成分是羟基磷灰石,其具有良好的化学稳定性和生物相容性,能与骨组织形成紧密的结合,是一种很有应用前景的人工骨修复材料。1999年孙春明等实验报道,将医用树脂和羟基磷灰石复合材料制成人工颅骨植入狗颅骨缺损的动物模型进行动物实验研究和体外力学性能测试。证实人工骨材料既保留了羟基磷灰石材料组织的相容性好、化学性质稳定、有骨传导作用等优点,又具有良好的力学性能,各项力学指标均接近甚至超过人体颅骨,证明了人工骨材料用于颅骨修补的可靠性。另外其材料致密性好,细菌及分泌物不易渗入其间,植入块体周围渗液少,故可大大降低手术感染率。且该材料不导热、不导电,也不影响CT、MRI成像效果。

3. 金属类生物材料 19世纪末有人应用金、银、铝、钢、钽、钛等材料做颅骨修补,1965年人们首次将钛合金网引入颅骨成形术,发现数年后钛网下的硬膜无任何组织反应,具有良好的生物相容性。目前钛网已成为国内外颅骨修补术的主要材料。具有以下优点:

(1) 组织相容性好,无毒,无老化,其网孔大而密,有利于液体引流及肉芽组织贯穿生长固定钛网。

(2) 钛网材料薄,厚度0.55mm,质地轻,工艺精细,比重4.5,易于修剪,且强度符合要求,抗打击能力强,塑形容易,尤其对额眶颞部的颅骨缺损,修补后的外形能够达到与健侧匹配,整体效果理想。

(3) 术中直接置于缺损边缘颅骨上,配以专门工具予以钛钉固定,避免分离硬膜及钻透颅骨操作,手术安全、简便、迅速和稳固,缩短了手术时间。

(4) 术前高温消毒简便易行。

(5) 无磁性,不磁化,对 X 线、CT 及 MRI 检查无明显影响。

(6) 皮下积液发生率低。不足之处:导热导电,因导热系数高,手术后头部对外界温差反应变得敏感,产生不适,而长期的温差变化也会对脑组织产生慢性损伤,且材料价格较昂贵。

此外,还有很多材料在实验中已证明它们具有良好的应用前景,但临床上尚未得到使用。如 Hiroji 等采用有羟基磷灰石和磷酸三钙组成的陶瓷植入物进行颅骨修补,生物活性稳定,得到良好的修复效果。随着组织工程技术与基因工程技术的发展,使颅骨骨移植向一体化骨整复方向发展。组织工程技术构建颅骨大体可分为 3 个步骤:①采集供体组织和分离成骨细胞;②利用 CT 扫描资料构建基于图像分析设计组织工程支架;③在预制的聚合体支架上种植细胞并移植于缺损区。藻酸盐是修补颅骨缺损理想的组织工程载体,种植上骨形态发生蛋白,具有跨种属诱导成骨的能力,还具有广泛的生物学功能和重要的生物学意义;脱钙骨基质是一种自体降解的抗原灭活同种异体骨质,具有较强的骨诱导能力,也可以作为一种骨种子细胞的载体应用于骨缺损的修复。

(三)个性化修复方法

颅骨缺损的患者进行颅骨修复和重建手术,应注重外形和功能上的双重修复。修复体不仅需要有良好的组织相容性,有较强的硬度,同时又要具备完美的外观和形态。这就对颅骨缺损的修复提出了个性化的要求。随着生物材料技术的发展,螺旋 CT 对颅骨的重建功能以及计算机三维虚拟成像技术和计算机数控成形技术(CAD/CAM)的出现和发展,为满足个性化人工颅骨替代材料创造了条件。

数字化修复是指利用颅骨缺损患者的自身健侧数据镜像处理,或在缺乏健侧对照数据的情况下,从正常颅骨数据库内找到相似的形态数据进行比较,然后进行技术处理还原,完成比较满意的预制体。由于制造产业的迅速发展,目前可以制备各种材料的预制体,如个性化的硅橡胶假体,个性化的人工骨修复体和个性化钛网等。

就目前运用最多的钛网而言,传统的方法是在手术时目测对比颅骨缺损的大小、形态、曲度,对平板钛网手工塑形并裁剪,且裁剪后的边缘部分容易损伤周围组织,与颅骨表面贴附程度不够,较难达到患者及术者的要求,塑形不满意已成为钛网颅骨缺损修补术的突出问题。应用计算机三维成形无模多点成形技术钛网修补颅骨缺损,通过无模多点成形技术处理成三维成像,建立颅骨缺损的数字化信息,并数码冲床加压成形,能合理解决钛网的个性化设计及制作、抗压强度、网孔大小选择、如何与骨窗最佳结合等问题,使修补材料最大限度地符合生理解剖形态,较好地解决了这类难题。因为术前已成形,缩短了麻醉及手术操作时间,降低了手术风险,术中不需塑形,仅需辨清钛网的方向,并配套钛钉固定后,即可完成植入过程。

Scholz 等应用数字化成形技术进行钛网预塑形修补颅骨颞部的缺损修复。应用个性化钛修复体取得良好的手术效果,发现应用个性化钛修复体修补大面积颅骨缺损优势更加明显。

笔者所在医院自 2005 年开始施行颅骨缺损的个性化修复,为颅骨缺损患者提供快捷、准确的个性化重建复原服务,通过软件平台读取术前 CT 数据,立体、详尽、精确地显示颅骨缺损的状况及缺损周围解剖结构的相互关系。在准确了解和掌握患者病情的同时,为患者制定出个性化的手术计划,投入临床应用的材料有钛网、人工骨、Medpor 等。总结应用数字化修复颅骨缺损的方法具有以下优点:①设计精度高,修复体与原颅骨缺损部位高度吻合,手术后修复体与颅骨镶接更加吻合,术后不易出现材料外露、松动、感染和塑形不佳等因修复材料与缺损部位吻合不好而引起的并发症;②术后外形美观,由于利用健侧镜像对患侧进行计算机三维重建,可恢复患者颅骨缺损前的外观形态;③手术时间缩短,使用计算机辅助设计技术和计算机辅助制造技术预制的个性化植入体,无需术中裁剪即能达到完美几何形态的吻合,是手工制作无法相比的。缩短手术时间,减少手术野在空气中暴露的时间,降低术后感染率。

20 世纪 90 年代中期出现的 3D 打印技术,是利用光固化和纸层叠等技术的最新快速成形装置,基于离散、堆积原理逐层累加进行物理模型快速制作,是集新型材料科学、计算机辅助设计、数控技术、激光技术为一体的综合技术。最早于 1989 年由美国麻省理工学院的 Emanual Sachs 等报道,并很快用于骨组织工程的骨支架制作和修复。随着医学材料的发展,越来越多的尝试用于打印生物材料实体模型,经过 CAD 软件处理后,制作出可直接植入人体的修复体。

随着未来骨组织工程技术的发展,3D 打印技术可以应用于细胞打印,进行组织构建,控制细胞在微观尺度的排列,通过调解细胞行为、细胞间的相互作用、细胞与材料间的相互作用,促进细胞最终形成功能组织,有望实现颅骨缺损的生物修复。通过 3D 打印的颅骨修复体,不仅能实现材料与缺损部位的完美匹配,而且能在微观结构上调控材料的结构有利于细胞的排列,促进细胞的生长和分化,获得理想的组织修复效果。

(朱 明 柴 岗)

第四节　颌骨骨折处理与治疗

一、上颌骨骨折

(一)发病机制

上颌骨是构成面中部的主要骨骼,内有上颌窦,骨壁结构薄弱,受外力损伤后易骨折。以青年男性多见,致伤原因以交通事故最多见(约 58%)。治疗目的以呼吸道通畅、咬合关系恢复为重点。另外,上颌骨也是中面部支柱系统的重要组成部分,对中面部骨架稳定及外形有着不可或缺的意义。

(二)面部支柱系统

中面部实际上是由上颌骨、鼻骨等包绕鼻腔、鼻旁窦等空腔而成。由于空腔的存在,骨块的支撑对于这一系统的稳定便显得尤为重要。支柱系统大致分为水平和垂直两个方向。垂直方向包括鼻中隔、鼻上颌部、颧上颌部、下颌骨等,水平方向包括眶下缘、颧弓、牙槽骨等。参见图 4-36。

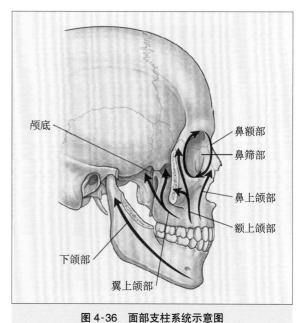

图 4-36　面部支柱系统示意图

(三)临床表现

1. 视诊　鼻出血、面部淤斑、皮下血肿、面部肿胀是最常见的临床表现。面部肿胀的程度与骨折的严重程度有一定的相关性。开颌畸形及咬合平面偏斜对于上颌骨骨折的诊断有一定特异性,因为上颌骨骨折块移位多为后下方向(导致安氏Ⅲ类错颌即开颌畸形)。口内检查可见唇龈部,腭弓软组织撕裂,提示牙槽骨及腭部骨折的可能性。患者整个面型较伤前延长,内陷,即所谓的"驴状脸"。

2. 触诊　触诊一般采用口内外联合触诊。常见表现有:颧上颌结节部阶梯感,提示眶下壁骨折。口内触诊可发现上颌骨前部及牙槽骨的骨折。

3. 咬合紊乱　若患者下颌骨无受创或畸形,那么咬合紊乱高度提示上颌骨骨折。但这必须与患者伤前的咬合情况相比较。所以对患者病史的详细了解是很有必要的。

4. 脑脊液鼻漏或耳漏　多见于高位上颌骨骨折(如 Le Fort Ⅲ)。值得注意的是,伤后早期的脑脊液漏常因混有血性分泌物而被误认为普通出血。

5. 影像学检查　CT 检查对上颌骨骨折的诊断是很有意义的,除了部分轻微骨折,骨折线难以显示外,大部分上颌骨骨折都能够通过 CT 得到确诊。另外,CT 上若出现上颌窦内的浑浊影,也应考虑到上颌骨骨折的可能性。

(四)上颌骨骨折 Le Fort 分型

Le Fort 根据实验结果总结出上颌骨 3 条容易发生骨折的"薄弱线",并根据 3 条"薄弱线"将上颌骨骨折分为 3 型。Ⅰ型骨折线沿上牙槽骨将上颌骨水平离断,如图 4-37(a)。Ⅱ型又称锥形骨折,骨折段包含齿槽骨及鼻骨,于颧上颌部离断,如图 4-37(b)。Ⅲ型经颧额缝,眶下壁,眶内侧壁及鼻额缝,将上颌骨和颧骨从颅底分离,如图 4-37(c)。必须强调的是常见的 Le Fort 骨折多为合并型，而非单纯的Ⅰ型、Ⅱ型、Ⅲ型中的一种。当骨折累及双侧上颌骨时，双侧骨折线往往位于不同水平。另外，当患者一侧面部受创，引起双侧骨折时，受创一侧骨折严重程度多重于对侧。

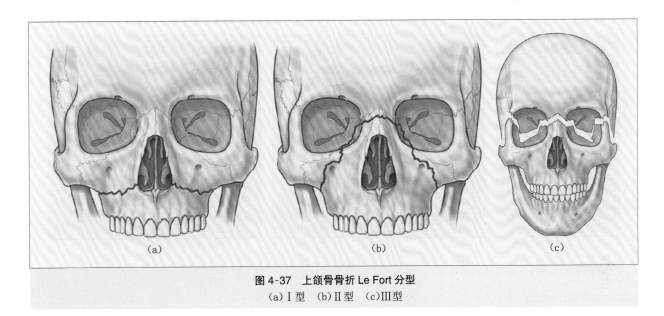

(a)　　　　　　　　　　　(b)　　　　　　　　　　　(c)

图 4-37　上颌骨骨折 Le Fort 分型
(a) Ⅰ型　(b) Ⅱ型　(c) Ⅲ型

1. Le Fort Ⅰ型骨折　这类骨折也被称为横向骨折，或 Guerin 骨折。通畅为双侧，骨折线沿上颌窦底壁水平横穿上颌骨。骨折线位置从颧弓下缘水平到梨状孔下缘水平高低不一。

2. Le Fort Ⅱ型骨折　又称锥形骨折，多见于面中部受创，尤其是额部同时受创的患者。骨折线起自颧上颌部下缘，穿过翼板，向内上方延伸；穿过眶壁下缘及鼻骨，最终分割出一个锥形的骨折块。骨折线可位于鼻额缝上方或下方，将前颅底于面中部结构分离。

3. Le Fort Ⅲ型骨折　又称颅面分离型。骨折线起自颧额缝，沿眶壁延伸，穿过鼻额缝，将面中从颅底分离。大部分 Le Fort Ⅲ型骨折患者，颧上颌连接部发生断裂，但少数患者（占所有 Le Fort Ⅲ型患者中的5%），整个面中部在骨折后呈一整块，通常只伴有轻度的移位并相对稳定；相应的，其临床表现可以仅为眶周"熊猫眼"，及轻度的咬合不适感。这类骨折的患者，其面中部实际上并未完全从颅骨分离；在某些部位可能仍由青枝骨折和软组织构成延续。

（五）上颌骨 Le Fort 骨折治疗

上颌骨骨折的治疗包括重建通畅的呼吸道，控制出血，骨折复位，固定，软组织裂伤的处理，颌间固定等。其中颌间固定能有效防止骨折复发，减少出血，是上颌骨骨折治疗中不可或缺的一部分。上颌骨骨折的治疗，通常要达到以下目标：

（1）恢复中面部的突出度，及面部投影位置。

（2）矫正咬合关系。

（3）恢复鼻部及眶缘的完整性。

（4）重建上颌骨的力柱系统，以对抗软组织张力。

（六）手术方案

1. Le Fort Ⅰ型骨折　对于 Le Fort Ⅰ型骨折后移位轻微的患者，颌间结扎固定便能够达到治疗目的。然而对于大多数患者，需经龈颊沟切开剥离，行骨折复位，并以钛板钛钉于双侧鼻上颌支柱部及颧上颌支柱部行坚固内固定。术后颌间持续牵引 2～4 周，以保证咬合关系的矫正。若术后发现咬合关系改变，可及时调整牵引予以矫正。Le Fort Ⅰ型骨折治疗的首要目的是尽快重建正常的咬合关系。另外，面中部的高度，及面中部投影位置也应在切开复位的过程中尽可能地予以矫正。

2. Le Fort Ⅱ型骨折　同 Le Fort Ⅰ型骨折一样，Le Fort Ⅱ型骨折的患者也需经龈颊沟切开复位，并于颧上颌支柱部行坚固内固定。但眶下部及鼻上颌部的骨折，经上唇龈颊沟切口入路难以暴露及操作。故 Le Fort Ⅱ型骨折患者行手术治疗，常需行双侧下睑缘切口，对眶下部、眶壁及鼻上颌支柱部的骨折进行复位及坚固内固定。部分患者 CT 上提示额鼻部骨折分离，可考虑行额鼻部局部切口或额部冠状切口行复位及坚固内固定。

3. Le Fort Ⅲ型骨折　总的来说，Le Fort Ⅲ型骨折手术复位固定的过程大致是 Le Fort Ⅰ型及 Le Fort Ⅱ型骨折复位固定的结合，外加上颧额缝的复位固定。手术多选择冠状切口，对颧额部、鼻额部、颧骨、颧弓的骨折予以复位及坚固内固定。眶内壁及眶下壁的骨折则需行下睑缘切口予以复位固定。Le Fort Ⅲ型骨折患者常伴有牙槽骨及鼻上颌支柱的骨折，必要时可经龈颊沟切口予以复位固定。

（七）其他类型的上颌骨骨折

1. 无牙型上颌骨骨折　此类患者牙列缺失，上颌骨骨质萎缩，故固定范围较有牙患者常需扩大至牙槽骨，以保证固定范围内有足够的骨质达到稳定的固定。由于患者上颌骨骨质萎缩，加之外伤冲击，患者面中部凹陷较有牙患者更为明显，且很难通过对骨折的复位固定予以矫正；这种情况下，常需于梨状孔外下缘及上颌窦表面的上颌骨上植骨，以增加上颌骨外形上的前突度，进而改善面中部凹陷的外观。术后，无牙患者同样需要颌间固定，以指导面中部骨折块及牙槽骨的复位。颌间固定常通过牙托进行，而牙托可通过钢丝或螺钉固定于牙槽骨上；术后两个月予以取出。

2. 上颌骨矢状骨折　上颌骨矢状骨折作为 Le Fort 骨折分类的补充，最早由 Manson 提出，是指上颌骨呈垂直向断裂，骨折线位于上颌正中或中线旁，垂直或斜形向上，将上颌骨分裂成两块，常伴有腭穿孔，形成创伤性腭裂。手术方法需先于口腔顶部行切开复位，将原有的矢状骨折转化为类似于 Le Fort Ⅰ型骨折，再按照经典的 Le Fort Ⅰ型骨折的手术方案予以复位固定。由于上颌骨矢状骨折患者术后牙槽骨的复位并非稳定，故颌间固定的时间需要延长至 4～6 周，直至愈合稳定并回复良好的咬合关系。由于骨折累及腭弓部，该部位骨质较其他部位相对菲薄，故术后可出现咬合平面扭转畸形。故上颌骨矢状骨折患者，术后佩戴腭托辅助固定，对于术后骨折的稳定复位有一定帮助。

(八) 术后处理

(1) 面部骨折患者常规护理,包括每天三次的口内清洁,唇部润滑,饭后漱口,皮肤清洁,创面换药及抗生素软膏的局部应用。

(2) 营养支持,通常通过鼻胃管鼻饲流质完成。

(3) 颌间结扎固定期间需进行严格的流质饮食;颌间结扎去除后,可改为半流质饮食。

(4) 鼻腔、口腔定期清洁,这对预防术后感染非常重要。

(5) 术后发热,难以通过其他原因解释时,需考虑到鼻窦感染的可能性;影像学检查在这种情况下是必不可少的。

(6) 出现呼气恶臭时,需进行仔细的查体,口内及鼻腔清洁;必要时行二次手术清创处理。

(九) 上颌骨骨折早期并发症

1. 呼吸道 上颌骨骨折累及范围较广时,由于面中部骨折块的后下方移位,黏膜的水肿,及鼻咽部,口内软组织的肿胀;患者的呼吸道都会有不同程度的通气受限。必要时,需经鼻行气管插管以保证呼吸道通畅。另外,气管切开也是获得稳定通气途径的方法之一。

2. 出血 通过术中仔细检查,血管结扎,电凝止血,以及术后牢固有力的加压包扎,出血一般能够得到很好的控制。术后的颌间结扎固定,对于出血的控制也有一定的帮助。对于上颌骨骨折患者的出血,血管栓塞及颈外动脉-颞浅动脉联合结扎通常是不推荐的。

3. 感染 虽然上颌骨骨折患者创面感染的概率较下颌骨骨折稍低。但由于受创时鼻窦窦腔的开放,牙列的骨折,以及口内开放性创面的存在,上颌骨骨折的感染概率与其他骨折相较还是偏高的。上颌骨骨折累及鼻窦时,除非患者受创前便存在鼻及鼻窦炎症,或鼻窦开口处被移位骨折块及血凝块堵塞;否则患者感染的概率不会有明显的提升。值得一提的是,当出现鼻窦引流不畅时,行鼻-鼻窦开窗术,或内镜下行鼻窦开口引流术是有必要的。

4. 脑脊液鼻漏 多见于高位 Le Fort(Ⅱ,Ⅲ)骨折,累及颅底区时,可伴有颅腔积气,也可只出现颅腔积气,而不发生脑脊液鼻漏。对于这类患者,抗生素种类的选择及使用方法往往需要高年资医生的指导。然而,尽管对脑脊液鼻漏患者预防性使用抗生素已经基本达成共识,但患者发生颅内感染的概率是否会因此得到有效降低却很难得到证实。另外,对于这类患者,医生应避免在包扎时堵塞鼻道,并告知患者,尽量避免用力擤鼻涕。

5. 致盲 即使是累及眶壁的 Le Fort(Ⅱ,Ⅲ)骨折,致盲也是很少发生的并发症,因为视神经所在的解剖位置,使其很难被骨折块切割而受损。最常见的致盲原因,是创伤冲击损伤视神经,导致视神经肿胀,由于视神经管内腔隙狭小,这种肿胀本身对视神经便是一种损伤;再加上创伤导致的软组织水肿、肿胀,视神经的毛细血管网在一定程度上功能受限。最终导致视神经缺血,发生不可逆的组织坏死,并最终致盲。

（十）上颌骨骨折晚期并发症

1. 面部凹陷　多见于累及颧部、眶下部的高位骨折;亦可见于累及面中部的低位骨折,但低位骨折所致面中部凹陷较前者不明显,故并不多见。这类患者由于局部受创,术后局部常出现凹陷畸形。治疗方法为选择合适的材料及切口行局部充填,常见的有 Medpor 眶壁充填,e-PTFE 眶内充填;若存在软组织凹陷,可行脂肪注射,或真皮脂肪垫充填。

2. 骨不连　真性骨不连并不多见,且多由于术中复位固定不牢,或术后未行有效的颌间结扎固定所致。若患者术后出现骨不连,需行二次手术,完全暴露骨折断端,去除局部纤维组织,去除边缘增生的骨组织,复位固定;若存在骨缝,需同期行骨移植,移植骨同样需要用钛板钛钉行坚固内固定。

3. 咬合紊乱　术后定期观察咬合关系的恢复,对于预防咬合紊乱的出现是很有意义的。一旦发现咬合关系变化,便可及时调整颌间牵引,以恢复正常的咬合关系。若不及时调整颌间牵引,等到术后 6 周左右,骨折开始愈合,再想通过颌间牵引将咬合紊乱矫正便非常困难了。这时候只能行二期手术截骨,以矫正咬合紊乱。少数患者二期截骨时,由于骨折断端的增生,及创伤后咬合关系的改变,可能需要截除部分腭上颌弓,以达到理想的咬合关系。

4. 鼻泪管损伤　上颌骨骨折患者出现鼻泪管损伤多见于 Le Fort Ⅱ 型或 Le Fort Ⅲ 型等高位骨折。损伤原因可能是骨折断端对鼻泪管形成切割作用,或移位后的骨块阻塞,压迫鼻泪管,进而影响鼻泪管的正常流通。对于这类患者,术中骨块的解剖复位,尤其是鼻眶筛部骨块的复位是预防术后鼻泪管阻塞的最有效方法。术后患者可出现反复溢泪,甚至泪囊炎。对于这类患者,早期可行泪道冲洗,局部引流处理;二期行泪道重建手术。

二、下颌骨骨折

（一）发病机制

下颌骨是面部创伤最常见的骨折部位之一,仅次于鼻骨,其发生率占颌面创伤的 25%～28%,占颌骨骨折的 55%～72%,其致伤原因多为车祸或暴力袭击。下颌骨骨折的临床表现比较固定,以咬合紊乱最具有代表性。因此,处理这类患者对医生的口腔外科知识有着较高的要求。从另一方面来说,只要术后患者的咬合关系得到矫正,那么手术中对骨块的复位、固定,也就是比较理想的。

（二）临床表现

(1) 局部的疼痛及触痛是最常见的临床表现,对创伤的诊断有一定指导作用。

(2) 骨折线累积下牙槽神经时,可出现同侧下唇区及牙齿的麻木感。

(3) 由于骨折断端的存在,患者可出现张口困难。

(4) 由于张口困难,或张口时的疼痛感,患者采取禁食、不刷牙等措施尽量避免张口。这一系列措施会导致口内的不适及异物感,并在呼气时伴有恶臭。

（5）口内的局部刺激可能导致唾液分泌明显增加。

（6）口内检查时,部分患者可见到牙龈,或口腔黏膜裂口,提示下颌骨骨折的存在。这些裂口导致骨折创面于口内相通,是造成术后感染的主要原因之一。

（7）咬合紊乱是下颌骨骨折患者最具特异性的表现,且灵敏度高。因为即使轻微的咬合紊乱,也会给患者带来明显的不适感。

（8）部分患者出现下颌部异常活动,并伴有明显的不适感及骨擦音。例如,一手置于下颌骨联合部,另一手示指置于外耳道内,大拇指置于下颌骨髁状突部、联合部手前拉、配上外耳道部的前推,可能出现下颌骨的前移,高度提示下颌骨的骨折。但必须指出,下颌骨的检查过程中,应避免过度的牵拉、移位,以免加重骨折。骨的异常活动及骨擦音多见于髁状突或髁状突下骨折,而韧带的松弛感,常提示颞下颌关节的受损。

（三）肌肉系统对下颌骨骨折的影响

肌肉系统对下颌骨骨折后断端的移位,骨折移位的程度都有着重要的影响,对骨折术后的愈合也起着一定作用。因此对抗术后肌肉的牵拉力也是术中复位、固定必须考虑的一部分。下颌骨相关的肌肉系统大致可分为4组:升颌肌群包括咬肌、翼内肌及颞肌的前份;降颌肌群包括颏舌肌和二腹肌;伸颌肌主要是翼外肌;缩颌肌则由颞肌后份和深层的咬肌组成。这些肌群共同维持下颌骨具有向前、向上位移力量的状态。

（四）下颌骨骨折的分型

下颌骨骨折的分型方式多种多样,可直接根据骨折位置分为正中联合部骨折、下颌角骨折、髁突骨折等。亦可根据骨折线与牙列关系分为Ⅰ型(骨折线两侧都有牙列)、Ⅱ型(骨折线仅一侧有牙列)、Ⅲ型(骨折线两侧都没有牙列)。

还可根据骨折线方向与肌肉力作用方向之间的关系分型,这里对这一分型方式进行介绍:

Kelsey Frye及其同僚根据下颌骨骨折线的方向及倾斜情况将下颌骨骨折分为"利于愈合型"(F)和"不利于愈合型"(U)。其分型的依据是下颌骨各个肌群的力量对于术后骨折的愈合起着的重要影响。由于下颌骨各个肌群整体的作用力方向是向上、向中、向前,当骨折线与肌肉的作用方向成直角时,如图4-38(a)及图4-38(c),肌肉的作用力对于术后的骨折端移位便能起到很好的预防作用,即上述的"利于愈合型";而当骨折线方向与肌肉作用力方向基本水平时,如图4-38(b)及图4-38(d),肌肉的作用力对于术后骨折端的移位便会起到促进作用,即"不利愈合型"。另外,根据骨折线的方向还可将下颌骨骨折分为水平方向型(H),如图4-38(c)及图4-38(d)。以及垂直方向型(V),如图4-38(a)及图4-38(b)。故按照Kelsey Frye的分型方法,可将下颌骨骨折分为四型:垂直利于愈合型(VF)、垂直不利于愈合型(VU)、水平利于愈合型(HF)、水平不利愈合型(HU)。

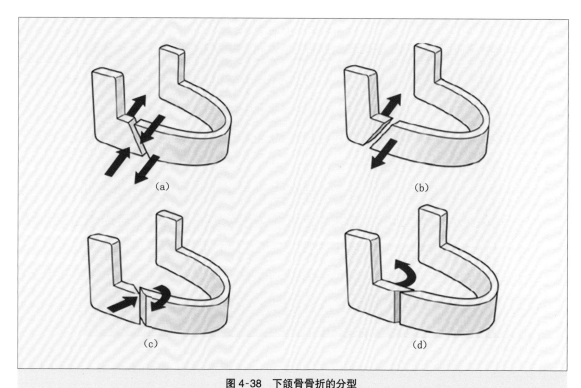

图 4-38　下颌骨骨折的分型
(a)垂直利于愈合型(VF)　(b)垂直不利于愈合型(VU)　(c)水平利于愈合型(HF)　(d)水平不利于愈合型(HU)

（五）下颌骨骨折治疗的目标

（1）重建良好的咬合关系。

（2）运用坚固内固定及颌间结扎技术保持骨折端稳定,直到出现骨愈合。

（3）解剖复位因创伤移位的骨块,尤其是颞下颌关节部的骨块。

（六）手术方案的选择

将下颌骨骨折按骨折线与牙列关系分为：Ⅰ型（骨折线两侧都有牙列）、Ⅱ型（骨折线仅一侧有牙列）、Ⅲ型（骨折线两侧都没有牙列）；手术方案的选择对于三种骨折类型不尽相同,在这里进行介绍。

1. Ⅰ型　Ⅰ型患者有相当一部分可以通过单纯的颌间结扎固定得到较好的疗效,前提是其骨折类型属于"利于骨折愈合型",并持续颌间结扎4～6周。但为了确保功能的完全恢复以及避免术后骨折端再次移位的出现,切开复位内固定的治疗方案也是值得考虑的。总的来说,即使是"利于愈合型"的Ⅰ型骨折,要得到最可靠的治疗效果,还是应当选择切开复位内固定（ORIF）的手术方案。另外,从患者的角度出发,ORIF术后无需长时间的颌间结扎,这也就让患者能尽早地自主进食,并能通过饭后漱口等方式维持口内清洁,以预防术后感染的发生。但ORIF有时由于骨折位置的特殊,需采用辅助外切口帮助复位固定,这样一来,术后瘢痕便不可避免;对于这类患者,手术方案的选择便需要综合权衡了。

2. Ⅱ型　对于Ⅱ型下颌骨骨折患者,切开复位内固定是唯一能达到理想治疗效果的手术方案。这类骨折最多见于下颌角部,术中钛板型号的选择要综合考虑骨折线的位置、方向、倾斜度、患者的牙齿情况以及周围肌肉力量的作用情况。总的来说,在骨折线下缘应用一块较大的强有力的钛板,并在骨折线上缘用一块较小的钛板进行加固是比较可靠的固定方式。固定时骨折线两端至少用2~3枚穿经内外侧皮质的螺钉固定,第三枚螺钉虽不直接起到受力作用,但它能在前两枚螺钉松动时起到有效的"保险"作用。这种固定方式能有效防止骨折线下缘固定后,上缘旋转移位的发生。

3. Ⅲ型 少部分Ⅲ型骨折患者下颌骨无明显的移位,加上Ⅲ型骨折骨折线两端都没有牙列,理论上可以通过流质饮食得到治疗。但大部分的Ⅲ型下颌骨骨折患者还是需要在骨折线的上下缘行坚固的内固定,并在术后行颌间结扎固定,以达到理想的治疗效果。

(七)下颌骨骨折患者切开复位内固定(ORIF)的指征

(1)"利于愈合型"或"不利于愈合型"的Ⅰ型骨折,如果想得到稳定可靠的治疗效果,都应行ORIF予以治疗。

(2)Ⅱ型或Ⅲ型下颌骨骨折。

(3)无齿型下颌骨骨折。

(4)骨折有明显的移位或扭转。

(5)粉碎性骨折。

(6)不能接受术后长期(4~6周)颌间结扎固定的患者。

(7)无法配合操作的患者。

(8)上下颌骨复合型骨折的患者。

(八)手术入路选择

1. 口外入路 该入路由于术区暴露良好,操作最为简便,曾是下颌骨骨折手术的常用切口。但随着人们对审美要求的不断提高及骨折治疗相关器械的进步,口外入路已基本被淘汰。但对于粉碎性骨折、陈旧性骨折及骨折后造成的骨畸形可考虑采用此切口入路。在诸多口外入路中,正中联合骨折、颏孔区骨折可采用颏下切口;下颌骨升支及髁突骨折采用耳屏前切口。上述口外入路的优点是骨折线暴露良好,操作方便。缺点是容易损伤面神经下颌缘支。此外,有时为暴露骨折线必须切断咬肌附着,这会让部分患者在术后出现不同程度的张口受限。

2. 口内入路 由于近年来各种针对下颌骨骨折复位与固定的器材应用于临床,加之患者对术后外形要求的不断提高,正逐步成为下颌骨骨折手术的主要入路。口内入路的常见切口选择有:颏部骨折可用下唇龈颊沟切口;下颌角骨折可采用翼颌韧带至第2磨牙后区的龈颊沟切口。口内入路的优势有:位置隐蔽,术后不留瘢痕,符合患者外形要求,且术中对软组织结构损伤较口外切口小,难以伤及面神经等重要结构,可在直视下进行手术操作等。曾有学者提出口内切口增加术后感染率的假说,但据文献报告,采用口内入路行下颌骨骨折复位固定的患者,术后感染发生率与口外入路并无明显差异。临床上下颌骨骨折术后感染患者多为下颌角骨折,可能与引流不畅、患者牙列生长情况有关,而与切口的入路无明显相关性。

3. 口内外联合入路　多用于口内入路难以进行复位固定操作的复合性骨折或特定部位,采用辅助器械及切口从口外进行复位固定。如下颌角或升支区骨折,可于耳屏前做一辅助切口,进行螺钉的固定操作。口内外联合入路将口内入路暴露好、创伤小的特点与口外入路操作简便可靠的特点相结合,是复合型下颌骨骨折,及特定部位的下颌骨骨折首选的切口入路。

4. 伤口入路　部分下颌骨骨折患者为开放性骨折,手术操作可直接通过开放的伤口进行。但这类患者由于伤口外露,加上手术创伤,术后创面感染的控制便成为这类患者术后需要解决的另一难题。

(九) 抗生素的应用

对于下颌骨骨折患者,术中抗生素的应用是有意义的。尤其是对于择期手术,手术时间较长,外伤导致创面严重感染,以及有口内软组织裂伤的患者。同样,对于患有全身性疾病,口内清洁不佳,有牙周病病史的患者,术中抗生素的应用也是必要的。但对于术后抗生素的应用,学者们观点不一。Abubaker 和 Rollert 就非复合型下颌骨骨折患者术后应用抗生素能否降低感染率这一问题,进行了一项双盲的前瞻性随机对照试验。其试验得出的结论为对于非复合型下颌骨骨折患者,术后抗生素的应用并不能明显降低其感染率。

(十) 术后并发症

1. 感染　感染是下颌骨骨折术后最常见的并发症,有学者报道术后感染率为 3%～27%。表现为术后 2～6 周出现局部肿胀、触痛及口内异常分泌物、呼气恶臭等。感染发生的原因很多,可能由于患者术前牙周状况欠佳所致,也可能与骨折损伤程度及固定稳定性不佳有关;除手术原因造成骨段稳定性不足外,还可能与创伤本身及植入材料有关。Alpert 等认为,植入体为其周围组织内细菌的再生提供场所,造成大量细菌繁殖,引起感染。此外,术后的感染与技术应用不当有一定相关性。Peled 等认为由于下颌角区受力面积小,受力集中,可支撑骨断面不足,复位固定后难以形成有效的加压支撑和稳定固定,导致下颌角成为下颌骨骨折术后感染高发部位之一。

2. 咬合关系紊乱　咬合关系紊乱是 ORIF 术后另一个常见并发症,发生的主要原因是术中复位不准确、固定不牢靠,以及术后颌间结扎固定不佳。术中内固定操作虽然在直视下完成,骨折端理应达到解剖复位,但由于创伤对下颌骨正常组织结构的破坏,全麻下下颌骨骼肌群肌力较清醒时明显降低,以及软组织的肿胀;这些因素都会影响术中医生对复位固定的判断,进而导致术后出现咬合紊乱。另外,钛板弯曲弧度不佳,固定过程中骨折端发生移位也是术后出现咬合紊乱的常见原因。

3. 面宽增加　下颌骨骨折患者术后面宽(双下颌角间距)增加,多见于下颌骨体部骨折及体部升支交界部骨折的患者。其发生原因是复位固定后的骨折段发生前外方向的扭转。患者的脸型增宽,变圆,并伴有一定程度的咬合紊乱;这无论在美观上,还是在功能上,都是患者无法接受的。这种并发症如果发生,简单的正畸治疗可使之改善,因此需要二次手术截骨复位、再固定;术中建议使用长度更长,强度更高的重建板,以保证下颌骨断端不发生扭转变形。对于下颌骨联合部或旁联合部的骨折,钛板固定后应当使其弧度朝上,以减轻术后下颌部肌群对骨折断端的移位牵拉,进而防止骨折端扭转的发生。

4. 骨髓炎　软组织的感染在下颌骨骨折患者中是常见并发症,但骨髓炎却并不多见。一旦发生,可先采取局部清创引流,及抗感染治疗处理。如感染灶仍难以控制,需行二次手术,切除失活的软组织、死骨块及外露骨块;拆除原有固定系统,换以长度更长、强度更高的重建板,并尽量避免在感染区行螺钉固定。术后局部清创、引流及抗生素的应用对能否控制感染将起到决定性作用。局部感染灶完全清除后,可考虑局部植骨,以填补因骨坏死而缺失的骨组织量。

(十一) 髁状突及髁状突下骨折

髁状突骨折是成年人最常见的下颌骨骨折类型,常表现为耳前区疼痛、骨擦音、骨擦感,张口受限;以及因下颌升支骨折后高度缩短,后牙早接触而造成的前牙开颌畸形。大部分高位的髁状突骨折可采取闭合性复位予以治疗。即颌间结扎固定 2 周,然后流质饮食配合弹力牵引 2 周。而大部分的颈部及髁突下骨折,如果断端对合良好,无明显骨不连,且升支高度尚可;可行颌间结扎固定 4~6 周予以治疗;但颌间结扎去除后必须进行至少 4 周的严密观察,了解患者咬合关系的变化,并嘱患者短期内流质或半流质饮食。但必须指出,这种行闭合复位的患者,术后一定会出现不同程度的下颌骨升支垂直高度缩短;并有可能导致前牙开颌畸形。髁状突骨折切开复位的指征包括:①骨折端成角超过 30°;②骨折端存在明显骨不连,长度超过 5mm;③出现明显开颌畸形的双侧髁状突骨折;④髁状突骨折伴有其他类型的颌骨骨折,如髁状突下骨折伴有上颌骨 Le Fort 骨折的患者,其髁状突骨折的精确复位,下颌骨升支高度的恢复,对于上颌骨 Le Fort 骨折的复位能起到很好的指导作用,故宜选用 ORIF 进行治疗。但对髁状突及髁突下骨折行 ORIF 也存在一些问题:如手术剥离等操作破坏了髁状突的血液供应,增加了术后髁状突尤其是髁突头部坏死的可能性。另外,术中常需行耳前切口,这一切口有伤及面神经颞支的可能性。参见图4-39。

(十二) 无齿型下颌骨骨折

这类骨折占下颌骨骨折的 5% 以下。这类患者由于牙列缺失,下颌骨发生不同程度的萎缩,骨折往往发生在骨质最薄弱的部位,以下颌骨体部最为多见。由于这类患者骨质较正常人菲薄,常见的骨折为双侧,或多部位型,且发生位移的程度较正常患者较重。部分患者骨折呈闭合性,表明骨折程度较轻;对于这类患者,可选择流质饮食,叮嘱患者禁用义齿,配合严密观察的保守方案予以治疗。然而,大部分患者还是需要通过切开复位内固定的方式予以治疗。无齿型下颌骨

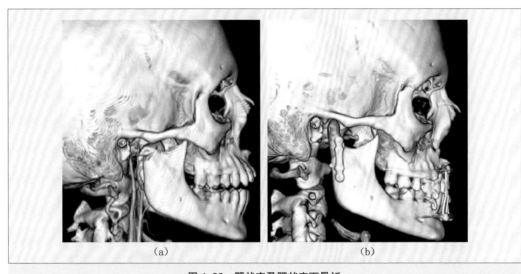

图 4-39　髁状突及髁状突下骨折
(a)髁状突骨折患者术前　(b)ORIF 术后 1 年

牙列缺失,牙槽骨骨质呈现不同程度的萎缩。若患者下颌骨萎缩程度轻(下颌骨体部高度
>20mm),那么复位固定术后的骨愈合一般是良好的。若患者下颌骨萎缩程度中等(下颌骨体部
高度为 10～20mm),那么复位固定术后的骨愈合虽不及轻度萎缩者,但仍能达到比较满意的程
度。而重度萎缩的患者(下颌骨体部高度<10mm),其复位固定术后的骨愈合往往难以得到满意
的效果。值得注意的是,对于无齿型下颌骨骨折患者,小型钛板是不推荐使用的,因为骨质的缺
失加上骨折损伤,导致术后骨折部位很难承受骨折所造成的局部牵张力。因此,我们需要强有力
的重建板来代替原有骨质承受骨折所造成的局部张力。参见图 4-40。

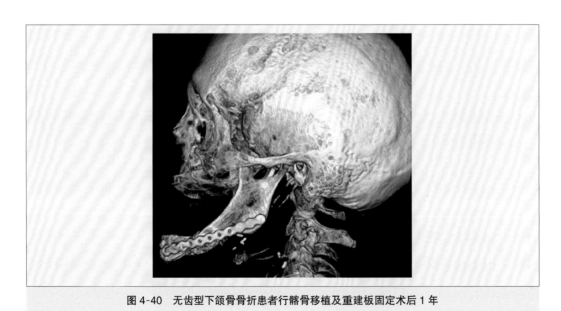

图 4-40　无齿型下颌骨骨折患者行髂骨移植及重建板固定术后 1 年

　　无齿型下颌骨骨折患者术后并发症的发生率与其骨质萎缩程度有很高的相关性,Obweges-
er 和 Sailer 的统计数据显示,无齿型下颌骨骨折患者术后并发症 20% 发生于骨质中度萎缩的患

者(即下颌骨体部垂直高度为 10～20mm),80％发生于骨质高度萎缩的患者(下颌骨体部垂直高度＜10mm);而骨质轻度萎缩(下颌骨体部垂直高度＞20mm)的患者术后很少发生并发症。因此,部分学者提出,对于重度萎缩的无齿型下颌骨骨折患者,若需要行 ORIF,可早期行骨移植,以减少术后并发症的发生。但即使是骨质重度萎缩的无齿型下颌骨骨折患者,如果骨折轻微,无明显移位,仍可采用流质饮食及严密观察的保守方案予以治疗;但必须叮嘱患者禁用义齿,直到骨愈合开始为止。

(袁 捷)

第五节 头面部软组织损伤的修复和重建

随着社会经济的发展,交通伤在各种创伤中的所占比例在逐年提高。头面部为人体暴露部位,更易受到损伤。头面部一旦受到创伤,不仅造成皮肤软组织缺损,而且还可能累及眼睛、鼻、口等重要器官,增加修复难度。术后遗留不同程度的面部畸形及功能障碍也会增加患者的心理负担,影响患者的生活质量。术前对患者受伤情况的详细了解和制定系统的治疗方案将有助于最大限度地改善面部外观及重建结构功能。

一、流行病学

头面部创伤病因中,交通事故可占 6％～37％。美国一项统计表明,交通事故所致的头面部创伤中,机动车车祸占到 60％,之后依次为自行车(24％)、摩托车(7％)、卡车(5％)和行人-车碰撞(4％)。头面部创伤多见于中青年,以 15～40 岁为主,男性多于女性。约 22％的头面部创伤患者并发有面部骨折。

二、头面部应用解剖

头部皮肤在厚度、弹性、活动度及质地等多方面和身体其他部位皮肤差异较大。头部皮肤较厚、无弹性、活动度差,并且质韧,而面部皮肤则相对较薄、弹性好,并且活动度大。头面部不同区域皮肤结构的差异决定我们需要采用不同的修复和重建方法。

人体皮肤由表皮层和真皮层构成。真皮层赋予皮肤弹性,保持皮肤的完整性,因而决定皮肤对于损伤和修复的反应。真皮网状层由大量垂直于肌纤维走向的胶原纤维和弹性纤维构成。这些弹性纤维保持着皮肤一定的张力。1861 年,Langer 通过用圆锥穿刺尸体皮肤,将裂口为椭圆形的点连成虚线,此线皮肤张力最小,阐释了这些弹性纤维的走行规律,因此也被称为 Langer线。Langer 线虽在面部表面并不可见,但它却显示了皮肤对于张力的反应。它的走行和真皮内网状层主要的纤维束走向基本平行,伤口或者手术切口如果和此线平行,那么伤口的张力将减少,可以获得较好的愈合和减少瘢痕增生。需注意的是,Langer 线不要和面部皱纹线相混淆。皱纹线是由于皮下肌纤维的机械力持续作用形成的,它垂直于肌纤维收缩的方向。Langer 线多数情况下和面部皱纹线平行,因此,皱纹线也可作为很多手术切口设计的参考线。

头面部血管网分布密集,交通支广泛,血运非常丰富,因此,对于撕裂的皮肤组织,即使蒂部很窄,看似血供不足,但实际上却能存活。相反,身体其他部位类似的损伤却可能发生皮肤坏死。这意味着更多的组织可以获得存活。这点对于面部组织量不多的区域或者难以重建的区域(例如口角)非常重要。修复面部缺损时,提倡较为保守的清创。如果部分组织血运不佳,但是重建又较为困难时,可以简单地原位缝合,观察 24～48 小时。待坏死边界清楚了,再行二次清创手术。

面部皮肤感觉主要由三叉神经支配,其他由颈丛、面神经和舌咽神经支配。三叉神经分出三大分支,即眼神经、上颌神经、下颌神经。三大分支再不断分支分布于面部皮肤、眼及眶内、口腔、鼻腔、鼻窦的黏膜、牙齿等,传导痛、温、触等感觉。额神经为眼神经最上面的分支,在眶顶骨膜与上睑提肌之间前行,分 2～3 支,其中经眶上切迹伴眶上血管穿出者称为眶上神经,分布于额顶、上睑部皮肤。眶上切迹位于眶内上缘,约在经瞳孔中线内侧一横指,头面部外伤进行眶上神经阻滞时,可先在眶内上缘触及眶上切迹,在此点外侧进针,直至内眦内侧(约 2cm),然后边退边注射 2～3ml 局麻药。另一支向内前方经滑车上方出眶称为滑车上神经,分布于鼻背及内眦附近皮肤。眶下神经为上颌神经主干的终末支,经眶下孔穿出,分布于下睑、鼻翼、上唇的皮肤和黏膜。眶下孔位于眶下缘 6～10mm,经瞳孔中线内侧。临床上进行眶下孔神经阻滞时,可选择经口内阻滞,患者能够更好地耐受。首先在眶下缘下触及眶下孔。左手中指放于眶下孔位置,示指和拇指掀开上唇,从尖牙根部齿龈处朝中指方向进针,边进针边注射约 2ml 局麻药。也可选择经皮肤阻滞,在眶下缘下约 1cm,瞳孔中线内侧出扪及眶下孔,经此进针,至眶下孔注射 2ml 局麻药。下牙槽神经从下颌神经发出后,分支分布于下颌牙及牙龈,其终支自下颌骨颏孔穿出,称为颏神经,分布颏部及下唇的皮肤和黏膜。颏孔约位于第 2 磨牙下 2cm。临床上进行颏孔神经阻滞时,可用示指和拇指将下唇掀开,沿第 2 磨牙尖部进针 5～8mm,注入 2ml 局麻药。选择经皮肤阻滞时,从口角和下颌缘连线中点进针,至下颌骨表面注入 2ml 局麻药。

面部表情肌主要由面神经支配。面神经经茎乳孔出颅后走行于腮腺深浅叶之间,自腮腺前缘呈放射状发出 5 个分支。各分支变异非常大,探查神经损伤较为困难。①颞支:有 2～4 支,支配额肌和眼轮匝肌;②颧支:3～4 支,支配眼轮匝肌及颧肌;③颊支:3～4 支,支配颊肌、口轮匝肌及其他口周围肌;④下颌缘支:分布于下唇诸肌;⑤颈支:支配颈阔肌。面神经全程走行于表浅肌肉筋膜系统(superficial musculoaponeruotic system,SMAS)下方,从面部表情肌深面进入并支配肌肉活动。颧支和颊支交通支丰富,因此颧支或颊支的损伤很少会导致永久性面瘫。

三、头面部软组织损伤的分类

交通事故导致的头面部软组织损伤，根据伤情不同，可分为以下几种类型。

1. **擦伤**　擦伤是由皮肤在一种切向创伤条件下，失去表皮层和部分真皮层形成的。由于头面部丰富的神经末梢暴露，可伴有烧灼样疼痛。擦伤后如果头面部伤口内的灰尘或其他异物没有被及时清除干净，真皮层和表皮层日后增殖覆盖这些异物可形成外伤性文身，处理起来将相当麻烦。擦伤多发生于头面部突出部位，如额部、颧部、鼻唇部等。

2. **裂伤**　裂伤通常是由头面部遭受锐性物体的切割后，致使皮肤及皮下组织裂开形成的。通常裂伤创缘较为整齐，污染程度不重。如软组织损伤较深，割破血管，可造成大出血；如切断三叉神经或面神经分支，则造成面部感觉减退或面瘫；如割伤腮腺或腮腺导管，可造成涎瘘。当头面部遭受力量较大的钝性物体损伤时，除了造成皮肤裂伤外，还可造成深部组织严重的挫伤，形成挫裂伤。其特点为创缘不整齐，伤口深浅不一，可伴有面部骨折或组织缺损。有时坏死组织界限并不清楚，需多次手术清创。

3. **撕脱伤**　撕脱伤是在较大的外部力量作用下，头面部软组织发生撕裂或撕脱。此损伤较重，伤口边缘多不规则，皮下组织和肌肉可有广泛挫伤，软组织撕脱造成深部骨外露或体表器官如鼻、耳等缺失。如颊部发生严重性撕脱，可形成洞穿性缺损，造成修复困难。患者可伴有大量出血，继发出血性休克。如果撕脱组织借蒂与机体相连，则其原位缝合后极可能存活。因为头面部血供非常丰富，即使蒂部较窄，撕脱组织亦可能存活。

四、并发症

头面部有很多重要的器官和组织，交通事故除可造成软组织损伤外，还可并发深部器官及组织损伤，影响呼吸、发音、进食以及表情等多种生理功能，严重者可引起呼吸困难，窒息，危及生命。

1. **颅脑创伤**　头部或面中 1/3 部遭受严重挫裂伤时，常并发颅脑创伤，包括颅顶或颅底骨折、颅内出血、脑水肿、广泛脑挫裂伤或脑干损伤等。临床表现为伤后意识障碍、复视、肢体感觉及活动障碍等。颅底骨折时，可由脑脊液从鼻孔或外耳道流出。

2. **面部骨折**　面颅骨围成面部的眶腔、鼻腔和口腔。面颅骨骨板较薄，骨质较疏松，若受到较大的外力，特别是水平方向的冲击，容易导致面颅骨尤其是各骨骨缝较为薄弱的地方发生骨折。由于附着于面颅骨的肌肉多为表情肌，止于皮肤，肌肉收缩力量较小，肌牵引对骨折片移位的作用较小。面部创伤多累及上颌骨、下颌骨、颧弓、鼻骨等。因面颅骨和鼻腔、口腔、眼眶关系密切，发生骨折时，如处理不当，会造成面部畸形、复视、咬合关系错乱和咀嚼功能障碍、呼吸困难等不良后果。

3. **窒息**　鼻、咽是呼吸道的起始部。面部创伤，尤其是合并面部骨折时，骨折块移位可压迫舌根或引起舌后坠，堵塞呼吸道。对于昏迷患者，头面部创伤后口腔内血凝块、呕吐物或各种异物可堵塞咽喉部造成窒息，也可能直接将血液、呕吐物或其他异物吸入气管、支气管引起窒息。窒息的前驱症状为烦躁不安、口唇发绀、大汗淋漓、鼻翼翕动。严重者可出现"三凹征"，即锁骨上窝、胸骨上窝及肋间隙凹陷，进而发生脉搏细弱、血压下降、昏迷、瞳孔散大等危象，以至死亡。

4. 颈部创伤　头面部和颈部相连，交通事故中头面部创伤易并发颈部创伤。颈部为大血管、喉、气管、颈椎等所在部位，需注意有无颈部挫裂伤、血肿、喉及气管损伤以及颈椎骨折等，并发颈髓损伤，会导致高位截瘫、呼吸困难等，危及生命。需注意的是，颈椎骨折移位不明显时，受伤后可暂时不出现任何神经损伤症状，进行清创及修复手术变换患者头部位置时可造成骨折移位，造成医源性损伤。

5. 其他部位损伤　交通事故多造成机体多发、多处损伤。需详细了解受伤时的各种情况，包括病因、受力部位、方向和伤口表现，对于判断可能存在的其他部位损伤有所帮助。并发张力性血气胸、腹部内脏器官损伤、大出血等危及生命的严重伤情应优先处理，积极抢救休克的同时，针对病因采取针对性措施。

五、软组织损伤的检查和诊断

头面部软组织损伤诊断虽然较为直观，但不应忽视合并其他如面部骨折、感觉及运动神经、腮腺导管、颅脑等损伤的存在。了解受伤过程和检查体征是诊断头面部创伤的主要依据，但有时因伤情紧急，了解受伤史和体格检查常需和一些必要的治疗措施（如维持呼吸道通畅、止血、输液、抗休克等）同时进行。

（一）全身检查

对头面部创伤患者，首先需要进行全面和快速的全身检查，明确是否合并严重颅脑、胸、腹、脊柱和四肢创伤的存在。虽然整形外科医师很少出现在创伤救治的第一线，但是，检查患者时不能想当然地认为急诊医师已经完成了所有的急诊检查。

检查时需首先评估患者意识、血压、心率、脉搏、呼吸等生命体征，以及患者是否存在危及生命的紧急情况，尤其是昏迷、呼吸道梗阻和未能控制的内、外出血或由此引起的出血性休克，及严重的颅脑创伤或其他脏器的并发伤等。

头面部创伤合并呼吸道梗阻是危及患者生命的情况之一。下颌骨骨折导致舌向后移位；血凝块、口和鼻分泌物、呕吐物及其他异物都可能堵塞呼吸道。必须迅速清除呼吸道异物，查明口腔内出血并迅速止血，维持呼吸道通畅。监测伤者血压、心率、氧饱和度等变化，维持生命体征平稳，如头面部伤口出血不多，而血压进行性下降，则要警惕有无内脏器官破裂所致的内出血或其他部位血肿可能。检查中如有危急情况，则应采取有效措施，积极抢救。待伤者全身情况及生命体征稳定后，则可针对头面部的伤情进行检查和评估。

（二）局部检查

头面部创伤的检查从详细的受伤史开始。它可协助判断是否可能存在的其他的合并伤。病史询问和体格检查多同时进行。检查应在有良好的麻醉和无菌条件下进行，同时光线要充足，有冲洗和吸引装置。

通过视诊，可以大概评估擦伤、裂伤、挫裂伤以及撕脱伤的程度和范围。对于裂伤还应估计有无组织缺损及深部重要结构如骨、神经等外露。在最初检查时就要注意有无面神经主干或其分支损伤所致的面部表情肌全部或部分瘫痪。面部感觉及活动的检查最好在局部麻醉前进行。有些患者做面部表情时会出现不对称，但可能仅仅为疼痛或水肿引起，而和潜在的面神经损伤无关。同时，也要注意是否存在因伤及腮腺或其导管所致的涎瘘。如果怀疑腮腺导管损伤，可以将一个 22 号导管插入腮腺导管，并注入少量的生理盐水或亚甲蓝。如果有液体从伤口内流出，则可诊断腮腺导管损伤。

头皮发生撕脱伤时通常在平面帽状筋膜和颅骨膜之间，颅骨膜一般完整。眉弓部的裂伤非常常见，面神经颞支沿着眉弓上缘外侧走行，支配额肌。它和颞浅动脉的额支伴行，走行于浅筋膜深面。因此，眉弓部创伤时合并面神经颞支损伤的风险较高。颊部发生裂伤时要立刻注意到是否合并面神经、面部肌肉、腮腺导管、骨以及贯通伤的可能。

鼻在面部的显著位置决定其非常容易受到创伤。许多创伤仅导致鼻骨骨折，而没有软组织损伤。鼻部检查时需注意到三个要素（外表皮肤、支持结构和外观）。麻醉下可容易地诊断外在软组织损伤或缺损。鼻支撑结构的判断可通过观察对称性或鼻中隔有无偏曲明确。鼻骨骨折可很容易地通过触诊明确。如果鼻部有裂伤，可以通过裂口检查内在结构如鼻内侧或外侧软骨有无损伤。检查鼻孔内损伤时需要鼻窥镜、良好的光线和吸引（如果有活动性出血时）。鼻内黏膜检查有无裂伤、鼻中隔血肿或者中隔软骨外露或血肿。在良好的麻醉和冲洗条件下，可以充分检查鼻支持结构的损伤情况。

耳部结构精细，需仔细检查外耳郭了解有无组织缺失或耳郭软骨损伤。耳受到钝性创伤后，可能会发生耳部血肿，但是软骨膜下形成血肿需要几个小时。如果存在持续性的胀痛需考虑到耳前面正常形态改变可能。和面部其他器官一样，耳血运丰富，仅靠细小的血管蒂可以营养大部分耳组织。耳软骨依赖软骨膜和软组织获得营养，软骨只要一面和组织相连，即可存活。

局部出现淤斑或肿胀，可能是骨折的体征；对颅颌面部骨性标志进行仔细的触诊，十分有助于了解有无骨折的发生，并应同时对比检查面部的两侧，以便发现细小的差异。触诊时注意有无压痛，骨的外形、轮廓和连续性有无变异，是否出现台阶或异常活动，以及有无骨摩擦音或气肿等。咬合关系错位以及张口闭口功能障碍都提示有颌骨骨折。观察从耳、鼻流出的液体颜色及量，鉴别有无脑脊液耳漏或鼻漏，可判断有无颅底骨折。乳头附近的淤斑，往往也是颅底骨折的表现。

（三）辅助检查

CT 检查可逐层显示骨及软组织的改变，对于诊断面部骨及软组织病变意义重大。同时，它还可以发现颅内脑实质组织的损伤，明确脑内出血量、位置，了解脑室受压及中线结构移位，以及脑挫裂伤、脑水肿及多个脑血肿并存等情况。

B 超检查简单，对软组织分辨力强，对于软组织损伤及肿胀的检查可提供较为准确的信息。例如鉴别肿胀的性质是创伤后的水肿，还是组织内血肿或脓肿。合并颈部损伤时可明确颈部肿胀与颈部大血管的关系。

（四）诊断

迅速、及时地判断头面部外伤患者的伤情是早期诊断和救治的首要步骤。首先应判断患者是否有危及生命的体征和必须立即抢救的征象，包括意识状态、瞳孔大小和反应、呼吸道是否通畅、失血量的估计等。待患者生命体征平稳后，通过受伤史的采集和体格检查，以及辅助检查，做出进一步诊断和处理。

六、头面部软组织损伤的治疗

头面部软组织损伤患者，只要全身情况允许，或经过抢救，生命体征平稳，即应尽早实施麻醉，对头面部伤口进行彻底的清创手术。交通伤患者，伤口内既存在失去活力的组织或坏死组织，也有外界带入的其他异物和细菌等。如果未能及时清除沾染的细菌或坏死组织，则必将引起伤口感染，影响伤口的愈合。因此，需尽早将外界异物和失去活力组织去除，将污染的伤口转为清洁的伤口。

由于头面部血供丰富，侧支循环多，组织修复和抗感染能力强，清创原则是：彻底，尽量保留组织，缝合伤口时间可延长至 24～48 小时，最大程度恢复外形和功能，减少面部畸形。细菌在进入伤口内的 6～12 小时内，多停留在损伤组织的表浅部位，尚未大量繁殖，容易通过机械的冲洗予以清除。冲洗伤口后，彻底地止血有助于充分地探查伤口情况。需注意的是，神经通常位于血管附近，要避免神经损伤可能。对于组织松弛度小的区域或者不可替代的区域（如鼻尖、口周），清创时要尽量保留组织，瘢痕日后再做修整。对于颊部或唇部活动度较大的区域可以接受较为积极的清创。清创和冲洗伤口后要去除可能存在的异物。可借 X 线片或 CT 扫描协助定位后取出。头面部软组织损伤的缝合可以不受时间的严格限制，即使伤后 24 小时或 48 小时，只要伤口无明显化脓性感染或坏死，在充分清创后，仍可严密缝合。对于眼睑、舌、唇周等部位，要准确复位，细致缝合，尽量减少术后瘢痕和畸形。

七、头面部软组织缺损的重建

（一）头部软组织缺损的重建

头皮缺损直径小于 2cm 时通常可在帽状筋膜下广泛分离后直接缝合。如果头皮缺损无法直接拉拢缝合时就需要采用其他方式来消灭创面了。如果创面骨膜完整,可直接给予植皮覆盖创面,而不需等待肉芽组织生长。如果颅骨膜亦有缺损,可形成邻位皮瓣覆盖创面,供区植皮。设计邻位皮瓣时需尽量包含一支主要的血管蒂在内,且皮瓣不超过中线。此种方式可应用于修复最大直径7cm内的创面。另外,也可采用颅骨钻孔的方法,待5～7天创面肉芽组织生长良好时植皮覆盖创面。需注意的是,植皮愈合后耐磨性较差,破溃可能性较大。尤其是枕部对耐磨性要求更高,可能并不适合此方式。

如果头皮创面很大,游离皮瓣移植修复是能够提供即刻重建的治疗选择。有许多游离皮瓣移植方法已被介绍,包括游离背阔肌皮瓣、游离大网膜瓣＋植皮、腹股沟皮瓣、前臂皮瓣、腹直肌肌皮瓣以及股前外皮瓣等。背阔肌肌皮瓣或肌瓣的优点显而易见,如血管蒂长、血运可靠、可供移植皮肤面积大等。尤其是对一些慢性感染性创面,背阔肌肌皮瓣可提供丰富的血运,发挥抗感染作用。但是,也有报道,肌皮瓣和筋膜皮瓣在治疗慢性颅骨感染创面方面并没有明显差异。进一步讲,肌瓣移植后会发生萎缩,将导致形态不佳和头皮-皮瓣结合处凹陷。长期来讲,肌瓣上植皮耐磨性方面要远逊于筋膜皮瓣或肌皮瓣。Chicarilli等在1986年首先报道前臂皮瓣在头皮创面修复中的应用。前臂皮瓣血管恒定、蒂长、口径粗,易于吻合,并且皮肤色泽好,质地柔软,较适合头面部软组织缺损的修复。但是,它应用于头皮缺损修复的不足之处是能修复缺损面积有限和供区损伤较大。对于缺损直径大于7cm,老年患者前臂组织菲薄等情况下,不推荐使用前臂皮瓣。

股前外皮瓣具有很多的优点,如供区隐蔽、血管蒂长、管径粗,不损伤重要的血管、神经组织,取皮瓣后不影响肢体功能,故临床应用广泛。1993年,Koshima等首先报道应用股前外侧皮瓣来修复头皮缺损。之后,此皮瓣迅速成为修复头皮缺损的常用选择之一。它可调整皮瓣厚度来满足不同头皮缺损厚度的修复。皮瓣可通过去除筋膜及脂肪层来减少厚度,亦可带上股外侧肌来增加厚度。2004年,Heller等报道应用股前外侧皮瓣可同时修复头皮合并硬脑膜缺损。皮瓣的筋膜部分能够完全替代硬脑膜,减少脑脊液漏的发生。

颞浅血管是游离皮瓣移植修复头皮缺损最常用的受区血管之一。通过耳前的切口可以很容易地找到颞浅动静脉血管。它的位置亦靠近头皮缺损处。头皮缺损通常发生于头颅前部,尤其是颞区和前额部。需注意的是,颞浅动脉非常容易痉挛,而颞浅静脉壁又非常薄。如果头皮缺损位于颅后部,枕动静脉血管束是可选择的受区血管。枕动脉穿出斜方肌和胸锁乳突肌之间的项深筋膜后走行于皮下,与枕大神经伴行,分布于头后部。

游离皮瓣移植修复头皮缺损虽然效果良好,但不能恢复毛发生长是其主要缺点,二期可行剩余正常头皮扩张来"额外"获得头皮组织覆盖无头发区域。有文献报道,采用游离的含毛发的皮瓣修复头皮缺损。以颞浅血管为蒂掀起颞-枕部皮瓣,转移至对侧颞部头皮缺损处,和对侧颞浅血管吻合。它的优点包括一期采用含毛发的皮瓣进行头皮缺损重建,并且毛发也为正常的方向和密度。切取皮瓣部位预扩张可确保供区能够直接缝合。

（二）额部软组织缺损的重建

和面部其他部位缺损重建原则相似,额部软组织缺损应该用和缺损部位外观类似的组织来修复。其他的原则包括:前额部缺损采用质地、色泽和额部相似的无毛发组织修复;保持眉弓外形和正常位置;保留前发际线平滑和连续;新形成瘢痕的位置尽量沿着自然的发际线;采用稳定可靠的皮肤和软组织修复为骨缺损重建或眉弓重建中毛发移植提供基础。

额部缺损的大小、位置和深度是影响修复方法的主要因素。如果缺损大小超过前额部一半时,可以考虑将整个额部作为一个美容单位进行重建。如果缺损包含一部分眉弓,行眉弓缺损修复的同时要注意保持眉弓的完整。缺损的位置非常重要,因为它可能影响或累及额部边缘的组织结构,包括前发际线和眉弓。同时进行有毛发区域和无毛发区域的修复需要两种不同组织类型的皮肤,这样将增加修复的复杂性。正确评估伤口的深度亦非常重要,修复不当可能导致遗留患者额部外观畸形。

当额部缺损较大不能够直接缝合时,就需要考虑其他修复方法了。植皮通常适用于额部小的断层皮肤缺损,直径多小于 2cm。锁骨上皮肤是最佳的供区,肤色最接近额部,虽然会在锁骨上遗留明显的瘢痕。和断层皮片相比,全厚皮片挛缩较少,以后色泽改变少。植皮手术需要基底血运可靠。如果基底颅骨外露,需要首先用其他方法形成一个可以植皮的创面。历史上有将颅骨钻孔,待肉芽组织覆盖颅骨创面后再给予植皮修复。但是,植皮术后会遗留难看的畸形。另外的选择,可以设计邻位皮瓣旋转覆盖颅骨缺损,供区再采用断层皮片覆盖。这类皮瓣最大比例可达 1.5:1,修复缺损的最大直径可达 7cm。

局部皮瓣是修复额部缺损的主要方法之一。因为它来自邻近的额部皮肤,色泽和质地都非常匹配。这些手术可以在局麻下进行,修复缺损直径可达 3cm。皮瓣选择包括旋转皮瓣、菱形皮瓣、双叶皮瓣等均有报道。以双侧滑车上和眶上血管为蒂的皮瓣可以向外侧推进修复额部外侧的缺损。与此类似,以滑车上血管或者眶上血管为蒂的岛状皮瓣可以修复眉弓的缺损。前额中部的缺损可以采用 shutter 皮瓣来修复,供区植皮覆盖或直接缝合。

远位皮瓣,包括头皮或斜方肌皮瓣,也可以修复整个额部缺损。除了面积大外,这类皮瓣的血运丰富,可以覆盖深部硬组织缺损,如颅骨和骨移植物。如果患者不能耐受复杂的显微外科修复的话,此类皮瓣也是一个次要的选择。但是,需认真权衡这类皮瓣的利弊。

远位无毛发的皮瓣很少能到达前额部的。虽然 Orticochea 提出的三瓣或四瓣法可以修复额部缺损,但是它最初是用来修复头皮缺损的。不过,这些皮瓣可以修复额部上方或者外侧的缺损。通常这些部位缺损既需要发际线的重建,也需要额部缺损的覆盖。有时候,头皮供区缺损可能需要植皮来覆盖。纵向蒂的斜方肌肌皮瓣有时可以用来修复额部皮肤缺损。这个皮瓣主要由颈横血管的降支营养。供区最好能直接缝合,因为在暴露的菱形肌上植皮将会产生明显的畸形。术后肩部的严格制动有利于减少供区闭合时的张力。

因其复杂性,游离皮瓣移植修复额部缺损似乎是最后的选择。但是,对于整个额部的缺损,有时它可能是最好的选择。许多游离皮瓣已被报道,包括背阔肌肌皮瓣、前臂桡动脉皮瓣、腹股沟皮瓣和上臂外侧皮瓣。腹壁浅动脉皮瓣(superficial inferior epigastric artery flap)优于腹股沟皮瓣,因为它拥有更长的、恒定的血管蒂。游离皮瓣移植的缺点是手术时间长和皮瓣坏死的风险。除了提供创面覆盖外,游离皮瓣还可以进行功能重建。有报道,可以采用薄的股薄肌肌皮瓣进行额肌的功能性重建,术后眉弓可恢复活动。进行功能重建时,肌肉移植固定需保持适当的张力。游离皮瓣预制将组织工程技术和显微外科技术结合起来,使不同的组织构成一个复合组织。Khouri 等选用和额部皮肤色泽和质地匹配的肩部皮肤来修复额部缺损。因为肩部缺少足够的皮肤量和血管蒂长度,它首先将桡动脉筋膜皮瓣移植至肩部,和颈部血管进行吻合。同时,他将一个扩张器植入皮瓣下,扩张 3 个月。最终扩张皮瓣面积达 9cm×20cm,可以将额部作为一个美学单位进行重建。但是,这种重建方法需要多次手术,两套血管吻合,不能进行即刻重建。

(三)颊部软组织缺损的重建

颊部可分为 3 个区域亚单位,即眶下区、耳前区和下颌区。根据缺损的大小和深度,分别对各亚单位进行重建。根据临近皮肤的松弛程度,有些全层皮肤缺损可以通过向两侧皮下分离后直接缝合。注意需保留面部的皱纹线。如果不能直接缝合关闭创面,可考虑植皮修复。它的优点可以快速地消灭创面,但是术后外观较差。对于颊部和下面部较大的缺损可以使用局部皮瓣或远位皮瓣进行修复。常用的局部皮瓣包括 rhomboid 皮瓣,V-Y 推进皮瓣和颈面部推进皮瓣。对于下颌区较大面积的缺损,可考虑采用胸三角皮瓣、胸大肌皮瓣、斜方肌皮瓣,背阔肌皮瓣以及游离皮瓣来修复。制定修复计划前,需详细地评估伤口的位置和深度。如果全层缺损累及口腔黏膜或上颌窦形成贯通伤时,需考虑衬里皮瓣的选择。目前有多种技术来处理衬里的问题,包括可能的情况下逐层缝合、额部转位皮瓣、远位肌皮瓣转移、游离皮瓣等。Mathes 曾报道采用颈阔肌皮瓣作为颊部缺损的衬里修复。以胸肩峰血管为蒂的胸大肌肌皮瓣可以转位修复最远达眶下缘的面部缺损。但在大多数情况下,游离的肌皮瓣是最佳的选择,因为它们拥有丰富的血运。但是,游离的筋膜皮瓣,如桡动脉皮瓣和胫前联合足背皮瓣,也可以折叠,同时修复颊部衬里和皮肤缺损。

人类不但用语言进行交流,还通过面部表情来表达更多的含义。面部可以表达更多的情感和信息。由于面部在人们日常生活中如此地重要,在制订面部损伤修复计划时,整形外科医生应兼顾外观和功能的修复和重建。只要术前认真了解创伤史、详细的体格检查,采用合理的修复重建计划,目前技术的进步已能修复面部创伤后大多数软组织的缺损。

(何金光)

第六节 四肢创伤重建

一、概述

近 20 年来,肢体创伤的治疗已经有了相当大的进展,其原因在于:严重创伤的发病率增加,创伤中心的临床经验积累,技术进展和材料改善,尤为重要的是软组织缺损的修复技术改进。

传统的创伤骨科救治集中在骨骼和关节损伤,而现在骨科和创伤外科医生都意识到软组织损伤是四肢高能量损伤中最重要的部分,也就是说软组织缺失的处理常常对伤肢的最初、有时甚至是最终的治疗起决定作用。由于人们认识到软组织损伤的程度决定肢体最终命运,提出了一系列理论的和实践的问题,关系到骨科和创伤外科医生的责任。为什么、什么时候、怎么样、应当由谁来关闭创口? 在急诊情况下究竟应当干什么? 什么时候是修复软组织缺损的最佳时机?

在损伤评估、推荐的分类体系、预后指数、骨折固定,以及早期大块骨缺损的处理等方面,已经提出了一些至关重要的问题。明确回答这些问题,就会促使医生把软组织的处理和骨骼的重建有机地结合起来。

但是,由于每一个创伤都是独一无二的,都需要有自己特有的解决方法,损伤的情况变幻莫测,无法设计出一种具有决策性的标准程序。

因此,这里将只介绍那些对大多数病例都有效的原则。

在过去 20 年间,对皮肤和肌肉血液供应进行了深入研究,并在临床上应用肌瓣或皮瓣覆盖创面,使骨骼肌肉创伤的治疗有了彻底的改变。

二、软组织缺损的处理

软组织缺损的处理存在两个主要的可能性:促进自行愈合和手术治疗。难点在于如何选择最合适的解决办法,首先需要很好地理解软组织是如何愈合的,外科医生的态度往往对软组织缺损的评估、是否能有自愈的可能性,以及应用何种手术方法修复软组织举棋不定。

首先,软组织缺损的评估至关重要,包含两个问题:哪些组织有缺损? 是否有深部结构暴露? 如果把软组织缺损看成一个碗,各层组织是碗壁,而暴露的深部组织就是碗底。自然愈合是通过肉芽组织长入来完成的,深部结构也因此被覆盖。从以下几个方面来评估缺损自行愈合的可能性:周围组织的血液供应状况是否允许肉芽生长? 暴露的结构会长肉芽吗? 还有一个根本的问题,是否希望用肉芽覆盖这些深部组织。

重要的是要理解肉芽组织覆盖具有两面性,一方面因为肉芽组织通过成纤维细胞的再生而自行修复的能力很强;另一方面因为肉芽组织往往伴有炎症和感染,愈合后成为纤维组织。这就意味着,通过肉芽组织修复缺损存在两个危险:即时危险是肢体深部结构感染;远期危险是瘢痕收缩将阻碍肢体深面运动结构的正常滑动。

那么,哪些组织可以通过肉芽来修复呢?

1. 皮下组织　由脂肪组成,血液供应差,尤其当皮下组织很厚时。皮下组织暴露时,肉芽长得少,且有发展成焦痂的倾向。大多数情况证实,短时间后切除脂肪层是合适的,以便在血供很好的筋膜或肌肉上植中厚皮片。

2. 筋膜　筋膜的浅层通过纤细的蜂窝组织得到很好的血液供应,这些组织肉芽长得很好。不过,在脱套伤中,该层组织连同血供来源都受到破坏,不再适合于肉芽生长或接纳植皮,因而需要切除。

3. 肌肉　肌腹的血供丰富,长一层肉芽后再植皮覆盖,当然是最好的组织。

4. 肌腱　正常时,肌腱的上面覆盖着一层稀薄而血供很好的组织(例如,手背的伸肌腱)。该组织兼有保护和供血双重作用,并为植皮或肉芽生长提供一个良好的组织床。但是纤维瘢痕组织或与植皮粘连将使肌腱的移动受到限制。出于这个原因,肌腱应当用皮瓣覆盖。筋膜皮瓣的深面能为肌腱提供全程滑动的表面,比肌瓣更合适。

5. 神经和血管　神经长时间暴露最终肯定会损害其血液供应,因此应迅速用皮瓣覆盖。另一方面,由动脉、伴行静脉以及血供丰富的周围组织组成的血管束可以裸露,因为在其保护性组织上,肉芽生长良好。不过,用以重建轴性血管连续性的移植静脉,应通过外科手术,以适当方式加以覆盖。

6. 骨骼与关节　高能量损伤常常导致骨支架暴露。暴露的关节必须迅速覆盖,以免感染。筋膜皮瓣比较合适,能提供一个柔软的组织,有希望保留关节,特别是上肢关节的活动。处理暴露的长骨需要准确的评估。如果像发生在脱套伤时的那样,有血供的骨膜是完整的,下面又没有骨折,肉芽组织将提供极好的覆盖。在没有骨膜的骨皮质上,肉芽组织不会再生,除非裸露的区域很小,这时缺损靠周围组织修复。

如果有骨折,问题就大不一样了。在这种情况下,通过肉芽来修复软组织的缺损是不恰当的,因为肉芽组织有炎症和污染,会通过骨折的部位引起髓腔感染。应当记住,只要髓腔不暴露,折断的皮质骨即使没有骨膜,长时间暴露也不感染;而髓腔一旦暴露,很快就会发生感染。因此,应采用手术方法迅速对开放性骨折进行覆盖。不过,骨膜完整的健康骨骼可以安全地等待肉芽组织来覆盖。

出于这些考虑,在选择修复方法方面,组织缺损的评估至关重要。应当考虑的因素很多,包括缺损的大小、感染的严重程度、裸露组织的性质、周围组织的性质和成活力以及对缺损自行修复后果的估计。创口的成功关闭意味着切除坏死组织、控制感染,以及确保良好的血液供应。一旦决定通过肉芽组织生长来修复,其处理在技术上要求高,并且很费时间。必须用预防炎症和抵抗炎症的药品更换敷料。最近的研究已经证实,应用负压辅助闭合创口是可行的。尽管常常以萎缩和关节僵硬为代价,还是应当严格固定骨关节支架,以促进肉芽愈合。最后,对大多数病例,可以通过外科手术,用皮瓣迅速修复软组织缺损。

三、创伤分类的问题

创伤分类有利于确定治疗方法、预测病情预后。尽管多年来做过许多努力,但由于各专科的局限性,创伤分类不尽如人意,某些开放性骨折的分类,没有把不同软组织所遭受的损害的严重程度考虑进去。Cauchoix 和 Duparc 体系只提到外部结构,没有考虑深部组织的损害。Gustilo 和 Anderson 把充分涵盖骨骼的可能性包含在内,但是没有详细列举软组织的损伤。Tscherne 分类提到软组织损害的整体严重性。分类的困难与评估的主观性密切相关。在这种背景下,最近研究已经指出,尽管创伤外科或骨科都有专业技能,但其观察者之间的可信度很差。此外,尤其对软组织损伤,需要不停地进行再评估。当损伤复杂时,在清创证实之前,不可能界定损伤的范围,最初的评估因而往往不够充分。所以,最初造成损伤的能量、各个组织损伤的程度和相继进行的清创彼此结合,构成损伤的整体个性,它比各个组织损伤的总和来得多。

四、患者的评估和早期截肢的问题

对复杂的创伤,医生应当确定肢体是否可能和值得挽救。某些很严重的损伤,须行特别评估并准确记录,例如,脚的负重区感觉缺失,或者可能存在肌间隔综合征。开放性骨折无论多严重,都不能排除深部或局限的间室综合征,因为原发损伤并没有使组织间室开放。

评估患者的全身情况:休克和大量失血会影响软组织的存活力。在实施重建手术之前,应考虑各种潜在的疾病,糖尿病、神经系统疾病或周围血管疾病。富有挑战性的问题是,缜密评估之后,治疗应完全适合病例个案,这就要求医生有丰富的经验。

对于非常严重的挤压伤,有时根本无法进行骨与软组织的重建手术。在另一些困难的情况下,医生估计肢体有可能挽救,但对患者并不适合,因为最终的功能将是很差的。这种情况通常发生在老年人,或者胫后神经大段缺损合并肌肉大量缺失的患者。

总的来说,在上肢,如果重建是可行的,就没有指征作截肢。因为,上肢的任何一项功能,哪怕再差,也比假肢强。下肢是否截肢,往往左右为难,因为在膝关节以下,可以把装配得体的假肢看作是另一个极好选择。另一方面,只有实在无法挽救时,才考虑作大腿平面的截肢。不过,我们认为,如果肢体有可能保留,即便不合适,作为常规,截肢也不应当在急诊的情况下进行。首先必须和患者讨论,才能启动一个复杂、长期和充满风险的重建进程。无论是急诊,还是二期截肢,肯定都意味着有可能利用废弃组织,作为带血管的或一般的肌腱、骨骼、皮肤或肌肉瓣、神经等移植物。

从实践的观点出发,用以确定肢体高能量损伤是否无法挽救的指数是不能替代临床判断的,因为每一个病例都是特殊的。预见指数的问题与分类的问题类似,决不能仅仅依据指数评分就作出诸如截肢一类的重要决定。作决定时，只有两个因素必须始终和准确地加以评估，即肌肉损伤的程度和胫后神经的缺损。胫后神经支配脚底跖部分的感觉，就一期愈合和最终功能而言，这两个因素与结果最有关系。

五、骨折的固定

即便在早期骨骼固定时不准备同时进行软组织重建手术，也应统筹考虑骨骼固定和软组织重建。在清创后，无论是用髓内钉，还是用螺丝钉和接骨板作内固定，都需要有活力好的软组织包裹，或者直接覆盖。如果只有用皮瓣才能关闭创口，就应一次手术同时进行创口的覆盖和骨折的固定。因为这样做将确保能彻底地清创，并确保所采取的手术成功。

将已做了内固定的骨折块继续裸露，感染的危险性将很高，因为它使重复清创和对骨折部位的清洁难以进行。理解这一点是非常重要的。

大多数情况下，认为接骨板固定是不合适的，因为手术进一步损伤骨膜，而且放置接骨板将额外增加容量，使创口的关闭变得更加困难。现在，髓内钉加上直接关闭创口治疗开放性骨折的方案为人们所广泛接受。但是，如果手术医生因为对感染和清创的质量没把握，或者缺乏做皮瓣的经验而决定不马上关闭创口，那他就应当使用外固定架。这是一个安全、可靠和合理的解决办法，既能有效固定骨折，又容易处理软组织创面。

六、急诊处理

（一）治疗目标

防止感染，必要时重建肢体的血液供应，以及保留功能。手术处理的主要步骤为：清创，修复血管，固定骨骼，关闭创口。

（二）清创

清创的原则是清除异物及血肿，切除所有失去活力的组织。即便是 Cauchoix 分类的 I 级和 II 级损伤，也应广泛延长皮肤伤口，以允许对深部组织进行探查，并切除没有活力的肌肉组织。

目前的趋势是，切除皮肤时保守一点，切除没有活力的深部组织时积极一些。最初可在止血带控制下进行清创，然后放松止血带，再做最后更细致的切除。应行广泛的预防性筋膜切开，以防发生肌间室综合征。

骨端的清洁是防止髓腔感染所必不可少的。不应当按常规丢弃一个大的完全剥离的骨片。如果创口没有明显的严重感染，这些骨片值得保留，并用小的内固定将它固定在位，以改善骨折的复位和稳定性。不过，我们强调，如果要这样做，创口就必须有可能直接关闭，但情况并非总是如此。

众所周知，冲洗伤口可降低感染的危险。不过，我们不主张应用脉冲冲洗技术，因为可能造成软组织的额外损伤,而且可能不但不能把位置比较深的异物碎屑冲到伤口外面去,反而可能将它们往里面冲。

(三)血运重建

如果已经是长时间缺血,应尽快重建肢体的血运。在固定骨骼之前,临时做短路分流恢复主要血管的连续性,给远侧肢体供血。通常待骨折固定之后,再移植静脉修复血管。

(四)骨折固定

重申如下原则:①如果需要延迟关闭创口就必须使用外固定支架。小腿严重损伤时,将腓骨固定以改善骨支架和软组织包壳的稳定性。②如有环形骨缺损,在关闭创口的同时,用骨水泥填充物,或者浸透抗生素的 PMMA 珠填塞。不主张急诊做大型的骨重建手术。此外,异物诱导的骨膜对往后移植的自体松质骨的皮质化有促进作用。

(五)创口关闭

彻底清创之后,修复血管并固定骨折,剩下的问题就是关闭创口。由于急诊评估组织的活力有不确定性,因此所有病例都按常规直接关闭创口并不安全。如果神经和移植的血管没有裸露,而骨骼已经用外固定器固定,创口的覆盖可以延迟 3~5 天。Godina 已经证明,在 72 小时之内覆盖创口是有效和安全的,并使感染率降低。目前多数赞成在第一周结束之前关闭创口。

(六)几种特殊情况的处理

皮肤创口不可能关闭,将有血供的皮下组织或肌肉缝到四周皮肤的边缘,覆盖有活力的深部结构、肌腱、血管神经束和骨折,还是可行的。

创口的关闭不可能作为一期手术来完成。清创与固定结束时,骨折部位仍然裸露。在决定需要用哪一种手术方法来覆盖创口的时候,对创口组织的活力进行临床评估是至关重要的。

当清创彻底,留下的组织血供良好,没有感染,能做局部带蒂皮瓣转移,应立即覆盖创面,因为几天以后,由于水肿和炎症反应将阻碍皮瓣的游离和旋转弧度。如果创口具备关闭的理想条件,但又没有合适的局部皮瓣可用,应行游离皮瓣移植。

当清创不彻底,又不能很好地确定组织的活力,创口严重感染,直接关闭创口不是一个合理的选择。应保留所有有活力的组织,1 天后再作评估。如果有怀疑,要重复清创,直到创口最终变得洁净。在两次清创的间隔,应暂时用敷料覆盖创口,并制动。换药时应避免使暴露的结构(神经、动脉、肌腱和骨骼)变干燥和发生梗死。因此可以敷上一个抗生素水珠囊以保持湿润的环境,而不用湿纱布包裹伤口,因为它在几个小时之内就会风干。敷料既不应当促使暴露的结构变干,也不应当加快肉芽生长的过程,后者意味着伤口发生感染。禁忌使用抗炎敷料。

创口最终关闭的延迟,使我们能够通过反复清创对组织进行比较好的评估,有时间做动脉造影,帮助设计创面覆盖的方法。

七、软组织修复

（一）原则

软组织的修复应遵循从简单到复杂、逐级上升的再造阶梯。依照缺损的大小和深浅、暴露的结构，以及诸如血管的状态、可利用的区域皮瓣之类的局部情况，每一个步骤都有它自己的指征。对很多病例，理论上可以有不同的解决方法，但由于局部条件的限制，只能用某一种方法。

当创面没有指征做简单的植皮或旋转皮瓣时，应尽可能用远处带蒂岛状皮瓣，暴露的骨骼用肌瓣覆盖，而肌腱则用筋膜皮瓣覆盖。远处带蒂皮瓣，如用于上肢重建的腹股沟皮瓣和用于下肢的跨腿桥式皮瓣，不主张在急诊时使用，尤其当深部有骨折时，总会造成局部炎症或者感染，这些手术措施需要将肢体固定，否则会引起水肿和僵硬。还应当记住，跨腿桥式皮瓣并发静脉栓塞的危险性很高。此外，这些皮瓣的血液供应取决于受区血管的状况。出于这些原因，腹股沟皮瓣和跨腿桥式皮瓣应在二期覆盖创面时用，但是，尽管它有许多缺点，带蒂腹股沟皮瓣仍然是手部重建手术的可靠方法。

（二）根据伤后组织缺损的部位，探讨用皮瓣覆盖创面的可能性

1. 上肢　分为 3 个区域：上臂、前臂、手和腕部。

（1）上臂。上臂包括肩带和肘关节，在这个平面，没有做游离皮瓣的手术指征。肩带开放性骨折，包括肱骨头、肩锁关节和锁骨在内，能用带蒂胸大肌肌瓣覆盖的程度是有限的。上臂和肘部的巨大缺损可以安全地用带蒂背阔肌肌瓣来覆盖。

背阔肌肌瓣适合于修复肘关节开放性骨折，而且很可靠。应用包含背阔肌肌瓣和带血管的第 9 或第 10 肋骨在内的复合组织转移进行一期重建，能够治疗合并软组织和骨骼缺损的上臂近侧 1/3 的开放性创伤。

（2）前臂。在前臂，骨折合并软组织缺损使手的功能发生障碍，是带蒂皮瓣的"危险地带"。取自腹股沟的远处皮瓣转移总是可能的，但是它的缺点也是众所周知的，最大的危险是骨折感染，因为手术后一部分骨折肯定还会暴露，前臂的巨大缺损需要游离皮瓣的情况更加常见。一期修复覆盖层至关重要，因为肌腱和骨骼可以二期手术重建。可用的组织瓣有背阔肌。以对侧桡动脉为蒂的前臂皮瓣，是同时修复皮肤缺损和重建断裂动脉的连续性的好办法。

（3）手和腕。能从前臂掀起的带血管蒂皮瓣越来越多，使在这个区域做游离皮瓣的适应证相应减少。实践中，前臂皮瓣、骨间背侧动脉皮瓣，或者腕部远侧挠侧或尺侧的带蒂筋膜瓣可以解决所有问题。这些组织瓣均以远侧为蒂，依赖逆行动脉血流而存活，因此一般都需要手掌或腕背的血管之间有健全的吻合。

当没有基底在远侧的带蒂皮瓣可以使用时，可用足背皮瓣、股前外侧皮瓣或上臂外侧皮瓣游离移植修复手背及手掌。

2. 下肢　分为3个区域:①大腿;②膝和小腿;③踝和足。实际上,大多数开放性骨折发生在下肢,包括膝、小腿、踝和足。

(1) 大腿。大腿创伤后很少需要修复软组织缺损。使髂骨嵴暴露的皮肤缺损面积不大,可用以腹壁上动脉为蒂的逆行带蒂腹直肌肌瓣覆盖。髂骨后嵴和骶骨软组织缺损可以用臀大肌肌瓣覆盖。骨盆环前部的混合创伤是顺行股外侧肌肌瓣的很好适应证。

(2) 膝和小腿。

膝和小腿近侧1/3:腓肠肌的两个头适合于覆盖膝关节或小腿的近侧1/3。加上大小为肌肉面积的1倍半,形状像球拍的皮肤,可大大增加膝关节部位覆盖区域。有腓肠肌内侧头的远侧部携带的球拍样皮肤可以覆盖小腿近、中1/3交界处的缺损。

小腿中1/3:这是该由比目鱼肌覆盖的区域,在使用这块肌肉之前,应当评估肌腹的容积和长度,它随患者个子的大小而变化。顺行比目鱼肌肌瓣用于修复小腿中1/3处宽而短的软组织缺损。胫骨内侧或前侧长而窄的缺损只需基底在近侧的内侧半比目鱼肌肌瓣,比用整块肌肉更合适。

小腿远侧1/3:小腿远侧1/3至今还是局部皮瓣真正的"危险地带"。新的进展已经扩大带蒂皮瓣在这个区域的适应证。小腿远侧1/4的小缺损用足趾的屈肌来修复。基底在近侧的比目鱼肌肌瓣一般于覆盖远侧小腿1/3的近侧部分,能够覆盖的区域取决于肌肉的形态。基底在远侧的比目鱼肌内侧半的带蒂肌瓣,实际上能够覆盖除踝上区域以外整个小腿的远侧1/3。旋转的支点和血液供应来自小腿中部胫后动脉一个固定的分支。皮瓣的组合可覆盖更大的区域。皮瓣的联合应用是令人感兴趣的手术方法:基底在近侧的比目鱼肌肌瓣和来自足趾屈肌或者比目鱼肌的肌瓣可与踝上浅筋膜瓣联合使用。使用踝上皮瓣是修复小腿远侧1/4的一个既快又可靠的手术方法。以腓肠神经的血管网为蒂的腓肠皮瓣也能用于修复远侧1/3的缺损。

(3) 踝和足。任何时候踝和足的软组织缺损都是具有挑战性的难题,现仅提一些原则和主要的手术方法。

后足的小缺损可以用取自位于内侧的踇外展肌和位于外侧的小趾外展肌的肌瓣覆盖。这些步骤难得用于新鲜骨折,应当留在二期手术时用。

以跗外侧动脉为蒂的趾短伸肌适合于覆盖踝部外侧一个有限的缺损。足背动脉的连续性没有破坏。

应用外侧踝上皮瓣和逆行腓肠皮瓣能够覆盖足背。外侧踝上皮瓣旋转支点的选择取决于供养它的血管吻合支。由于后足外侧皮肤坏死而变成开放的跟骨骨折,是腓肠皮瓣一个很好的适应证。

用踝上或腓肠皮瓣能够覆盖包括跟腱远侧附着点在内的足跟后部。足跟负重区巨大的复合缺损仍然是一个没有解决的问题,修复往往需要游离皮瓣,有皮肤覆盖的肌瓣更好,因为它们比筋膜皮瓣更有粘连性。带血管的骨皮瓣很难与缺损匹配。最好在二期通过植骨或渐进的骨转移进行骨的重建。

（三）软组织修复

最后一个问题是所有问题中最重要的，即应当由谁来做软组织的修复？即使在 高度专业化的中心，在整形外科和创伤或骨科医生之间，要做到配合默契，并不总是那么容易的。目前问题的最好答案在于训练专业的重建外科医生，使他们能理解连贯的治疗对策，并且会做包括骨固定、软组织修复以及诸如植骨一类的二期手术在内的各种手术。对高能量损伤所造成的创伤的复杂性，要从整体机能上观察，而不是把由各专业独立实施的手术加起来看。

（四）典型病例

1. 病例一

1）病史与治疗

诊断：创伤性左小腿胫腓骨粉碎性骨折及骨缺损合并下 1/3 皮肤软组织坏死。

医疗技术：游离髂骨移植＋吻合血管的游离股薄肌肉移植＋网状皮片技术。

杨某，女，23 岁，2005 年 10 月 4 日因车祸导致左小腿中上 1/3 胫骨骨折与下 1/3 粉碎性骨折和腓骨下端骨折[图 4-41(a)、(b)、(c)]。急诊于笔者医院骨科行外固定架骨折复位及固定，下 1/3 内前侧皮逐渐出现发绀，2 周后已明显出现小腿下 1/3 内前侧皮肤软组织坏死，10 月 25 日行清创术，切除坏死的皮肤软组织和游离的骨块，胫骨表面、趾长屈和胫后肌腱、胫神经外露，胫骨缺损[图 3-41(d)]。从同侧髂骨取骨植于胫骨缺损区，之后，切取以股深动脉分支与伴行静脉的股薄肌瓣，移植于创面与近端胫后动脉（分支）吻合，股薄肌移植覆盖创面＋网状皮片覆盖小腿下 1/3 内前侧胫骨与组织外露区域。术后皮片成活良好。术后 6 个月复查小腿远端胫骨骨折愈合[图 4-41(e)]。12 个月后复查左小腿下 1/3 内前侧外观无肿胀，形态佳，仅植皮区有色素沉着[图 4-41(f)]。

2）讨论

（1）小腿下 1/3 胫前软组织菲薄，创伤易造成胫骨外露，治疗上较棘手。胫骨骨折后出现骨外露，多数为开放性骨折，且为高能量创伤所致，如车祸和重物砸伤。高能量创伤所致的下肢重度软组织和血管损伤的病例可采用各种皮瓣转移覆盖修复。

（2）小腿远端软组织缺损修复十分棘手，传统可供选择的皮瓣如筋膜皮瓣受长宽比例限制，并不适合大面积软组织损伤的病例。岛状皮瓣需牺牲肢体的知名血管是其不足，显然不适合原本已有高能量创伤所致的下肢重度软组织和血管损伤的病例。肌皮瓣血运丰富，但对小腿远端胫骨外露者，无法选用肌皮瓣转移修复。吻合血管的游离肌肉瓣加网状皮片移植覆盖小腿远端胫骨外露可解决传统可供选择的皮瓣的不足。肌肉瓣与肌皮瓣一样血运丰富，既适合覆盖单纯的大面积软组织损伤合并深部组织和骨外露创面，又可修复小腿远端慢性窦道及慢性骨髓炎骨外露创面。另外，肌肉瓣切取简单，供区无皮肤缺损、受区无皮肤臃肿等不足。还可减少在分离肌皮瓣时损伤肌皮穿支和担心皮肤层与肌肉层分离等并发症的发生。

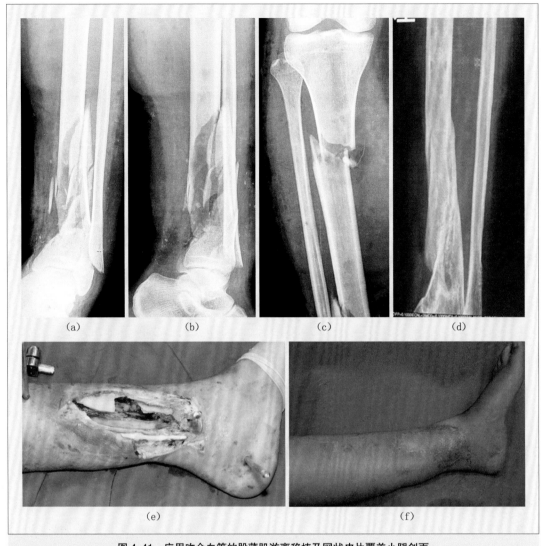

图4-41　应用吻合血管的股薄肌游离移植及网状皮片覆盖小腿创面
(a)～(d)术前　(e)术后6个月　(f)术后12个月

(3) 由于本例是小腿下1/3压扎伤,皮肤软组织也受到挤压。胫骨下段开放性骨折用外固定架固定术后合并皮肤软组织坏死,深部组织和胫骨外露,应用股薄肌移植覆盖创面加网状皮片移植覆盖肌肉,术后肌肉瓣及皮片成活。皮片色泽、质地、弹性均良好,无瘢痕挛缩。

(4) 股薄肌的解剖。股薄肌为一条扁长带状肌,位于大腿内侧皮下,长收肌内侧,位置表浅。上端以扁平宽腱起自耻骨下支前面的闭孔前缘,向下逐渐变窄,经股内侧髁后方以腱索在缝匠肌止点的后方止于胫骨粗隆内侧面。股薄肌的主要营养血管为发自股深动脉的分支,血管自股深动脉发出后,斜向内下经内收长、短肌之间走行,于骨薄肌中上1/3出(相当于耻骨结下方约8cm部位)由肌肉深面入肌。血管入肌后在肌内纵形向下走行,沿途发出3～5支肌皮动脉穿过筋膜滋养浅层皮下组织和皮肤。动脉起始处的外径约2.3mm,肌外血管蒂长约6cm。两条静脉与动脉伴行入肌。此外旋股内侧动脉及腘动脉均有分支供养股薄肌。支配股薄肌的神经为闭孔神经前支,经长收肌深面至股薄肌上1/3处入肌,支配肌肉运动功能及皮肤感觉。

（5）由于胫骨的滋养血从胫骨中上 1/3 滋养孔进入骨内滋养胫骨中下 1/3，而小腿下 1/3 骨周围被肌腱围绕，因此小腿下 1/3 骨折不易愈合，是骨折不愈合的典型区域。而血供丰富的肌肉为小腿远端胫骨骨折处提供良好的软组织覆盖，为骨折愈合创造了条件，本例愈合时间为 6 个月。小腿功能恢复正常。

（6）本例网状皮片移植覆盖肌肉瓣的优点在于：①网状皮片移植覆盖肌肉瓣易再血管化；②网状皮片的扩展性最大可达 50%，利用网状皮片的可扩展性来扩大覆盖面积，以减少供皮范围；③因引流充分有利于网状皮片的成活，同时因可避免植皮术后加压包扎而不影响肌肉瓣血运。

（7）本例小腿是挤压并有旋转性严重创伤。而下 1/3 粉碎性骨折处，皮肤软组织也有挤挫伤。行外固定架骨折复位及固定后，发生皮肤软组织坏死，3 周时及时用血运丰富的肌肉覆盖，保证了骨折的愈合。因此及时的皮肤软组织覆盖创面，是保证深部组织愈合的基础，不然骨折不愈合的可能性极大。

（8）小腿中下部位开放性骨折是临床经常发生的病例，此例是软组织缺损较多，用肌肉充填软组织缺损区＋植皮。如软组织缺损少，或只有皮肤缺损，皮瓣移植是经常采用的覆盖方法。

2. 病例二

1）病史与治疗

诊断：右小腿胫腓骨开放性骨折，合并小腿皮肤坏死以及创伤性骨髓炎。

医疗技术：在当地医院行清创缝合，胫骨复位，外固定支架固定术。

患者，男，因车祸致右小腿胫腓骨开放性骨折和右小腿碾挫伤。手术后 2 周出现小腿大面积皮肤坏死，以及胫骨创伤性骨髓炎。随后转入笔者医院，在全麻下行清创，发现皮肤缺损面积约 20cm×12cm，行胸背动脉穿支皮瓣游离移植术，皮瓣面积 22cm×12cm，皮瓣供区直接拉拢缝合，皮瓣完全成活。参见图 4-42。

皮瓣设计要点：

（1）患者取侧卧位，触诊确定背阔肌外侧边缘并标记，于腋后壁下 6～8cm 及背阔肌外侧边缘以内 2～4cm 处用笔式 Doppler 血流仪测定穿支并标记。按第一个穿支以下 1.5～4cm 间隔依次确定其他穿支位置。

（2）以第一个穿支为中心设计 8～15cm 椭圆形皮瓣，皮瓣长轴平行于背阔肌外侧缘，皮瓣宽度以能直接缝合供区为原则。皮神经常与第一个穿支伴行。若皮瓣含两个穿支，即皮瓣包含第一个穿支和下一个邻近的纵行穿支，皮瓣长度可达 25cm。

2）讨论

（1）由于皮瓣外科的不断完善，对美观和功能的要求不断提高，因而产生了穿支皮瓣的概念，即切取薄皮瓣减少受区皮瓣臃肿，保留供区肌肉减少功能障碍。可以说，穿支皮瓣的发展标志着修复再造外科登上了一个新台阶。

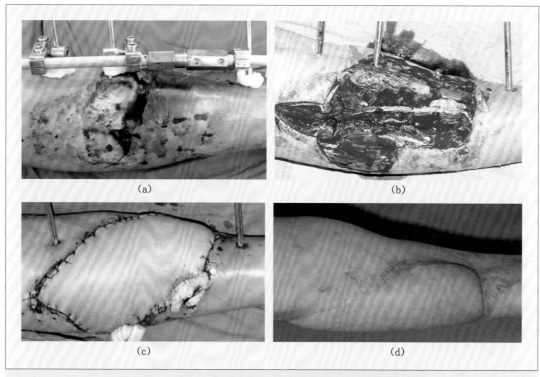

图 4-42　应用吻合血管的胸背穿支皮瓣游离移植修复小腿皮肤缺损
(a)小腿外伤皮肤坏死　(b)清创手术　(c)皮瓣移植　(d)皮瓣移植手术后 5 年

（2）穿支皮瓣概念的提出，带动人们重新研究人体皮肤的穿支血管特性。我们通过形态分析背阔肌肌肉内及其覆盖皮肤的血管结构和定量分析背阔肌肌皮穿支血管在皮肤内的走行和分布面积，探索背阔肌穿支皮瓣的切取范围和预测该穿支皮瓣的成活面积，从而提高胸背动脉穿支皮瓣移植的成功率。解剖观测胸背动脉穿支血管（口径大于 0.5mm）。胸背动脉发出 3～6 支肌皮穿支血管供应皮肤。其中最大的胸背动脉穿支起自外侧支，位于腋后襞下 6～8cm。该支以下从外侧支发出的穿支数可多达 3 个，每间隔 1.5～4cm 发出穿支。每个穿支斜行 3～5cm 穿过肌肉达皮肤。穿支动脉口径为 0.3～0.6mm，均有两条伴行静脉。

（3）胸背动脉穿支皮瓣的命名由来。整形重建外科医生面对复杂软组织缺损的修复应以最小的供区代价换取最佳修复效果。穿支皮瓣的出现和经过十多年的发展已证明符合当代组织移植发展的需要。Angrigiani（1995）首先报道应用胸背动脉穿支皮瓣（the thoracodorsal artery perforator flap）覆盖躯干和肢体创面。他当时命名为"不含背阔肌的背阔肌肌皮瓣"。随后，该背阔肌穿支皮瓣被广泛应用于覆盖躯干和肢体创面。然而，穿支皮瓣的概念和命名仍有争论。Geddes 对肌皮穿支皮瓣提出新的命名方法，即依据来源动脉和肌肉联合命名以避免造成混淆。例如，背阔肌穿支皮瓣的穿支来源于胸背动脉，所以应命名为胸背动脉穿支皮瓣，英文缩写 TAP-ld flap 表示 thoracodorsal artery perforator flap based on musculocutaneous perforators from the latissimus dorsi muscle.

（4）胸背动脉穿支皮瓣的特点。该皮瓣血供来自胸背动脉的穿支血管穿过背阔肌达皮瓣。

与其他常用的穿支皮瓣(如腹壁下动脉穿支皮瓣和臀上动脉穿支皮瓣)相比,胸背动脉穿支皮瓣相对较薄,该皮瓣更适合四肢及头面部的修复再造。若以单一穿支为蒂,皮瓣切取范围可达8～15cm。既可直接缝合供区创面,又能避免术后皮瓣静脉回流障碍。

(5)胸背动脉穿支皮瓣的设计要点。首先通过触诊确定背阔肌外侧边缘并标记,然后于腋后襞下6～8cm及背阔肌外侧边缘以内2～4cm处用笔式Doppler血流仪测定穿支并标记。在第一个穿支以下依次确定和标记其他穿支位置。以第一个穿支为中心设计8～15cm椭圆形皮瓣,皮瓣长轴平行于背阔肌外侧缘,皮瓣宽度以能直接缝合供区为原则。

(6)胸背动脉穿支皮瓣的切取范围和成活面积。我们的解剖研究结果有助于设计穿支皮瓣。通过形态分析背阔肌肌肉内及其覆盖皮肤的血管结构和定量分析背阔肌肌皮穿支血管在皮肤内的走行和分布面积,有助于预测该穿支皮瓣的切取范围和成活面积。若以单一穿支为蒂,即由胸背动脉外侧支发出的第一个穿支为蒂,皮瓣切取范围为8～15cm。若皮瓣含两个穿支,即皮瓣包含第一个穿支和下一个邻近的纵行穿支,皮瓣切取范围可达12～25cm。此皮瓣切取范围和成活面积的确定可由Cormack和Lamberty提出三个逐级扩大的皮肤血管供应区域理论解释,即以一个穿支血管为蒂可切取范围包括该穿支血管所供应的解剖区域(anatomical territory)加上邻近的穿支血管所供应的解剖区域,即动力区域(dynamic territory)。两个血管解剖区域之间由减小口径的细小血管吻合相连。

(杨大平)

参 考 文 献

[1] 王正国.新世纪道路交通事故的发生趋势[J].中华创伤杂志,2002,18(6):325-328.

[2] 史俊,邱蔚六,徐兵,等.1420例颌面部创伤患者临床分析[J].上海口腔医学,2008,17(6):574-577.

[3] 詹尼斯.整形外科临床精要[M].李战强,主译.北京:人民军医出版社,2001.

[4] 归来,左锋,张智勇,等。颅骨缺损的个性化修复[J]。中华整形外科杂志,2004,20(2):98-100.

[5] 曹清清,李祖兵,周鑫才.226例上颌骨骨折的临床分析[J].北京口腔医学.2005(02).

[6] 邱蔚六.口腔颌面外科理论与实践[M].北京:人民卫生出版社,1998.

[7] Prekker M E,Miner J R,Rockswold E G. The prevalence of injury of any type in an urban emergency department population [J]. J Trauma. 2009,66(6):1688-1695.

[8] Sastry S M,Sastry C M,Paul B K,et al. Leading causes of facial trauma in the major trauma outcome study [J]. Plast Reconstr Surg,1995,95(1):196-197.

[9] Kontio R,Suuronen R,Ponkkonen H,et al. Have the causes of maxillofacial fractures changed over the last 16 years in Finland? An epidemiological study of 725 fractures [J]. Dent Traumatol,2005,21(1):14-19.

[10] Gassner R,Tuli T,Hachl O,et al. Cranio-maxillofacial trauma:a 10 year review of 9543 cases with

21067 injuries [J]. J Craniomaxillofac Surg,2003,31(1):51-61.

[11] National Highway Traffic Safety Administration. National Motor Vehicle Accident Statistics[C]. Washington DC:National Highway Traffic Safety Administration,2000.

[12] Schweinfurth J M,Koltai P J. Pediatric mandibular fractures [J]. Facial Plast Surg,1998,14(1):31-44.

[13] Sherick D G,Buchman S R,and Patel P P. Pediatric facial fractures:A demographic analysis outside an urban environment [J]. Ann Plast Surg,1997,38(6):578-84; discussion 584-585.

[14] C Oji. Jaw fracture in Enugu Nigeria,1985-95 [J]. Br J Oral Maxillofac Surg,1999,37(2):106-109.

[15] van Beek G J,Merkx C A. Change in the pattern of fractures of the maxillofacial skeleton [J]. Int J. Oral Maxillofac Surg,1999,28:424-428.

[16] Hackl W,Hausberger K,Sailer R,et al. Prevalence of cervicalspine injuries in patients with facial trauma [J]. Oral Surg Oral Med Oral Pathol Oral Radiol Endod,2001,92(4):370-376.

[17] Hogg N J,Stewart T C,Armstrong J E,et al. Epidemiology of maxillofacial injuries at trauma hospitals in Ontario,Canada,between 1992 and 1997[J]. J Trauma,2000,49(3):425-432.

[18] Qing-Bin Z,Zhao-Qiang Z,Dan C,et al. Epidemiology of maxillofacial injury in children under 15 years of age in southern China [J]. Oral Surg Oral Med Oral Pathol Oral Radiol,2013,115(4):436-441.

[19] Chrcanovic B R,Abreu M H,Freire-Maia B,et al. Facial fractures in children and adolescents:a retrospective study of 3 years in a hospital in Belo Horizonte,Brazil[J]. Dent Traumatol,2010,26(3):262-270.

[20] Thoren H,Iizuka T,Hallikainen D,et al. An epidemiological study of patterns of condylar fractures in children [J]. Br J Oral Maxillofac Surg,1997,35(5):306-311.

[21] Maloney K. Non-displaced pediatric orbital fracture with displacement of the inferior rectus muscle into the maxillary sinus:a case report and review of the literature [J]. Int J Oral Maxillofac Surg,2014,43(1):29-31.

[22] Gerbino G 1,Roccia F,Bianchi F A,et al. Surgical management of orbital trapdoor fracture in a pediatric population [J]. J Oral Maxillofac Surg,2010,68(6):1310-1316.

[23] Hink E M,Wei L A,Durairaj V D. Clinical features and treatment of pediatric orbit fractures[J]. Ophthal Plast Reconstr Surg,2014,30(2):124-131.

[24] Toriumi M,Nagasao T,Itamiya T,et al. 3-D analysis of dislocation in zygoma fractures[J]. J Craniomaxillofac Surg,2014,42(5):397-402.

[25] Shinder R. Quantitative assessment of medial orbit fracture repair using computer-designed anatomical plates[J]. Plast Reconstr Surg,2013,131(6):912e.

[26] Andrews B T,Surek C C,Tanna N,et al. Utilization of computed tomography image-guided naviga-

tion in orbit fracture repair[J] The Liaryngoscope,2013,123(6):1389-1393.

[27] Lee J,Tahiri Y,Roy A A,et al. Delayed repair of lateral orbital wall and orbital floor fracture[J]. J Craniofac Surg,2013,24(1):34-37.

[28] Ungari C,Filiaci F,Riccardi E,et al. Etiology and incidence of zygomatic fracture:a retrospective study related to a series of 642 patients[J]. Eur Rev Med Pharmacol Sci,2012,16(11):1559-1562.

[29] Gordon C R,Susarla S M,Yaremchuk M J. Quantitative assessment of medial orbit fracture repair using computer-designed anatomical plates[J]. Plast Reconstr Surg,2012,130(5):698-705.

[30] Shi G G,Li L,Liu Y Q,et al. Clinical effect of orbit fracture reconstruction under nasal endoscope [J]. Zhonghua Er Bi Yan Hou Tou Jing Wai Ke Za Zhi,2011,46(10):797-801.

[31] Imai T,Michizawa M,Fujita G,et al. C-arm-guided reduction of zygomatic fractures revisited[J]. J Trauma,2011,71:1371-1375.

[32] Rabie A,Ibrahim A M,Lee B T,et al. Use of intraoperative computed tomography in complex facial fracture reduction and fixation[J]. J Craniofac Surg,2011,22:1466-1467.

[33] Kim S T,Go D H,Jung J H,et al. Comparison of 1-point fixation with 2-point fixation in treating tripod fractures of the zygoma[J]. J Oral Maxillofac Surg,2011,69:2848-2852.

[34] Kyzas P A. Use of antibiotics in the treatment of mandible fractures:A systematic review[J]. J Oral Maxillofac Surg,2011,69:1129-1145.

[35] Trivellato P F,Arnez M F,Sverzut C E,et al. A retrospective study of zygomatico-orbital complex and/or zygomatic arch fractures over a 71-month period[J]. Dent Traumatol,2011,27:135-142.

[36] Bratton E M,Durairaj V D. Orbital implants for fracture repair[J]. Curr Opin Ophthalmol,2011,22:400-406.

[37] Kirby E J,Turner J B,Davenport D L,et al. Orbital floor fractures:Outcomes of reconstruction [J]. Ann Plast Surg,2011,66:508-512.

[38] Mulligan R P,Mahabir R C. The prevalence of cervical spine injury,head injury,or both with isolated and multiple craniomaxillofacial fractures[J]. Plast Reconstr Surg,2010,126:1647-1651.

[39] Collyer J. Stereotactic navigation in oral and maxillofacial surgery[J]. Br J Oral Maxillofac Surg,2010,48:79-83.

[40] Langsdon P R,Rohman G T,Hixson R,et al. Upper lid transconjunctival versus transcutaneous approach for fracture repair of the lateral orbital rim[J]. Ann Plast Surg,2010,65:52-55.

[41] Bogusiak K,Arkuszewski P. Characteristics and epidemiology of zygomaticomaxillary complex fractures[J]. J Craniofac Surg,2010,21:1018-1023.

[42] Hollier L H Jr,Sharabi S E,Koshy J C,et al. Facial trauma:General principles of management[J]. J Craniofac Surg,2010,21:1051-1053.

[43] Knepil G J,Loukota R A. Outcomes of prophylactic antibiotics following surgery for zygomatic

bone fractures[J]. J Craniomaxillofac Surg,2010,38:131-133.

[44] Thaker A,Tandon D A,Mahapatra A K. Surgery for optic nerve injury:should nerve sheath incision supplement osseous decompression? [J]. Skull Base,2009,19(4):263-271.

[45] Raoul G,Dujoncquoy J P,Nicola J,et al. Is transfacial Kirschner wire fixation still indicated in isolated zygomaticomaxillary complex fractures? Retrospective study of 216 cases in CHRU of Lille:Epidemiology,therapeutic management,and results[J]. J Craniofac Surg,2009,20:1231-1239.

[46] SONG W C,CHOI H G,KIM S H,et al. Topographic anatomy of the zygomatic arch and temporal fossa:a cadaveric study[J]. J Plast Reconstr Aesthet Surg,2009,62:1375-1378.

[47] MCMULLIN B T,RHEE J S,PINTAR F A,et al. Facial fractures in motor vehicle collisions:epidemiological trends and risk factors[J]. Arch Facial Plast Surg,2009,11:165-170.

[48] Guo L,Tian W,Feng F,et al. Reconstruction of orbital floor fractures:Comparison of individual prefabricated titanium implants and calvarial bone grafts[J]. Ann Plast Surg,2009,63:624-631.

[49] Zhou Xu,Wei Min,Yan Dan,et al. Segmental Osteotomy in the Treatment of Obsolete Orbitozygomatic Fractures[J]. Journal of Craniofacial Surgery,2009,20(3):784-789.

[50] Dorri M,Nasser M,Oliver R. Resorbable versus titanium plates for facial fractures[J]. Cochrane Database Syst Rev,2009,1:CD007158.

[51] Czerwinski M,Parker W L,Beckman L,et al. Rapid intraoperative zygoma fracture imaging[J]. Plast Reconstr Surg,2009,124(3):888-898.

[52] Dierks E J,Harper G A. The 4 cardinal bends of the zygomatico-maxillary buttress:Technical note [J]. J Oral Maxillofac Surg,2009,67:1149-1151.

[53] Ridgway E B,Chen C,Colakoglu S,et al. The incidence of lower eyelid malposition after facial fracture repair:A retrospective study and meta-analysis comparing subtarsal,subciliary,and transconjunctival incisions[J]. Plast Reconstr Surg,2009,124:1578-1586.

[54] Bagheri S C,Meyer R A,Khan H A,et al. Microsurgical repair of peripheral trigeminal nerve injuries from maxillofacial trauma[J]. J Oral Maxillofac Surg,2009,67:1791-1799.

[55] Lee S S,Huang S H,Wu S H,et al. A review of intraoperative airway management for midface facial bone fracture patients[J]. Ann Plast Surg,2009,63(2):162-166.

[56] Liu L,Tian W D. Management of orbit fracture and correction of enophthalmos[J]. Chinese Journal of stomatology,2008,43(11):658-661.

[57] Strong EB,Rafii A,Holhweg-Majert B,et al. Comparison of 3 optical navigation systems for computer-aided maxillofacial surgery[J]. Arch Otolaryngol Head Neck Surg,2008,134:1080-1084.

[58] Kaufman Y,Stal D,Cole P,et al. Orbitozygomatic fracture management[J]. Plast Reconstr Surg,2008,121:1370-1374.

[59] Evans B G,Evans G R. MOC-PSSM CME article:Zygomatic fractures[J]. Plast Reconstr Surg,

2008,121(Suppl):1-11.

[60] Weinfeld A B,Burke R,Codner M A. The comprehensive management of chemosis following cosmetic lower blepharoplasty[J]. Plast Reconstr Surg,2008,122:579-586.

[61] Czerwinski M,Izadpanah A,Ma S,et al. Quantitative analysis of the orbital floor defect after zygoma fracture repair[J]. J Oral Maxillofac Surg,2008,66(9):1869-1874.

[62] Sakavicius D,Juodzbalys G,Kubilius R,et al. Investigation of infraorbital nerve injury following zygomaticomaxillary complex fractures[J]. J Oral Rehabil,2008,35:903-916.

[63] Clauser L,Galiè M,Pagliaro F,et al. Posttraumatic enophthalmos:Etiology,principles of reconstruction,and correction[J]. J Craniofac Surg,2008,19:351-359.

[64] Mavili M E,Canter H I,Tuncbilek G. Treatment of noncomminuted zygomatic fractures with percutaneous screw reduction and fixation[J]. J Craniofac Surg,2007,18:67-73.

[65] Fuller S C,Strong E B. Computer applications in facial plastic and reconstructive surgery[J]. Curr Opin Otolaryngol Head Neck Surg,2007,15:233-237.

[66] Winterton J V,Patel K,Mizen K D. Review of management options for a retrobulbar hemorrhage [J]. J Oral Maxillofac Surg,2007,65:296-299.

[67] Cole P,Boyd V,Banerji S,et al. Comprehensive management of orbital fractures[J]. Plast Reconstr Surg,2007,120(Suppl 2):57-63.

[68] Fan Xianqun,Zhou Huifang,Lin Ming,et al. Late Reconstruction of the Complex Orbital Fractures With Computer-Aided Design and Computer-Aided Manufacturing Technique[J]. Journal of Craniofacial Surgery,2007,18(3):665-673.

[69] Kelley P,Hopper R,Gruss J. Evaluation and treatment of zygomatic fractures[J]. Plast Reconstr Surg,2007,120(Suppl 2):5-15.

[70] Soparkar C N,Patrinely J R. The eye examination in facial trauma for the plastic surgeon[J]. Plast Reconstr Surg,2007,120(Suppl 2):49-56.

[71] Follmar K E,Debruijn M,Baccarani A,et al. Concomitant injuries in patients with panfacial fractures[J]. J Trauma,2007,63:831-835.

[72] Scholz M,Wehmoller M,Lehmbrock J,et al. Reconstruction of the temporal contour for traumatic tissue loss using a CAD/CAM-prefabricated titanium implant-case report[J]. J Craniomaxillofac Surg,2007,35:388-392.

[73] Kozakiewicz M,Elgalal M,Loba P,et al. Clinical application of 3D pre-bent titanium implants for orbital floor fractures[J]. J Craniomaxillofac Surg,2009,37:229-234.

[74] Abubaker A O,Rollert M K. Postoperative antibiotic prophylaxis in mandibular fractures:A preliminary randomized,double-blind,and placebo-controlled clinical study[J]. J Oral Maxillofac Surg,2001,59:1415-1419.

［75］Alpert B,Seligson D. Removal of asymptomatic bone plates used for orthognathic surgery and facial fractures ［J］. J Oral Maxillofac Surg,1996,54:618-621.

［76］Barber H D. Conservative management of the fractures atrophic edentulous mandible［J］. J Oral Maxillofac Surg,2001,59:789-791.

第五章　医源性创伤的整形与重建

第一节　概　　述

医源性创伤是指患者在医院就诊或治疗康复过程中,遗留或造成的机体损伤。原因众多,主要包括以下几方面:如医务人员在诊疗工作中的粗心大意、一些医疗操作不当或仪器故障等意外所造成的创伤;为了明确诊断某些严重疾病而有必要进行的侵入性医疗操作;在疾病治疗过程中,为了挽救生命或根治疾病而必要切除病损的组织或器官所致创伤。除此之外,医源性创伤还多发生在那些自我防护意识薄弱,或防护能力较低的患者,如无意识的昏迷患者、麻醉患者、局部皮肤感觉障碍或血液循环不良的患者,还有皮肤萎缩、皮下脂肪较少的老年人等。医源性创伤的深度及面积与患者年龄、致伤原因、损伤部位、热源温度、接触时间以及接触范围等因素都有关。对医源性创伤的整形与重建需慎重而仔细对待,以免造成不必要的医疗纠纷。贯彻"修复缺损、重建功能、改善外形"理念,将三个方面有机地结合起来,使创伤的修复达到最理想化。

在世界范围内,患乳腺癌的女性中只有约 1/3 的患者需行乳腺切除术,而大多人则选择保乳治疗,并且有研究表明选择保乳治疗的患者比例在逐年递增。之所以选择保乳治疗,主要因素之一是考虑术后的外观问题。整形外科应用治疗性乳房整形或乳房再造等手术能够恢复乳房形态,在美国,每年约 56 000 名女性选择乳房再造,其中约 70% 选择假体乳房再造;剩余的则选择自体组织乳房再造。乳房切除后再造,不仅可以恢复患者的形体,而且增加了女性吸引力和自信心,提高生活质量。数十年来,从开始应用于乳腺癌治疗的乳房缩小技术,发展到治疗性乳房整形术,几乎可以切除乳房任何位置肿瘤,并且保持良好的外形;局部腺体组织重排术则较为复杂,并发症也相对较高,可应用于乳腺体积相对较小、无下垂的情况;局部带蒂皮瓣修复技术中常用背阔肌皮瓣和胸背动脉穿支皮瓣,主要适用于乳房体积较小,肿瘤位于外侧象限,皮肤可保留的情况。另外还有乳房切除后再造,但几乎所有的乳房再造方法,基本上都会额外地增加患者机体的创伤。这就需要整形外科医生和患者共同来权衡术式,选择最佳的方法。

肿瘤外科的发展和整形修复外科技术的发展之间一定要有密切的联系。肿瘤切除后遗留的缺损,尤其较大型的缺损,将给患者带来相应的功能丧失和外形或容貌的破坏,这将严重影响生活质量。在过去,修复重建外科技术相对较为薄弱,在治疗过程中,为照顾患者术后的外观形态,有时不能彻底切除肿瘤而导致术后复发。随着修复重建外科领域技术的不断提高,肿瘤患者生存率及生存质量等问题也得到了较好的解决。如头颈部肿瘤,在 20 世纪 30 年代中期到 40 年代中期,以放射治疗为主,其 5 年生存率以舌癌为例,仅 25% 左右;在 40 年代到 50 年代中期,根治性切除术得到较普遍的开展,从而使舌癌的 5 年生存率提高到 45% 左右。而在今天,治疗重点是趋向综合治疗,生存率与生存质量并重。由于整形修复外科技术的应用,对大面积组织缺损进行整复和器官再造,扩大了肿瘤根治性手术的适应范围,使得肿瘤治疗的远期疗效大大地提高,如舌癌 5 年生存率可以提高到 60% 以上,肿瘤外科的发展和整形外科技术的联合治疗,推动了肿瘤治疗技术的前进,同时也大大提高了患者的治愈率和生存质量。

体表肿瘤是发生在身体表浅部位,其定义和分类尚无统一的标准。在整形修复外科中常见的是以外胚层细胞为主要来源,病变累及皮肤及皮下组织的良性或恶性肿瘤。无论哪种体表肿瘤,其治疗方法均以手术切除为主,术式从简避繁。术后创面的覆盖是需要解决的重要问题:对于切除面积较大,不能直接拉拢缝合者,通常采用游离植皮。但如切除范围大,切除深度较深而导致骨、大神经血管暴露,则需依据具体情况采用转移皮瓣进行修复重建。还有些医源性创伤所遗留的较大创面,如压疮等,不仅给患者带来身体和心理的痛苦,同时也严重影响了患者的生活质量,常出现严重的感染,甚至败血症而危及生命。对于这种难愈创面,则需要应用带血管蒂的皮瓣、肌皮瓣转移修复或应用穿支皮瓣修复创面的方法。

肿瘤切除手术过程中,常常需要被迫或在意外情况下牺牲某些神经;另外,由于解剖变异或术者的知识水平不足,而误损伤神经造成功能障碍或畸形。对于这些情况下的医源性神经损伤进行修复的基本原则应是:立即整复,行神经吻合术或神经移植术。根据具体情况:修复方法大多采用神经移植、神经束吻合、肌内神经束种植等多种方法。从整个机体的功能角度看,运动神经的恢复远比感觉神经重要,但在整形修复外科领域,在满足了提高患者生存质量的前提下,一些主要的感觉神经也应尽力予以修复。

医源性创伤种类繁多,在此不一一枚举,对医源性创伤的整形与重建,我们一直以来都在不断地深入探索、研究,当然也经历过失败的经验教训,在总结分析之后,更多的是成功的收获,对于医源性创伤的整形与重建,其诸多宝贵经验和技术知识我们将详细与大家分享。

(李庆春　杨大平)

第二节　乳腺癌术后的修复重建

在美国,每年约 178 500 名女性被诊断为乳腺癌。其中约 2/3 选择保乳治疗,约 1/3 选择乳腺切除术。在我国,乳腺癌也高居女性恶性肿瘤的首位,选择保乳治疗的患者比例也在逐年递增。调查研究表明,患者选择乳腺切除术的主要考虑因素是担心术后复发;选择保乳治疗的主要考虑因素是术后外观问题。作为乳腺癌治疗的一部分,肿瘤科医生和整形科医生会推荐乳房再造给选择乳腺切除的患者。乳房再造手术能够恢复乳房形态,在不影响肿瘤诊断或监测的情况下保持患者的生活质量。

乳腺切除术后造成的功能缺陷包括哺乳功能丧失和胸壁皮肤感觉丧失。乳房的缺失改变了患者胸部外观,使患者选择穿衣有时成为问题。外用假体也不够方便和舒适,尤其是对一些乳房较大的患者。但是,乳腺切除术对患者最大的影响是产生的心理负担,包括焦虑、心情压抑和对自身形体认知障碍等。研究表明,乳房再造可以恢复患者的形体,增加自信心和性吸引力,提高患者的生活质量。

一、乳房再造的目的

乳房再造手术主要有四个目的。第一,获得外观自然的乳房形态,拥有足够的凸度和大小。第二,皮肤的重建。在保留皮肤的乳腺癌手术中,皮肤则是完整的。如果没有皮肤被切除(如双侧预防性乳腺切除术),乳房再造可以保留原来的下皱襞和腋前线。如果皮肤量不够,则需要通过皮肤扩张或者皮瓣转移的方法或增加皮肤量。第三,对称性。如果有必要,健侧乳房需要进行悬吊、隆乳或缩乳手术来获得双侧乳房对称。第四,乳头-乳晕复合体的再造。乳头-乳晕复合体的再造是整个乳房再造技术的最后一部分,标志着乳房再造的完成。

二、乳房缺损的评估

影响乳房再造方式选择的主要因素是乳腺癌切除的方式。目前,乳腺癌的手术治疗已经从过去的切除大量的皮肤、乳腺组织,甚至胸大肌的标准根治手术,演变为单纯的乳腺切除术加上腋窝淋巴结清扫术或者保留乳腺的乳腺癌根治手术。对于不同乳腺癌手术方式造成的乳房缺损可从以下三个方面进行分析。

(一)乳房轮廓

乳房轮廓是指乳房在胸壁上形成的边界,为具有三维结构的乳房提供基础。乳腺切除术后牵拉开皮肤即可观察到整个乳房的轮廓。它的长度和宽度因人而异。一般地,按逆时针方向,乳房边界起于腋窝前襞顶端下 3～6cm,从胸大肌肌腱边缘顺着胸侧壁弧形向下,位于腋前线后 1～2cm(但不超过腋中线),续于乳房下壁。乳房下壁大致位于第 6 肋间,最低点约在锁骨中线和第 6、7 肋间交点。乳房内侧壁距胸骨中线 1～2cm,向上在距胸骨切迹约 7cm 处接于上壁。乳房上壁最高点在锁骨中线上,距锁骨约 2 横指。需注意的是,对同一人,乳房轮廓的位置和大小从青春期后基本保持不变。进行乳房再造时,首要是要确定再造乳房的轮廓以及有无改变。

（二）乳腺实质形态

乳腺实质形态是指位于乳房轮廓上的乳腺组织的形态、凸度和体积。它的容积分布个体差异较大。一般地，乳腺实质呈圆锥形，正常乳腺的大部分组织位于乳房的下极。上部与胸前壁呈钝角，内外侧壁与胸前壁呈 $50°\sim60°$ 夹角，下部与胸前壁呈近直角（$70°\sim120°$）。乳腺外下象限较丰满，内上象限相对平坦或稍凹陷。

（三）乳房皮肤

乳房表面皮肤的量和质地直接影响乳房的外观。乳房表面皮肤量适当恰如胸罩一样，维持乳腺实质在一个合适的位置。不论是纵向还是横向，合适的皮肤的量对乳房的美观都是很重要的。任一方向上皮肤量的多余都会导致乳房外观不佳或下垂。皮肤量不足则会导致乳房扁平、伤口愈合不良甚至皮下移植组织坏死的可能。皮肤拥有正常的弹性对于维持乳腺实质的凸度也是很有必要的。如果皮肤失去弹性，那么皮肤会被拉长，导致乳房发生下垂。

我们应该知道，乳房最终的形态不是由乳房轮廓、乳房实质形态以及乳房皮肤三方面中任一方面单独决定，而是由三个方面共同作用形成的。在行乳房再造时，只有认真分析此三方面的改变，才可能再造出自然、美观的乳房。

三、保乳手术造成乳房缺损的影响因素

（一）切除的组织量相对乳房体积的比例

保乳手术外观上可接受的组织切除量为乳房体积的 10%，内侧象限因组织量少，限于 5%，外侧象限可多至 15%。P N Blodneel 等总结自己的经验得出，乳房切除量少于 $1/8$，可以行局部乳腺组织移位、旋转等技术填充缺损；乳房切除量介于 $1/8\sim3/8$，则须行局部皮瓣填充，如带蒂胸背动脉穿支皮瓣、肋间前动脉穿支皮瓣等；如乳房切除量大于 $3/8$，则因局部皮瓣效果差，而建议行乳房切除和全乳再造。

（二）肿瘤的位置及对正常乳房边界的影响

肿瘤的位置影响乳房部分切除后整形方式和局部皮瓣来源选择。如肿瘤切除后破坏了乳房的边界，则要注意重建边界，以期术后两侧乳房对称。S J McCulley 等根据肿瘤位置将乳房分为 9 个区。Ⅰ区以新乳头为中心，周围约 2cm 的范围；Ⅱ～Ⅳ区位于乳房下极，为常规乳房缩小术切除范围；Ⅵ-Ⅶ区为肿瘤常见部位；Ⅷ区位于乳头-乳晕复合体上方；Ⅴ、Ⅸ区肿瘤最少见，但切除后整形最困难；Ⅴ～Ⅸ区肿瘤，通常需采用改良乳房缩小技术。

（三）乳头-乳晕复合体位置影响

肿瘤切除可造成乳头-乳晕复合体移位甚至缺失，因此，重新确定新乳头位置，根据情况行一期或二期复位和重建。

（四）皮肤缺损的评估

皮肤是否完整和缺损大小将直接影响保乳术后外观,因此,应尽量保留皮肤完整或减少皮肤切除范围。如肿瘤位置较浅,则必须切除皮肤,减少肿瘤残余。此时,可适当调整设计切除范围,将需切除皮肤包括在内。需注意的是,如果皮肤切除范围过大,则只能行局部皮瓣转移覆盖,背阔肌皮瓣是最好选择,但其颜色和质地与乳房差别较大,美学效果差。另外,背阔肌皮瓣＋假体植入也是全乳房再造的常用方式之一,当腹部皮瓣选择受限时,可能是保乳术后复发乳房再造的唯一来源,因此,皮肤缺损范围大时,选用背阔肌皮瓣需慎重,必要时可放弃保乳手术,而行乳房切除加乳房再造。

（五）术后放疗对组织的损害

术后放疗可有效降低保乳术后局部复发,但也导致残留乳房组织血供下降、纤维化挛缩,出现畸形。因此,保乳手术乳房整形时机选择非常重要。目前认为,术中即刻乳房整形或放疗前二期乳房整形优于放疗后整形。术中即刻乳房整形的优点主要有:①肿瘤位置、大小、切除范围明确,便于切口设计。②可选择乳腺组织重排、乳房缩小技术等多种手术方式,简单并且术后外观效果稳定。而放疗后乳腺组织皮肤弹性下降,血供也差,应用上述技术因并发症高而受限制。③皮肤血供及弹性正常,较少需要额外皮肤供给。如术中不能明确切缘是否肿瘤残余,可待病理诊断明确后二期行乳房整形,但仍在放疗开始前。不过,放疗后行乳房整形也有优点:①不用考虑切缘肿瘤残余。②乳房畸形趋于稳定,手术效果可靠。③近年来有采用局部放疗取代全乳房放疗,对残留乳房组织的破坏大幅降低,因此,手术方式不受限制。

四、保乳术后乳房重建方式选择

（一）乳房缩小技术的应用

从20世纪80年代,乳房缩小技术就开始应用于乳腺癌的治疗中。最初,此技术要求患者乳房体积足够大和肿瘤位于常规乳房缩小技术切口范围内。很快,其肿瘤安全性和良好外观效果得到认可。随之也出现了许多乳房缩小改良技术,对有选择的病例,应用此改良技术几乎可以切除任何位置肿瘤,并且保持良好外观。目前,有学者建议将应用于乳腺癌治疗的乳房缩小技术改称为治疗性乳房整形术,从而避免对其适应证的误解,并且从范围上也将相应的改良技术包括在内。

肿瘤位于Ⅰ区,通常乳头-乳晕复合体难以保留。分两种情况:

(1) 不行一期乳头重建。肿瘤位于常规切口范围内,行倒置"T"形切除术;如肿瘤部分超过切口范围,可行环乳头椭圆形切除术,横形或荷包缝合切口。两种术式均较简单,安全,尤其适用于患者有并存病不能耐受长时间手术时。

(2) 同时行即刻乳头再造。包括三种术式:①推进皮瓣。设计"垂直蒂"切口,下方蒂上部保留圆形皮肤,作为再造乳晕,其上可再造乳头。切除肿瘤后,将下方带再造乳头-乳晕复合体的皮瓣向上推进,填充缺损。②残留乳晕再造 NAC。如患者乳晕较大,上方和下方可部分保留,则仍设计成"下方蒂"切口,在完整切除肿瘤后,上方乳晕形成新的乳晕,而带下方乳晕皮瓣向上推进,填充缺损,残留的下方乳晕形成新乳头。③旋转皮瓣。按"垂直蒂"设计切口,完整切除肿瘤后,在缺损下方内侧或外侧形成远端带圆形皮肤的皮瓣,旋转填充缺损,在圆形皮肤上再造乳头。

肿瘤位于Ⅱ-Ⅳ区,按照乳房缩小术设计切除范围,肿瘤可包括在内。蒂在上方还是下方较优,目前仍有争议。M G Berry 等统计其治疗中心 540 例保乳术后乳房整形方式发现,行倒置"T"形术式中,蒂在上方者明显多于蒂在下方(192/26),效果亦较佳。但 S J Kronowitz 等总结自己的经验认为,下方蒂效果更好。①下方蒂在乳房缩小手术中应用普遍,相关手术设计或改良较为熟悉。②保留了较多组织,便于塑形,术后外观效果更好。③可向内侧或外侧增加蒂的宽度,既可增加 NAC 的血供,又可填Ⅴ区或Ⅵ区的缺损。

肿瘤位于Ⅴ-Ⅸ区,超出了常规乳房缩小术切除范围,术前需要考虑三个方面:①改良切口设计,做到完整切除肿瘤。②保证 NAC 血供及维持在正常位置。③延长皮瓣长度或形成新皮瓣填充缺损。根据肿瘤位置,常用的方式有:①Ⅴ区和Ⅵ区肿瘤,如肿瘤体积小,皮肤切除少,可直接行梭形切除,但需行 NAC 复位。此外,还可按上述增加蒂宽度的手术方式整形。②Ⅶ-Ⅸ区肿瘤,根据术中情况,可选择延长皮瓣长度方法或形成新皮瓣填充缺损,但延长皮瓣长度方法较简单,更为常用。

(二)局部腺体组织重排

此术式相对较为复杂,并发症也高。其适应证为:乳腺体积相对较小,并且无下垂。手术行环乳晕切口,充分分离肿瘤周围皮下和腺体,肿瘤切除后直接缝合,由周围腺体移动,重新塑造乳腺形态。此术式术后瘢痕不明显,外观较好。

(三)局部带蒂皮瓣

较为常用的有背阔肌皮瓣和胸背动脉穿支皮瓣,在其他术式较难填充缺损时可作为次要选择选用。主要适用于乳房体积较小,肿瘤位于外侧象限、皮肤可保留的情况。

五、保乳术后乳房重建存在的问题

(一)对术后监测肿瘤复发的影响

目前,主要从三个方面对肿瘤复发进行监测:①体格检查。②影像学检查,包括乳腺 X 线片、超声和 MRI。③组织活检。部分乳房再造可从两个方面影响术后监测复发:一是手术及放疗引起腺体组织移位、瘢痕扭曲、脂肪坏死、包裹性囊肿和营养不良性钙化等,在影像学检查和体格检查时容易误诊为肿瘤复发。二是肿瘤位置改变。A Losken 等对 17 例乳腺癌行部分乳房再造患者研究后得出,乳腺 X 线片仍可有效地监测肿瘤复发,但行部分乳房再造患者术后乳腺组织病理改变需较长时间达到稳定期,并且行组织活检次数较多。

(二)对侧乳房整形的时机

为获得双侧乳房对称,仍需行对侧乳房缩小术。目前,比较一致的看法是待放疗结束,患侧乳房外观趋于稳定后二期再行对侧乳房整形。

(三)是否推迟后续治疗

乳腺癌切除术后部分乳房再造,技术难度增加、手术时间延长,如术后发生切口愈合延迟、脂肪坏死等并发症,则需推迟后续化疗或放疗。K B Clough 等统计 101 例保乳术后乳房再造患者,有 4 例因并发症推迟放疗,1 例推迟化疗。

六、全乳房再造方式的选择

(一)以假体为基础的乳房再造

目前假体乳房再造的方法包括采用标准或可调节假体即刻乳房再造、组织扩张+假体二期乳房再造以及假体联合自体组织乳房再造。单纯假体乳房再造适合于健侧乳房体积小、不松垂,并且皮肤和肌肉质地良好,允许行即刻假体置入的患者。一期乳房再造的缺点是术后外观不如二期乳房再造。对于大多数一期乳房再造患者,都需要再次行修复手术。因此,此种方式并不适合多数以假体为基础的乳房再造患者。行二期乳房再造时,首先在行乳腺切除后将一个组织扩张器放置于肌肉下(通常在胸大肌和前锯肌下),术后定期给予扩张器注水。在皮肤扩张期间可同时给予化疗。皮肤扩张完成后(6~8 周),再维持 1~2 个月(或待化疗结束)以使组织充分松弛。取出组织扩张器和更换假体可以在门诊进行。此种扩张器联合假体乳房再造是以假体为基础的乳房再造最常用的方式。许多愿意行假体乳房再造的患者胸部没有足够的皮肤-肌肉组织能用于扩张。这样就需要增加自体组织(通常是背阔肌皮瓣)来充分地覆盖扩张器和假体。影响的因素包括乳腺切除手术时同时切除大部分皮肤、瘢痕广泛以及皮肤或肌肉放疗性损伤导致皮肤不能被扩张。行假体乳房再造时,增加自体组织延长了手术时间,也增加背部供区发生并发症的风险。因此,联合自体组织和假体置入乳房再造的方法通常仅选择性地用于部分患者。

乳房假体通常分为两类,即盐水假体和硅凝胶假体。所有假体的外面均为硅凝胶,可为光面或毛面。假体形态可为解剖型(水滴型)或圆形。大多数整形外科医生认为和盐水假体相比,硅凝胶假体手感更软,更自然,并且容易保持自身形状。在过去 20 年里,虽然硅凝胶假体的使用产生诸多争议,但是目前已经明确硅凝胶和乳房假体与肿瘤、自身免疫或神经功能障碍或者其他的系统性疾病没有必然的联系。对患者而言,潜在的风险仍然是硅凝胶泄露至周围组织。另一方面,硅凝胶假体容易变硬,导致乳房上极形态不够自然。

(二)以自体组织为基础的乳房再造

乳房也完全可以用自体组织来再造。已经有报道,许多供区可以用来行乳房再造,例如腹部、背部、臀部和大腿。所有的方法均是将皮肤、脂肪和肌肉,以带蒂移植(靠自身血供)或游离移植(靠血管吻合)的方式,转移至胸壁来行乳房重建。最常使用的带蒂肌皮瓣是横形腹直肌肌皮瓣。这个皮瓣由腹壁上动脉营养,包含脐下腹直肌以及覆盖其上的大量皮肤和软组织。通过腹壁的皮下隧道,将此肌皮瓣转移至胸壁进行乳房重建。前鞘通常可以缝合关闭,但对部分病例,尤其是使用双侧腹直肌时,可以需要合成网片来修补前鞘缺损。腹部创面可直接缝合,留下一条长的水平瘢痕,脐孔重新从腹部皮肤中穿出。

背阔肌以及其上的皮肤和脂肪也可转移至胸部行乳房重建。背阔肌皮瓣的血供来源于腋血管发出的胸背动静脉。此皮瓣可以从胸背部带蒂转移至胸前部,但转移的皮肤和脂肪的量非常有限。因此,背阔肌肌皮瓣主要适用于健侧乳房体积非常小的患者。它更常用于行假体乳房再造但皮肤量不够的患者或者既往有放疗史不适合组织扩张的患者。

组织也可采用游离移植的方式转移至胸部。最常用的受区血管是胸廓内血管和胸背血管。胸背血管可通过腋窝淋巴清扫切口或者乳腺切除手术切口。胸廓内血管需要移除第三或第四肋软骨来充分暴露。

游离皮瓣移植最常用的供区是腹部。一种皮瓣类型为以腹壁下血管为蒂的腹直肌肌皮瓣;另一种类型为以穿过腹直肌的一个或两个穿支血管营养的"穿支皮瓣",即腹壁下动脉深支穿支皮瓣。其他的游离皮瓣包括来自脐下区域的腹壁浅动脉穿支皮瓣和臀部的臀大肌肌皮瓣或者臀大肌穿支皮瓣。

(三)腹部皮瓣乳房再造形态重塑

虽然目前显微外科技术已趋于成熟,术后皮瓣坏死可能性大大降低,但我们知道,乳房再造的最终目的是重新获得一个自然的、和健侧基本对称的乳房。因此,在整个乳房再造策略中,如何将一个二维的皮肤和皮下脂肪组织转变为令人满意的三维乳房形态也是一个非常重要的部分。

在西方国家,女性患者腹部通常有非常大的多余皮肤和皮下脂肪。因此,他们完全可以切取足够宽的、由单一腹壁下动脉血管蒂供血的腹部皮瓣。既可以将血供不良的Ⅳ区去除掉,又能提供和健侧乳房对称的组织量。同时,腹部供区闭合时张力适度,术后并发症少。基于腹部提供的足够组织量,乳房形态重塑过程就显得较为简单,一个外观自然、逼真的乳房就可以获得了。

但是,对于同样有行自体乳房再造需求的东方女性而言,她们腹部可提供的组织量通常非常有限。如果我们仍然采用目前在西方国家广泛采用的乳房形态重塑方法,势必需要切取很大的下腹部组织。可以想象,下腹部切取组织量越大,供区闭合时张力愈大,术后患者卧床时间延长,腹部伤口延期愈合或皮肤坏死等并发症不可避免会增加。因此,对于腹部组织量有限而又愿意以此为供区的自体乳房再造患者,我们应该根据腹部组织量大小,采用更为优化的腹部皮瓣设计和再造乳房形态重塑技术。

在我们的皮瓣设计中,皮瓣的最大宽度通常等于健侧乳头到下皱襞最低点的距离。这种设计可以保证腹部伤口轻松地关闭。皮瓣的长度约为健侧乳头至乳房最高点距离的 2 倍。因此,皮瓣的长度直接取决于健侧乳房的垂度。一个半月形的皮瓣,长度相对较短,折叠后形成的乳房就不下垂。与此类似,一个半圆形或梭形的皮瓣,长度相对较长,折叠后形成中度或重度下垂的乳房。术后三维扫描结果显示,此种塑形方法可以在乳房轮廓、体积、乳房凸度以及乳头位置等方面做到和健侧乳房对称。

虽然我们介绍的皮瓣塑形技术对于身材瘦小的东方女性更为实用,但是,此种方法也有一些缺点。首先,通常需要切取双蒂 DIEP 皮瓣,它需要更多的手术时间和娴熟的显微外科技术。其次,我们切取的 DIEP 的皮肤量仍无法完整再造一个乳房,它需要下胸壁皮瓣来协助达到再造乳房下极的丰满。另外,再造乳房边缘的瘢痕仍较为明显,尤其是上极正中的瘢痕。通常,这些瘢痕都需在二期手术中进行修整。

(四) 乳头-乳晕复合体的再造

乳头-乳晕复合体位于乳房前后位最突出点,是乳房的一个美容单位。乳房再造完成后,许多患者会进一步行乳头-乳晕复合体再造以使效果更完美。再造的目的是获得和健侧在色泽、大小、形态、凸度、位置等方面均对称的乳头-乳晕复合体。

1. **乳头的再造**　局部皮瓣是目前乳头再造的主要方法。根据血供方式,它可分为中央蒂和真皮蒂两种。乳头再造的首要目的是能获得稳定的乳头凸度。局部皮瓣再造乳头主要受周围及皮下组织的牵拉力以及皮瓣自身的回缩力。中央蒂皮瓣受到的牵拉力最大,术后回缩明显,目前临床较少采用。真皮蒂皮瓣,如 C-V 皮瓣、风筝皮瓣、星形皮瓣等,临床应用较为广泛。为了抵抗皮瓣回缩,再造乳头凸度都应高于健侧乳头 50%～70%。但是,需注意的是,皮瓣设计过大,会造成乳房扁平,同时也增加供区直接闭合的难度。也有报道,通过在皮瓣内包裹肋软骨、瘢痕组织以及异体真皮来增加皮瓣的凸度。

关于乳头再造的时机,目前仍有争议。多数学者主张延期再行乳头再造,因为自体组织乳房再造术后有一定的皮瓣坏死可能,即刻行乳头再造风险较高。其次,很难将新乳头确定在再造乳房前后位最突出的位置。因为术后乳房的形态和位置可能发生改变。为了获得更满意的再造乳房外观,有学者报道,在背阔肌皮瓣乳房再造时,同时在皮瓣上用 C-V 皮瓣一期再造乳头。此方法再造乳头凸度可明显高于健侧,而不影响乳房形态,远期效果令人满意。也有报道,TRAM 皮瓣游离移植再造乳房时,即刻行双叶皮瓣乳头再造,术后效果和延期乳头再造相似,减少了手术操作次数。为了增加再造乳头血运,减少术后回缩,我们对 11 例 Poland 综合征患者采用背阔肌肌瓣乳房再造的同时,在肌瓣上切取胸背动脉穿支皮瓣,随背阔肌转移至胸壁,并在健侧乳头对称的位置穿出胸壁再造乳头。术后 1 年随访结果显示,乳头凸度仅降低 29%,患者对再造乳头的位置、大小及凸度均较为满意。

2. 乳晕的再造　乳晕的再造可在乳头再造完成后 2～3 个月进行,多采用植皮或文身的方法。植皮的主要优点是术后表面不规整,类似正常乳晕的 Montgomery 结节。它可来自对侧乳晕或身体其他部位(如大阴唇和腹股沟等)。文身的方法目前已基本取代植皮的方法。因为它没有和植皮相关的供区并发症。但是,文身的颜色很难和健侧做到完全一致,而且,文身的颜色随着时间延长会逐渐减退。

七、各种乳房再造方法的优缺点

所有乳房再造的方法都会额外增加患者的创伤。每种方法都有它的优点和缺点。这就需要整形外科医生和患者共同来权衡利弊,选择最适合患者的方法。

(一)假体

假体乳房再造的优点包括手术时间相对短(1～2 小时),没有瘢痕或其他供区并发症。主要的缺点包括整个治疗时间较长和需要多次到整形外科门诊进行皮肤扩张注水。放置扩张器后早期并发症包括感染、血肿和假体外露等;晚期并发症包括包膜挛缩、假体破裂或漏、感染等,发生任何问题都可能需要取出假体。如果患者有放疗史或乳腺切除术后需要放疗,那么发生并发症的风险会明显增加。对这些患者而言,选择自体组织乳房再造可能是更佳的选择。

假体乳房再造最终的外观方面达到的效果也是有限的。因为假体再造的乳房形态更偏圆形,乳房下极突度不够,并且没有松垂。因此,除非健侧乳房形态和假体相似,否则,需要健侧进行隆乳、乳房悬吊或乳房缩小手术,来达到双侧乳房形态对称。

(二)自体组织

自体组织乳房再造手术的优点包括可以通过一次手术获得柔软的、更垂的和形态自然的乳房。TRAM 皮瓣可以提供足够量的皮肤和脂肪来进行乳房再造。自体组织乳房再造的缺点包括手术麻醉时间长(5～10 小时),失血更多,恢复时间长,转移皮瓣部分或全部坏死以及供区并发症等问题,如难看的瘢痕,腹壁薄弱和腹壁膨隆或疝等。对于高龄、肥胖患者以及血管微循环差患者,如吸烟者和糖尿病患者,更容易发生并发症。

游离皮瓣的优点是在供区仅切取少量的肌肉或者不携带肌肉。例如,和带蒂 TRAM 皮瓣需携带整条肌肉不同,游离 TRAM 皮瓣仅需携带一小部分肌肉。游离皮瓣移植术后外观更佳,因为它不需要在上腹部形成隧道,隧道内也没有臃肿的肌肉。皮瓣游离移植血管更可靠,减少发生皮肤脂肪坏死的风险。游离皮瓣的缺点包括手术时间长(6～8 小时)和发生血管吻合口血栓的风险。

八、即刻与延迟乳房再造

乳房再造可以在乳腺切除术后即刻进行,也可二期延迟进行。历史上,曾有有意行二期乳房再造,这样可使患者先伴随着畸形生活一段时间,以使其更好地接受再造的效果。另外,延迟乳房再造可以更好地监测肿瘤有无复发。但是,随后的研究发现,延迟再造并没有显示出良好的心理治疗作用。另外,越来越多的证据表明,不论是假体乳房再造,还是自体组织乳房再造均不会影响肿瘤复发的监测和发生。技术上讲,即刻乳房再造保留了乳房的关键结构(如下皱襞),并且最大限度地利用保留的皮肤组织。另外,即刻乳房再造保留了患者的形体认知,减轻了患者的心理负担。从这些层面上讲,即刻乳房再造更应该被推荐。

九、放疗对乳房再造的影响

对整形外科医生而言,乳腺癌术后需要放疗的患者是一个挑战。患者行再造手术前接受过放疗的话,行以假体为基础的乳房再造是有问题的。接受过放疗的区域行组织扩张是很困难的。同时,感染和假体外露风险也会明显增加。因此,乳房放疗过的患者最可能选择没有受到照射的供区。但是,需注意的是,部分患者可能不适合行自体组织乳房再造手术。

对于尚没有接受放疗的患者,行乳房再造手术的风险也较低。但是,随后的放疗将会对假体或自体组织乳房再造产生难以预计的危害。如果患者术后可能行放疗,那么许多整形外科医生将不会即刻行假体或自体组织乳房再造。因为假体乳房再造后放疗会产生包膜挛缩;自体组织乳房再造会发生严重的纤维化或者萎缩。但是,对需要放疗但又愿意使用假体乳房再造的患者,可以在乳腺切除术后即刻放置一组织扩张器,待放疗结束后再行皮肤扩张和假体置入手术,此即延迟-即刻乳房再造(delayed-immediate breast reconstruction)。

(何金光　董佳生)

第三节　头颈肿瘤切除后的重建

一、头颈肿瘤术后缺损重建的意义和重要性

头颈部具有语言、咀嚼、吞咽、呼吸等功能,且为维系面容的重要解剖部位。肿瘤切除后遗留的缺损,尤其较大型的缺损,将给患者带来相应的功能丧失和面容破坏,严重影响生活质量。过去修复重建外科技术较薄弱,外科医生因为顾虑患者术后的功能与外形,有时不能彻底切除肿瘤,导致肿瘤术后复发,生存率下降。因此,修复重建是提高口腔颌面部肿瘤患者生存率及生存质量的关键技术。在制订头颈部肿瘤的手术治疗方案时,除彻底切除肿瘤外,尚需把重建问题列为肿瘤切除术中一个重要组成部分,进行全面设计,以便尽可能提高术后生活质量。

（一）肿瘤外科切除与整形外科技术相结合是头颈肿瘤外科的发展趋势

肿瘤外科的发展和整形外科技术的发展之间有一定的联系。20世纪以来，头颈部肿瘤外科的发展大致可以分为3个阶段。第一阶段约为20世纪30年代中期到40年代中期，当时外科治疗肿瘤的并发症及复发率均较高，故多数头颈部恶性肿瘤都以放射治疗为主，其5年生存率以舌癌为例，仅25%左右。第二阶段约在20世纪40年代到50年代中期，由于抗生素、麻醉及其他外科基础科学的进步，根治性切除及联合根治术得到较普遍的开展，从而使舌癌的5年生存率提高到45%左右。第三阶段自20世纪50年代中期开始至今，其特点是趋向综合治疗，生存率与生存质量并重。在外科治疗中由于整形外科技术得到普遍应用，特别是有可能对大面积缺损进行立即整复和器官再造，扩大了肿瘤根治性手术的适应证，使远期疗效有所提高（如舌癌5年生存率提高到60%以上），推动了头颈肿瘤外科的前进。上海交通大学附属第九人民医院口腔颌面外科早在60年代即开展颌面部缺损的外科修复，但当时的修复技术尚处于起步阶段，仅局限于皮片及骨块的游离移植，并将局部皮瓣及皮管（管状皮瓣）应用于临床实践。随着显微外科的兴起与发展，口腔颌面部缺损的修复与重建外科进入一个崭新的阶段，该科于20世纪70年代末引进显微外科技术，并迅速得到推广应用，目前口腔颌面修复重建外科已逐渐成为一门独具特色的外科技术，将在今后的临床实践中得到进一步的发展和完善。

（二）完善的整形外科技术是安全施行根治术的保证

以前，对于一些晚期病例进行广泛切除，由于对大面积组织缺损修复不善，影响愈合，常使一些重要器官外露，术后并发症较多，有时甚至带来严重后果，如涉及颅底区手术的术后脑膜暴露、颈部肿瘤大面积切除后的颈动脉暴露或咽及颈段食管的大面积缺损等，均可能招致不良后果。近年由于整形外科技术的发展，并成功地和肿瘤外科相结合，减少了术后并发症，并保障了根治性切除术的安全施行。

（三）术后缺损的重建是恢复功能和提高生活质量的基础

当今对肿瘤疾病的治疗不外乎提高生存率或治愈率和保证生活质量两大目的。随着医学的进步和发展，不少肿瘤疾病可以得到根治。为了使生存者能获得较高的生活质量，从而能重返工作岗位并相应正常地参加社会生活，近年来，功能性外科与功能性整复以及手术后康复治疗等工作的开展正方兴未艾，推动着头颈肿瘤外科迈向新的发展途径。

联系口腔颌面部的生理特点，与口腔癌术后生存质量有关的功能恢复，大致有咀嚼功能、吞咽功能、语言功能、呼吸功能和运动与感觉功能5个方面。

恢复这些功能的核心有两个：一是器官成形，包括舌、腭、颌（主要是下颌骨）及义齿；二是在恢复器官的同时，应尽可能恢复这些组织或器官的运动及感觉功能，这种运动或感觉功能的恢复亦被称为动力性恢复。

以上几方面功能既是互相联系和互相促进的，又是以组织体积恢复和神经动力恢复为核心的。就目前的水平而论,组织形态体积的恢复已经达到了比较高的水平,无论是软组织抑或硬组织,甚至器官的恢复都可以较好的完成;但就神经动力性恢复而言,由于涉及神经生理功能的重建,难度较大,目前离临床要求也还有一定距离,需要今后进一步不断研究、提高和完善。

二、头颈肿瘤术后缺损重建的分类与适应证

在处理头颈部恶性肿瘤时,根治肿瘤是矛盾的主要方面,也就是说应首先考虑肿瘤的彻底切除,决不能因重建的需要而放弃根治肿瘤的基本原则。要正确理解和处理二者的辩证关系,不可主从颠倒。因为,只有维持了生命才谈得上生活质量;也只有较好的生活质量才能使生命更完美。

头颈部肿瘤手术后缺损的重建可分为即刻重建和延期重建两大类。

(一)即刻重建

即刻重建的优点在于可以尽最大努力早期减少术后功能障碍和畸形,保护创口,使能达到一期愈合及减少并发症。故可减少手术次数,减少痛苦,提高肿瘤患者生存期生活质量。缺点是在某些部位,特别是深部或隐蔽部位,难于观察和早期发现复发病灶。一旦复发,可能延误及时治疗的机会。但近年来由于根治术以及综合治疗的进步,立即修复由手术所造成的缺损,以保证功能的恢复和外形的完整,更具现实意义。此外,由于 CT 及 MRI 的逐渐普及和应用,即使是深部组织的复发病灶也有可能及时发现,及时处理,因而近年来行立即整复比行延期整复病例的比率明显增加。

即刻重建的适应证是:①估计手术可以达到根治,复发机会相对较少者;②手术中有重要组织器官暴露必须妥加保护者;③有足够的邻近正常组织或远位供区可供修复者;④估计全身情况能耐受者。

(二)延期重建

延期重建的优点是有利于肿瘤手术区的较长期观察,手术时间较短;缺点是如有重要组织如脑膜、血管暴露,则术后发生并发症的可能性大大增加;长时间的缺损所造成流涎、语言和吞咽等障碍常给患者增加痛苦;由于瘢痕和放疗的影响,延期重建手术较即刻重建难度增加。延期整复术的施行时间宜定在术后 2 年为宜。

延期整复适用于以下情况:①估计肿瘤切除手术不易根治,或肿瘤生物学行为不良,恶性程度甚高,有可能在短期内复发,需要较长时期观察者;②肿瘤手术可达到根治要求,但因缺损过大或缺损类型无法作立即修复者;③根据全身情况,估计手术创伤过大,手术时间过长,患者情况不能耐受同时进行整复手术者。

三、常用的头颈肿瘤术后缺损重建的方法

(一)自体组织移植

自体组织移植包括传统的整形外科技术、带蒂组织移植术和血管化游离组织移植。传统的

整形外科技术、带蒂组织移植术为整复头颈部肿瘤术后缺损的最基本的方法。由于其设备需求简单,也较容易掌握,更适合基层医院广泛应用。最常用的是皮肤游离移植,其次为骨及神经游离移植;黏膜及筋膜游离移植在头颈肿瘤外科中甚少应用。临床常用的带蒂组织瓣包括皮瓣、黏膜、肌和肌皮瓣等。其优点在于成活率高,组织收缩少,可有效地保护重要组织和器官,远期疗效,特别是功能恢复较为理想。近年来由于轴型瓣及隧道瓣的广泛应用,多数手术可以一次完成。

20世纪70年代初中期以来血循重建(以下简称血管化)游离组织瓣移植获得了广泛的临床应用,从而推动了整形外科技术的进一步发展。头颈肿瘤术后缺损常用的血管化游离组织瓣包括:①皮瓣,如前臂、股前外侧、上臂外侧,此外,肩胛、足背、膝内侧、小腿外侧等。其中以前臂桡侧皮瓣和股前外侧皮瓣应用最多。②肌皮瓣,常用的包括胸大肌、背阔肌肌皮瓣、股前外侧肌皮瓣、腹直肌肌皮瓣、股薄肌肌皮瓣等。③骨肌皮瓣,整复颌面缺损的血管化骨肌皮瓣主要有腓骨肌皮瓣、髂骨肌皮瓣、肩胛骨肌皮瓣等。

(二)异体组织移植

1. 异体皮肤移植　异体皮肤移植指取自别人的皮肤,可取自亲属,但目前绝大多数是来源于尸体皮肤。异体皮肤移植后,往往只能存活2～3周,即出现排异反应,只能起暂时覆盖创面的作用。

2. 异体颌骨移植　同种异体肋骨或新鲜尸体下颌骨,经去骨膜、深低温冷冻(如液氮)和低温冰箱保存1～4周,亦可试用于移植修复缺损,临床一般较少采用。

(三)人工材料

随着生物材料在口腔颌面外科应用的不断发展,口腔颌面部缺损修复方法不断改善,植入生物材料修复组织缺损在许多领域替代了原来的修复方式,减轻了手术创伤,在一定程度上提高了患者的生活质量。

1. 理想的植入材料　应具备以下性能:

(1)良好的组织相容性,无毒无刺激作用,无致癌致畸性。

(2)稳定的理化性能。

(3)能与周围组织良好结合,不产生移动,不会导致慢性炎症。

(4)易于塑形,有足够的硬度支持组织,又有足够的韧性来获得自然逼真的感觉。

2. 生物材料　一般分为:

(1)金属类。如不锈钢和记忆合金固定装置、钛板、钛种植体等。

(2)非金属类。羟基磷灰石、生物陶瓷等。

(3)高分子材料。如聚四氟乙烯、聚乳酸、聚羟基乙酸、硅橡胶、人工胶原等。

四、头颈肿瘤术后软组织缺损的修复与重建

头颈肿瘤术后常造成各种软组织不同程度的缺损畸形,临床常见的缺损包括3个主要区域:

口腔周围的唇、颊、舌及腭;面部的鼻、耳;颈部的下咽及颈段食管、喉及气管等。

(一)唇缺损

唇部肿瘤术后可造成上下唇不同程度的缺损,分为上下唇部分缺损和全缺损。唇部缺损除可导致外貌缺陷外,常引起功能障碍,如进食咀嚼困难、语言发音障碍及唾液外溢等。

1. **唇缺损修复的发展**　唇组织缺损畸形的修复,随着医学科学的进展,在整复技术和修复方法上不断得到改进和完善,无论从修复组织部位的选择、切取方式、修复方法和组织类型等,国内外报道均取得了可喜的成绩。不吻合血管的唇组织瓣游离移植修复唇组织小型缺损是修复技术上的一个新发展。但因切取的唇组织横径宽度不能超过 1.5cm,在唇组织缺损的修复上受到一定的限制。随着显微外科技术的发展和普及,使传统的带蒂组织移位发生巨大变革,对唇部组织大型缺损可采用吻合血管的游离皮瓣或肌皮瓣一期修复,为唇颊部大型组织缺损的修复和功能重建提供了技术保障,开拓了组织多种移植的新方法,扩大了手术应用范围。

2. **唇缺损修复的目的**　唇部缺损除可导致外貌缺陷外,常引起功能障碍,如进食咀嚼困难、语言发音障碍及唾液外溢等。唇组织外被皮肤,内衬黏膜,中间有口轮匝肌或颊肌,这种解剖结构上的特点,对唇组织缺损畸形的修复提出了很高的要求。手术时应尽可能利用残存的唇组织,或应用对侧正常的唇组织,或邻近的鼻唇沟或颊部组织来修复,并要求能够达到外形恢复和功能重建。

3. **唇畸形缺损修复的适应证及原则**　唇部组织缺损通常可分为 3 种类型,即:黏膜缺损、皮肤缺损和复合缺损(包括肌、结缔组织及骨组织等同时缺损)。唇缺损修复的手术原则是:①除唇部解剖外形的整复外,一定要考虑功能的恢复,包括张口度、发音及咀嚼功能;②除静态时唇部组织两侧对称外,应尽量做到动态平衡;③能用邻近组织瓣转移修复者,尽量不用远距组织瓣,因其色泽相近,手术也较简单。

(二)颊缺损

颊部肿瘤(如颊黏膜癌)根治手术所致颊部缺损,可分为非洞穿和洞穿缺损。颊部缺损如不修复,创面瘢痕挛缩导致张口困难,如为洞穿缺损,还会引起较为严重的面部畸形和唾液外溢。

颊部缺损重建的手术方法。

1. **单纯(非洞穿性)颊黏膜缺损**　早期颊黏膜鳞癌、原位癌或未突破黏膜下层的早期癌,临床上可以考虑行保留皮肤的颊部切除术,该类缺损可根据缺损大小选择颊脂垫瓣充填,亦可应用腭部随意瓣或岛状瓣进行修复。

2. **颊部洞穿性缺损**　颊部洞穿型缺损由于缺损较大,一般应选择游离皮瓣,如前臂皮瓣、肩胛部皮瓣等薄型皮瓣,其他皮瓣往往显得臃肿而不易成形。

3. **颊部及下颌骨联合缺损**　晚期颊癌往往累及颌骨,主要为下颌骨。这样的病例,应考虑同期进行颊颌缺损重建术。根据我们的经验,单纯髂骨肌皮瓣或腓骨肌皮瓣修复往往显得软组织不足,可以选择股前外侧皮瓣或前臂皮瓣与骨肌皮瓣进行颊颌联合修复。但双组织瓣移植,要求医生掌握扎实的外科基本功和丰富的临床经验,尤其是显微外科技术。

(三)舌缺损

舌是说话、吞咽和协助口腔行使咀嚼功能的重要器官。舌的运动灵活,在说话时是发舌齿音、舌腭音以及卷舌音等不可缺少的器官;在咀嚼时,舌起着输送和搅拌食物的作用;在吞咽时,舌根向后推移与腭部,特别是软腭接触,并使会厌后倾,关闭气管,将食物团块压迫进入食管,完成最后的吞咽动作(口咽相);这种压迫作用在吞咽动力学方面被称为口咽推进泵动力结构。因此,舌体缺失或功能不足时可导致发音不清;食物团块不能很好被拌和,致常呈囫囵吞枣式的进入食管;由于舌根不能后移,会厌关闭不全,还可发生误吸,并伴发吸入性肺炎等并发症。因此舌缺损到一定限度时必须行舌再造术,以最大限度地恢复舌的功能。

舌再造术的方法应根据缺损大小、部位以及是否伴有其他软、硬组织缺损等情况而选用不同的组织瓣,其适应证应作如下考虑。

(1)舌体缺损在1/4以内者,可以不必行舌再造术。舌的代偿能力很强,经训练后可以基本恢复舌的正常功能。

(2)舌体缺损一半者,一般采用皮瓣修复即可满意地恢复舌的外形和体积。在组织瓣选择方面以前臂及上臂外侧皮瓣为好;此外诸如颈阔肌皮瓣、胸锁乳突肌皮瓣以及股薄肌皮瓣等均可选用。

(3)舌体缺损2/3以上者应以选厚肌皮瓣移植为佳,因可提供较多的组织量。对这类病例当选用股前外侧皮瓣、腹直肌皮瓣及胸大肌皮瓣;前者一般选用吻合血管的游离移植,后者则以带蒂转移方式。

(4)舌根部缺损,可为部分也可为全缺失,如为全舌根缺失则舌体部亦无法保留,为典型的全舌缺损。如为全舌缺损,应选用股前外侧肌皮瓣、腹直肌皮瓣或胸大肌为最佳的供瓣。

(5)晚期舌癌已浸润口底下颌骨者,除考虑舌及口底的重建外,还要考虑颌骨缺失的一期整复。

迄今为止,舌再造术在恢复舌的外形及体积方面基本满意,但从恢复舌的复杂功能角度来说,特别是对全舌缺损、全舌再造后的功能恢复,仍有不少差距。这是由于舌肌的构造复杂而精细,有横肌、纵肌、直肌;除舌肌外,还有众多舌外肌的活动参与;而且,舌具有双重神经支配,舌神经主司舌黏膜的感觉,舌下神经支配舌内外肌的运动,因此要恢复舌精细运动的动力需求,可能在短时期内还是一个难以攻克的课题。

(四)腭再造术

腭由硬腭及软腭两部分组成。硬腭无运动,主要起隔离口与鼻腔的作用。由于其呈拱形,在发音时除与舌接触发生舌腭音外,还对有气流通过的发音音素起形成作用。软腭是腭的活动部分,上提与咽后壁接触,可关闭口腔通向鼻咽的通道,称为腭咽闭合。腭咽闭合不但能阻止吞咽的食物,特别是流体食物反流入鼻腔,还能阻止发音时空气泄漏入鼻腔而产生严重的鼻音音质。根据上述生理特点,腭的缺损势必导致口鼻腔相通,导致食物反流进入鼻腔,导致影响舌腭音、气流音的发音,并呈现严重的鼻音音质和语言。因此,从提高生存质量的角度来看,腭缺损均应做修复。

临床上对于硬腭缺损多数主张采用赝复的方法进行修复,一般都能够达到分隔口鼻腔,进而恢复咀嚼及语音功能,但近年来有人开始提倡进行术中同期外科修复硬腭缺损,可采用单纯游离软组织瓣移植修补缺损创面或配合钛网加骨松质,甚至采用游离骨肌皮瓣一次完成硬腭缺损的外科重建。上述方法各有优缺点,目前尚未获得一致意见。

软腭为肌性器官,一般赝复体修复难以获得临床满意效果,故大多数医生主张采用外科修复的方法进行软腭重建。我们应用游离前臂皮瓣重建软腭,取得了满意的临床效果。

(五)鼻再造术

面部皮肤癌根治术常可导致鼻部分或全鼻缺损。以前对鼻缺损多应用额部皮瓣或皮管行鼻再造或成形术。近年亦多偏向应用游离皮瓣,特别是前臂游离皮瓣行鼻再造。其优点是无面部继发畸形可以与根治术一期完成。

(六)耳再造术

全耳缺失可见于外耳皮肤癌或继发于晚期腮腺癌扩大根治术后。耳的成形与头颈部其他器官重建相比,在形态的要求上最高,致使手术更加复杂化:不但要修复软组织外形,还常常要加入软骨衬里。因而对耳缺损的恢复目前仍多推崇用义耳法修复。特别在颅颌面种植发展较快的今天,义耳的固位问题也已基本得到解决,其效果应属最为满意。

(七)下咽及颈段食管的重建与再造

下咽及颈段食管缺损常因下咽癌、喉癌或原发颈段食管的癌手术切除后,致使留下咽及颈段食管缺损,需行重建。食管本身除具有蠕动功能以促进输送食物外,主要起一通道作用。下咽及颈段食管有3类重建方法。

1. 皮瓣或肌皮瓣重建食管　用皮瓣重建食管是最古老的整复方法之一。可用局部皮瓣也可用管状皮瓣,目前常用肌皮瓣有游离股前股前皮瓣、前臂皮瓣、胸大肌皮瓣、斜方肌皮瓣等,且已几乎代替了局部皮瓣或管状皮瓣在重建下咽及颈段食管方面的应用。

2. 胃(上移)代下咽及颈段食管重建　亦称胃咽吻合术。其优点是:胃的血循良好,愈合能力强;通过后纵隔原食管通道上提较容易;与其他方法比较只有一个吻合口,发生瘘的机会相对较少。其缺点是,有时可发生反流现象,患者不太舒适。

3. 血管化空肠游离移植术　随着显微外科技术的发展,吻合血管、血循重建的空肠游离移植术以代下咽及食管在国内外均已被广泛应用。本手术的优点是:肠段的解剖生理更符合消化道的正常功能;手术一期完成,成活率高;极少发生吻合口狭窄。缺点是需要有显微外科的基础,技术要求较高,有出现血循危象导致移植失败的可能。

五、喉及气管的重建与再造

在功能性外科广泛得以开展的今天,喉的重建与再造对恢复发音功能更显重要。由于分科特点,请参阅本书有关章节,此处不予赘述。

六、骨组织缺损的修复与重建

头颈部肿瘤手术后的骨组织缺损以下颌骨最多见,其次为上颌骨与其他面骨(颧骨、鼻骨等),颅骨的缺损则极为少见。

(一)下颌骨缺损的重建

下颌骨缺损可分为齿槽部缺损、方块缺损及节段性缺损。下颌骨节段性缺损使下颌骨连续性中断,造成下颌偏斜,剩余牙无法行使咀嚼功能。到目前为止,临床工作主要针对下颌骨节段性缺损的患者,但从功能性修复的观念上考虑问题,我们还要恢复方块型缺损下颌骨的牙槽嵴高度,以利于义齿的修复和咀嚼功能的重建。因肿瘤手术而遗留的下颌骨缺损可以进行一期立即重建,也可以二期重建。目前在有条件的单位,大多偏向于行立即重建。

异体及异种骨(如小牛骨)移植在国内外都早已进行过尝试。其主要的问题是容易发生慢性免疫排斥反应,临床表现为骨质吸收,实际上只能起一个支架作用。近年来,陆续有不少关于减少或消除异体骨抗原的研究报告,诸如应用胎儿骨、脱矿骨等。这些骨源均不属于活骨移植,仍然不能摆脱支架成骨作用。因此总体来看,目前临床上比较成熟和应用得最多的骨源仍首推自体骨。

下颌骨缺损的自体骨移植修复可分血管化骨移植与非血管化骨移植两类。在血管化骨移植中又可分为血循重建的骨移植与带蒂骨移植两类。远距离的供体则必须行血管吻合后才能达到移植体血管化的目的,故亦称血管化游离组织移植。非血管化骨移植即单纯的骨段游离移植由于需要有一个血循重建及骨改建的过程,即爬行代替——植入骨段不断地被吸收,新生骨组织不断地形成长入,其抗感染能力相对较低;而血管化(血管吻合)的骨移植,由于基本不中断血供,其愈合方式类似骨折的愈合,其抗感染能力明显比单纯游离移植为佳,因而植骨的成功率就相对要高得多。因此,无论从植骨成功率或植骨后骨重建的方式和质量来看,血管化的骨移植都比传统的非血管化游离骨移植要明显优越。目前,临床上常用的是血管化游离髂骨和腓骨移植,偶尔亦有应用肩胛骨、胸骨以及自体下颌骨的报告。髂骨在长度及塑形方面尚不及腓骨,而且腓骨的骨皮质量丰富,利于牙种植体的植入和固位,所以近年来腓骨移植修复下颌骨成为一种临床常用方法。

腓骨移植受到重视的原因是：

（1）腓动脉管径较粗（据吴永沐等的研究，其外径为 3.7cm±0.9cm）血管吻合的成功率较高，易于血循重建。

（2）有足够的长度提供供骨量，用作移植的长度可达 25cm。

（3）虽经截成几段后（根据缺损范围可截成 2～4 段）方可形成下颌骨的外形，但由于其丰富的滋养血管形成弓形血管网，只要切取时保留至少 0.5cm 以上肌袖，即可保证各骨段的营养供给。

（4）由于腓骨具有坚实的骨密质，十分有利于牙根种植术的成功，从而为恢复咀嚼功能创造了必要的基础条件。

（5）可以用腓骨小头充作下颌髁突，形状更接近原来的颞下颌关节髁突头。

（6）可切取足够的皮肤以供需要，据报道，最大供皮面积可达 30cm×10cm。

腓骨移植的缺点是：①作为下颌骨，因其直径仅 1.2cm 左右，仍常嫌高度不足。②虽然临床报道大多认为无明显并发症，但亦偶有腓深神经损伤的报道。也有报道认为，腓骨切取后可产生踝关节不够稳定的后果。为预防后者，截取腓骨时应强调只限用上 3/4 段，保留下 1/4 段（至少7cm），以保持踝关节的稳定性。

（二）上颌骨与其他颅面骨缺损的整复

与下颌骨不同的是上颌骨与颅面骨相联，且固定而无运动。因此上颌骨缺损常伴有邻近骨骼的缺损，诸如腭骨、眶骨或颧骨。通常所谓的上颌骨切除术常规也包括部分颧骨在内。由于具体情况不同，有时还要包括鼻骨、筛骨、眶骨在内。如行颅颌联合切除术，则还需切除颅底的骨质，包括颅中窝或颅前窝。

上颌骨切除术后缺损的整复与腭再造术基本相同，其方法已如前述。颅颌联合切除术后的颅底骨质缺损一般只需软组织充塞无效腔，无须恢复颅底的骨组织。

眶骨、颧骨、鼻骨等的缺损主要影响患者外貌的恢复，可以在肿瘤切除术后立即整复，也可在后期行二期整复。骨源可取自髂骨、肋骨，但以顶骨移植最为方便，通过同一冠状切口可完成供骨的截取和受区的同时显露。

上颌骨缺损临床上传统的修复方法：主要由口腔修复科医师采用人工义眼、义颌、义齿联合赝复体修复，一般多采用中空式阻塞器和义齿粘接的一体式修复体。但长期以来，设计上存在着以下缺点：①修复体体积大，牙槽突区相对较重，摘戴困难；②阻塞器部分和义齿部分之间粘连性差；③义颌边缘封闭性差，固位不良，难以反映肌动态的正确外形。以后，Wood、Tanaka 和刘新民等分别介绍了利用凹凸嵌合形式、磁性连接形式和负压吸合形式设计制作的组合式修复体，将义颌、义齿分成两部分分装组合戴入具有一定优点。但是，赝复体的固位、支持和稳定仍然存在一些问题，尤其是颅颌面手术后巨大面积的缺损，赝复体缺乏良好的固位和支撑组织与结构，更难以重建其咀嚼功能。

随着显微外科技术的迅速发展，Matsui 在 1995 年介绍用血管吻合的游离腹直肌肌皮瓣修复上颌骨缺损重建言语功能，Schmelzeisen 等介绍采用吻合血管的游离肩胛骨骨肌皮瓣，肩胛缘处的厚骨部分是修复眶下缘、颧上颌支柱或牙槽嵴的理想材料，肩胛骨的薄骨板则可用于腭或眶底重建。对同时伴有大面积软组织缺损者，采用单蒂双叶复合组织瓣(如肩胛下动脉单一血管蒂携带游离肩胛骨骨肌皮瓣和背阔肌肌瓣或肌皮瓣)提供足够的骨组织作上颌骨重建，软组织充填缺损空腔和被覆上皮修复口、鼻、颊面部黏膜、皮肤缺损。该手术主要优点：保持移植组织原有的血液供应，颌骨重建后能即刻行人工牙根种植，有利于牙列重建，恢复咀嚼功能。但此类手术操作要求高、创伤大，手术推广应用受到一定的限制。

近年来，以 Branemark 种植系统为代表的骨内种植体的迅速发展，又随着新型材料、生物力学、生物技术、信息技术和计算机辅助设计(CAD)、计算机辅助制造(CAM)等技术的发展，以骨内种植体为固位基础的颅颌面缺损修复重建获得了重大发展。继种植体的血管化骨移植同期进行下颌骨修复之后，以种植赝复体以及血管化骨移植重建种植义齿对上颌骨缺损的功能性修复越来越受到重视。植入固位种植体的常见部位是额骨、颧骨、残余上颌骨及上颌结节。至于骨移植后采用种植赝复体修复，由于主要由移植骨承受力，一般只需两个骨内种植体。

七、面颈部神经缺损的整复

头颈部肿瘤切除手术中，常因手术的需要而被迫牺牲某些神经。在偶然情况下，可由于解剖变异或手术者的水平及知识不足而误切断神经。感觉神经被切断或切除后一般不致于造成严重功能障碍，但运动神经损伤则伴有较明显的功能障碍，造成畸形。因此在根治肿瘤的基础上，应尽可能立即做神经缺损整复术。

(一)神经缺失后的整复方法

根据具体情况可分别采用神经吻合、神经移植、肌内神经束种植以及尚处在研究阶段的所谓"桥接"等多种方法。与头颈部肿瘤有关的神经主要是面神经、三叉神经、副神经、舌下神经、迷走神经以及膈神经等。

神经吻合术一般适用于没有神经缺损，或有极短的神经缺损能拉拢缝合者。实验研究证明：神经缺损长度超过神经本身直径 2.2～4 倍时均应考虑神经移植；张力愈大，神经再生恢复的概率愈低，最好能做到无张力吻合。在头颈肿瘤外科中，神经转移吻合是可选用的又一方法。例如面神经颧支切除后，可将面神经颊支转移与颧支的远端相吻合，以保证恢复颧支的功能；同理，亦可将舌下神经降支与面神经干远端吻合以恢复面神经的功能。

神经移植术主要应用于神经缺损但又不能行神经吻合的患者。神经移植术的供体，目前主要为自体周围神经，其中耳大神经与腓肠神经为最常用。前者可提供 5～6cm 长的神经，后者可达 15~20cm。移植神经的长度一般应比实际缺损长度还要长 10%~20%。

神经桥接术的理论基础是随着神经生物学的进展而提出来的。基于神经再生的"接触引导"与"向神经性"学说，出现了导管法桥接、变性骨骼肌束桥接等多种桥接方法。神经的两侧残端可借助远中断端神经膜细胞向近中端芽出，通过神经内膜和神经束膜成纤维细胞的增生逐渐完成两侧残端神经的桥接再生。

（二）头颈部神经损伤整复的特点

从功能角度看，运动神经的恢复远比感觉神经更为主要，但在提高生存质量的要求下，一些主要的感觉神经也应力争予以修复。

1. 面神经的整复　其功能在头颈部诸神经中占第一位。不仅可影响咀嚼、言语以及视力，还严重影响到患者的容貌端正。面神经缺损应首选神经移植术（除误伤外，一般都有较长的缺损），也可考虑转移吻合术，诸如副神经、舌下神经转移吻合术。转移吻合术的缺点是：拆东墙，补西墙，恢复了面部功能却牺牲了其他神经的功能；其次是恢复后的面部运动将与转移神经的功能同步，而不是和健侧面肌活动同步。为此，目前有人采用所谓横跨面部的神经移植，将移植的神经端与健侧面神经吻合，以求达到协调运动的效果。然而，对肿瘤患者来说，神经转移吻合仍有一定优点，特别是对那些需要行根治性颈淋巴清扫术，又不保存副神经的病例，施行副-面神经吻合术还具有物尽其用的优点。

对于陈旧性晚期面瘫，患侧面肌基本都已萎缩，此时可考虑选择阔筋膜悬吊术以恢复部分功能，诸如在静态时维持面部的基本对称性以及眼能尽量处于闭合状态以减少暴露性角结膜炎的发生。咬肌瓣束或颞肌瓣束转移术也可达到阔筋膜悬吊的效果，有时还具有一定的动力。应用血管化的背阔肌、胸小肌移植＋运动神经吻合也可达到部分动态恢复的目的。

与全身其他的骨骼肌或运动肌相比较，面部运动动作十分精细和协调，面部表情肌的多向运动功能要求相当高，故全面恢复面部肌的协调自如运动是相当困难的，目前还没有任何一种手术方法能达到这一要求。

2. 舌下神经的整复　可因切除肿瘤时被迫牺牲，也可因术者解剖不熟悉而导致误伤。其整复原则也是神经吻合或移植。应注意的是：如已行同侧半舌切除，则可不必行舌下神经整复；考虑到健舌有可能代替瘫痪舌功能时，也考虑不予整复。

3. 副神经的整复　副神经的缺损常见于根治性颈淋巴清扫术后，其次也可见于医源性损伤，例如颈部鳃裂囊肿或瘘切除术时的误伤。副神经支配斜方肌的运动，如缺损可出现斜方肌萎缩，上肢外展受限，肩周酸痛无力等所谓"肩胛综合征"。为了恢复其功能，在根治性颈淋巴清扫术后要立即行缺损段神经移植术，或颈丛运动神经移位与副神经远颅残端行吻合术。

4. 迷走神经及膈神经的整复　前者有支配心脏节律（心支）、声带运动（喉返神经）和司咽部感觉（喉上神经）等功能；后者主要支配膈肌运动。迷走神经损伤将引起声嘶，进食（特别是流质）

咳呛以及心率增快;膈神经损伤则可导致膈肌运动功能下降,易并发肺部炎症。这两根神经大多由手术误伤所致,多可直接行重新吻合;也可因肿瘤而被迫牺牲,最好能行立即神经游离移植修复。

5. 下牙槽神经与舌神经的整复 都是感觉神经,其缺失主要见于下颌骨肿瘤切除术后。下牙槽神经损伤后,可引起同侧下唇、颏部感觉麻木,痛觉消失,患者常咬伤或被食物烫伤下唇,以及出现不自主的流涎;舌神经损伤则导致同侧舌体痛觉丧失,也经常可出现咬伤。这些也均可给患者带来烦恼和痛苦。因此近年来,对下牙槽神经和舌神经也主张术后行神经移植重建,并也已取得了较好效果。

与运动神经相比较对感觉神经重建后感觉功能恢复的客观检测指标较少,主观因素影响较大,因而对其效果的肯定反不如运动神经客观。

6. 影响神经吻合、移植的因素 神经吻合或移植的效果受到下列多种因素的影响。

(1)神经损伤及缺失的程度。损伤小、缺损短的手术效果较好。神经缺失在 5cm 以内者明显优于 5cm 以上者。

(2)缺损与整复手术的间隔时间。以立即整复效果最好,间隔时间愈长,效果愈差;疗效与间隔时间成反比。

(3)肌是否已萎缩,神经是否变性。根据实验及临床观察,神经缺失 1 个月以上即可出现肌萎缩与神经变性。这也是预测手术效果的重要因素,而且也直接与手术时间有关。

(4)吻合口的数量。一个吻合口优于两个吻合口。

(5)受区的血供与神经的血供。移植神经必须有良好的血循供应。近年的研究证明,在移植较长的神经段时最好能有直接的血供,即血管化的神经移植。

综上所述,肿瘤手术后神经缺损修复的基本原则应是:行立即整复,并在手术显微镜下,行无张力和在维持良好血供的条件下行神经吻合或移植。

(张陈平　季　彤)

第四节　常见体表肿瘤的整形重建

体表肿瘤是发生在身体表浅部位,通常指发生于皮肤及其附属器官以及皮下软组织的各种肿瘤及相关疾病。截至目前,由于体表肿瘤涉及多学科的多类疾病,因此不同的教材及文献报道中对该疾病的定义、分类尚无统一的标准。在本节中,主要对整形外科中常见的以外胚层细胞为主要来源、病变累及皮肤及皮下组织的良、恶性肿瘤的病理、诊断及治疗进行阐述。

一、色素痣

色素痣在正常人中即可出现,据统计正常人身体平均有痣 15～20 颗。且在肤色较深的人种中出现较多。色素痣形态、大小、颜色、性状多样,可发生在人体各个部位,但以面颈部为好发部位,少数可发生在黏膜上,如口腔内、阴唇或包皮内层,以及球睑结膜囊等处。斑痣大多属良性,恶性黑色素瘤的发生率极低。

(一)分类

色素痣的分类方法,目前有根据细胞分类法和根据大小分类法两种。

1. 根据细胞分类　色素痣根据其细胞成分可首先分为两大类:非细胞性和细胞性色素痣。细胞性色素痣按痣细胞在皮肤结构中的位置又可再分。

1)非细胞性色素痣

(1)雀斑。一种易发生于面部及身体暴露部位的黄褐色斑疹,发生率为 2%～3%,属于色素痣的一种。通常在出生后即会出现棕褐色斑点并随着生长而逐渐发展。一般不发生恶变。

(2)色素斑。范围较雀斑大,小块或大片出现于皮肤上,颜色可自黄色、蓝灰色到淡黑色。无恶变倾向。

2)细胞性色素痣

(1)皮内痣。痣细胞位于表皮下,常累及真皮层,表面平坦或稍微高出皮面,可有毛发生长,颜色可自正常黄褐、瓦青、淡蓝、灰黑到深黑色。多为良性痣,有时皮内痣的表面可发生角化过度,形似乳头状瘤和花边样向外增生,成片状出现于皮肤上,称疣状痣。

(2)交界痣。痣细胞位于基底细胞层,向表皮下延伸。好发于婴幼儿或儿童期,表面平滑,或稍高出表面,一般无毛发生长,直径在 2～5mm。颜色自淡棕、棕黑、青灰到蓝黑色。常见于足掌、手掌、生殖器及阴囊等部位。交界痣可在局部外伤或感染后发生恶变。

(3)混合痣。皮内痣与交界痣混合存在。在足跟、手掌及生殖器部位的混合痣中,大部分不高出表面,成圆形或卵圆形,大小不规则,有的呈颗粒状,但亦可呈大片出现。色素从浅黑到深黑。有一定恶变倾向。临床诊断主要依靠手术切除后的病理检查。

尚有几类特殊的细胞性色素痣:

(1)太田痣。沿三叉神经眼支和上颌支走行范围分布的真皮层黑色素细胞增多的疾病,常见于东方人。多为先天性,表现为棕色、灰色或青蓝色斑片,边界不清,好发于前额、眼周、颧、颊部。一般生长缓慢,不发生恶变。

(2)蓝痣。是由蓝痣细胞组成的一种良性瘤,临床上较少见。通常生长在臀部、足背、手背及面部。色素自棕色到蓝色。蓝痣界线显明、成圆形或卵圆状,大小约在数毫米以内,很少超过 0.5cm。多以单个形式出现。很少发生恶变。

2. 根据大小分类

（1）小痣。直径小于 1.5cm 的色素痣。

（2）中等痣。直径 1.5～20cm 的色素痣。

（3）巨痣。直径大于 20cm 的色素痣。

有研究通过 cohort 分析发现小或中等直径的色素痣其恶变的可能性很小，通常小于 1%。而其中巨痣是这一分类方法中具有临床意义的一种。巨痣波及全身各部位，面积巨大，发生率约为 1/20 000 新生儿。出生时即存在于任何部位的面积在 144cm^2 以上，或直径超过 20cm，或肢体、躯干部的面积大于 900cm^2，即可达到巨痣的诊断标准。在生长过程中，巨痣通常会伴随发生形态学的变化，变得更加粗糙，颜色更深，出现乳头样或疣状突起等。在痣上可能会出现叠加的结节，而当这些结节出现快速生长、溃疡、变为红色或黑色时则需要进行病理检查确定是否发生恶变。有大型 cohort 分析的研究报道发现在巨痣中演变发生黑色素瘤的概率约为 5%，且恶变是从真皮以下深层组织开始，从而使早期诊断更为困难。在巨痣中还可演变出现脂肪肉瘤、横纹肌肉瘤和恶性末梢神经鞘瘤等其他恶性肿瘤。

（二）诊断

单纯依靠临床形态很难做出正确的诊断，通常都需要通过手术切取标本后进行病理诊断。

（三）治疗

非细胞性色素痣可以采用不同波长的 Q 开关式激光治疗，主要原理是通过非特异性地打击色素颗粒、使之破碎成较小颗粒后由巨噬细胞清除。较表浅的色素斑可以通过多次治疗后基本消退，但分布达真皮中层以下的色素斑常较难完全治愈。

细胞性色素痣大多无需治疗。需要治疗的色素痣在方法的选择上主要考虑以下几个方面：既往病史及演变状况；美容及功能影响；患者或家属要求；治疗难易度（部位、色素沉着深度、痣表面情况、毛发生长）。

对于有恶变倾向的如交界痣，应一次性切除。对于在手掌、脚趾、脚跟等易摩擦部位的色素痣，不论在临床上是否已确定性质，应作早期预防性切除及送病理切片检查。如色素痣面积较大，不能作一次切除缝合，或勉强做缝合后可造成附近器官如眼、鼻、口角等的歪扭，则可考虑作分次切除，再次手术间隔 3～6 个月。

除手术方法外，还可以用二氧化碳或液氮的低温冷冻、三氯醋酸、激光或电解凝固等方法来烧灼一些点状的皮内痣。但应注意应用以上方法后就无法作病理切片检查，故必须先作出有把握的诊断后方可施行。

由于巨痣有恶变倾向，因此推荐早期手术治疗。由于巨痣面积大，切除后创面覆盖是其需要解决的重要问题，通常切除后采用植皮的方法，可采用扩张器来增加供皮区，若供皮区不够，还可采用切除痣反取皮的方法覆盖创面，但反取皮后常常会遗留色素沉着。此外，若巨痣切除后出现重要神经血管暴露、骨组织暴露,或植皮后存活不良形成溃疡等情况则需要采用各类皮瓣进行修复。

二、皮肤囊肿

(一)分类

1. **皮样囊肿** 皮样囊肿,为囊性畸胎瘤,囊肿内可包含不同的成分,如毛囊、汗腺等。发病年龄早,多见于婴幼儿或青春期,生长缓慢,体积不大,多为直径 1~4cm 的皮下结节,其表面皮肤可活动,但基底常粘连固定,质较软,有波动或面团样感。好发于眼眶四周、鼻根部、头枕部及口底等部位。

2. **皮脂腺囊肿** 皮脂腺囊肿,非真性肿瘤,是皮脂腺排泄受阻导致的滞留性囊肿,多位于皮脂腺分布密集的头面部及背部。该囊肿呈单个或多个,柔软或稍坚实的球形肿物,位于皮肤或皮下组织内,与皮肤粘连,但基底可以移动。表面可有皮脂腺开口的小黑点,挤压时有少许白色粉状物被挤出。囊内为皮脂与皮肤角化物组成的"豆渣样"物质,易继发感染。

3. **表皮样囊肿** 表皮样囊肿,是不同原因外伤导致表皮基底层细胞进入皮下生长形成的囊肿。囊肿壁由表皮组成,囊内是表皮角质物,成白色干酪状角化物质,并混有脱落破碎的表皮细胞。多位于易受外伤或磨损部位,如趾及跖底、头部、颈部及背臀部。生长进程缓慢。触诊时坚韧有张力,与表层皮肤略有粘连,基底有移动性,亦可有粘连固定。一般无其他症状,但有时可发生继发性感染。

(二)治疗

(1)皮样囊肿的治疗主要是手术切除。若有继发感染形成瘢痕粘连的需与瘢痕组织一并切除,否则术后易复发。若基底部与深层骨膜有粘连,则应将骨膜一并切除。

(2)皮脂腺囊肿的治疗主要是手术治疗。注意在手术分离时应特别小心,囊壁很薄,应当尽量完整地摘除。如果残留囊壁,则易于复发。如果术前有红肿热痛等炎症表现,则应首先控制炎症,后期再安排手术。

(3)表皮样囊肿的治疗首选手术治疗。应注意在手术切除时需彻底切除表面皮肤组织及囊肿四周的结缔组织并保持囊肿完整,否则术后复发率高。

三、脂肪瘤

(一)脂肪瘤的特征

脂肪瘤是一种成熟脂肪细胞的良性肿瘤,由正常脂肪细胞集积而成,可发生于任何年龄,好发于四肢和躯干。多发生于皮下,也可以发生在内脏等深部组织,如肌间隔、肌肉深层及腹膜后等部位。脂肪瘤边界清楚,多为分叶状,质软可有假囊性感、无痛,与表面皮肤无粘连。生长缓慢,多无自觉症状。深度较深的脂肪瘤有恶变可能,成为脂肪肉瘤。

(二)诊断

诊断脂肪瘤一般并无困难,通过临床触诊即可诊断,当触诊不典型、肿块较小或缺乏判断经验时,可用超声、CT 或 MRI 辅助诊断。需与脂肪肉瘤、淋巴管瘤、皮脂腺囊肿、血管瘤等鉴别。

(三)治疗

治疗上较小脂肪瘤常无需治疗。体积较大或患者有治疗意愿的可以采用手术方法予以切除。有包膜的脂肪瘤常容易切除,无包膜者难与正常组织分别开,不易彻底切除。脂肪瘤的非手术治疗包括吸脂,中医中药等治疗也有报道。

四、淋巴管瘤

(一)分类

淋巴管瘤是由淋巴管和结缔组织组成的一种先天性良性肿瘤,目前对淋巴管瘤的分类标准很多,常用的 Wegner 分类法将淋巴管瘤分为单纯性淋巴管瘤、海绵状淋巴管瘤和囊状淋巴管瘤。其中以海绵状淋巴管瘤最为多见。

1. 单纯性淋巴管瘤　单纯性淋巴管瘤生长于皮肤真皮深层或皮下组织内,由淋巴管扩张而成,淋巴管内充满淋巴液从而在皮肤表面形成突出肿块。表面无色、质地柔软,压迫时可使之缩小,常无自觉症状,好发于面、颈、腋窝等部位。

2. 海绵状淋巴管瘤　海绵状淋巴管瘤主要由曲迂、扩张的淋巴管、充满淋巴液的腔隙以及周围结缔组织构成,发生于皮肤、皮下组织、肌肉和肌间结缔组织间隙中,多出现在面部、颈部及唇舌口腔黏膜等部位,但躯干、四肢及外阴等部亦可发生。可在局部产生各种巨舌、巨唇或巨肢等畸形。

肿瘤呈多房性囊腔,囊壁较厚,有淋巴液充满其间,压之有伸缩性。肿瘤表面皮肤无色,亦无明显改变,但有时可以出现透明刺泡样突出。发生于面颊及舌唇等部黏膜组织上的淋巴管瘤,表面常粗糙不平,有微黄色透明小刺泡突出。有的深部淋巴管瘤常在正常的皮下扪出一团较硬的结缔组织块状物,触诊时似淋巴结,很易与神经纤维瘤相混淆。

3. 囊状淋巴管瘤　囊状淋巴管瘤俗称囊状水瘤,多发生于颈部,但在腋下、胸壁、腹壁及腹股沟等处亦可发现。囊壁菲薄,被有内皮细胞,囊腔呈多房性者较多,互不连接。内含有清澈略带淡黄色的水样液体。有时有在囊肿中央扪得较硬的由纤维组织形成的结节。

(二)诊断

根据病史、临床表现及组织病理学检查进行综合诊断,瘤腔穿刺可以明确诊断。在小儿患者中,淋巴管瘤应与脂肪瘤作出区别。

（三）治疗

淋巴管瘤的治疗方法很多,包括 CO_2 激光、电灼、冷冻、硬化治疗、放射治疗及手术切除等,但针对不同患者,每种方法都有其局限性,但手术切除仍然是首选的治疗方法。虽然手术将瘤体整体切除是最好的治疗方法,但由于淋巴管瘤的类型、浸润深度等往往不同,所以常导致切除不彻底、容易复发。肢体的淋巴管瘤在手术后亦可能造成局部淋巴漏,使创口经久不愈。腹股沟和大阴唇等部位的肿瘤在手术后也可能发生同样并发症,但处理妥善,防止和控制继发性感染,手术创口得到完全愈合还是可能的。

五、神经纤维瘤病

（一）分类

神经纤维瘤病是一种常染色体显性遗传病,是由于基因缺陷导致神经嵴细胞发育异常造成的多系统损害,临床上分为神经纤维瘤病Ⅰ型(NFI)和Ⅱ型(NFⅡ),其中Ⅰ型多见,约占疾病总数的90%。神经纤维瘤病Ⅱ型又称中枢神经纤维瘤或双侧听神经瘤病,发病较少,发病率为1/50 000,虽然发病率较神经纤维瘤病Ⅰ型低,但由于神经纤维瘤病Ⅱ型相关并发症多从而导致其生存时间较神经纤维瘤病Ⅰ型短且患者多会发生失明和聋哑残疾。神经纤维瘤病Ⅰ型基因位于染色体17q11.2;神经纤维瘤病Ⅱ型基因位于染色体22q。

1. 神经纤维瘤病Ⅰ型　主要特征为特征性的咖啡牛奶斑,虹膜上错构瘤(Lisch 结节)及出现神经纤维瘤。皮肤色素沉着是该疾病最早的改变,为特征性咖啡牛奶色斑,NFI 患者往往有 6 块以上的色沉出现。Lisch 结节肉眼无法看见,行裂隙灯检查时可以发现。神经纤维瘤主要有 3 种类型,最常见的是真皮神经纤维瘤,为小的多发性的硬结性肿物,形态各样,大小不一,边缘不整齐,严重影响外观;其次为在主要末梢神经分布的结节神经纤维瘤,这些瘤体因在末梢神经纤维分布处而会导致更多的临床症状;第三种是丛状神经纤维瘤,瘤体可以极度增大,发展成巨大软疣状,除瘤体本身不断增大外,还同时向深部组织浸润发展,侵犯肌肉、骨骼、关节等,会造成相应的功能障碍。如发现基底与深组织开始有紧密固定或快速长大,或局部剧痛时,应怀疑恶性变的可能。神经纤维瘤有时可自行破溃出血,也可发生肿瘤内部的大出血,严重时可引起休克。肢体上巨大的肿瘤可经常发生破溃,导致感染化脓,最终可能造成截肢。患有 NFI 的儿童往往有学习障碍,主要有记忆力下降、注意力不集中及协调性不足。

2. 神经纤维瘤病Ⅱ型　在1970年才被单独列为一型。神经纤维瘤病Ⅱ型同样具有咖啡牛奶斑和末梢神经肿瘤,但没有 Lisch 结节。且神经纤维瘤病Ⅱ型中神经肿瘤多为神经鞘瘤而非神经纤维瘤。神经纤维瘤病Ⅱ型具有特征性的临床表现是发生听神经瘤,虽然是一种良性肿瘤,但由于它发生在第八对脑神经上,从而导致听力和平衡障碍。当瘤体长大时还会压迫脑干和小脑。此外神经纤维瘤病Ⅱ型还会发生多种其他的脑部和脊髓肿瘤从而导致身体瘫痪。

（二）诊断

1. 神经纤维瘤病Ⅰ型诊断标准　根据美国 NIH 在 1987 年制定的诊断标准，6 个或 6 个以上牛奶咖啡斑，青春期前最大直径大于 5mm，青春期后最大直径大于 15mm；腋窝和腹股沟区雀斑；2 个或 2 个以上神经纤维瘤或丛状神经纤维瘤；一级亲属中有神经纤维瘤病Ⅰ型患者；2 个或 2 以上 Lisch 结节；骨损害。

2. 神经纤维瘤病Ⅱ型诊断标准　影像学确诊双侧听神经瘤，一级亲属患神经纤维瘤病Ⅱ型伴一侧听神经瘤，或伴神经纤维瘤、脑（脊）膜瘤、胶质瘤、Schwann 细胞瘤中的两种，青少年后囊下晶状体浑浊。

（三）治疗

部分局限性的神经纤维瘤可以在一次手术中除尽，多数神经纤维瘤病无法彻底治愈。对于因疾病导致的身体痛、痒和针刺感可用药物对症治疗，有报道苯海拉明可以缓解痛痒感觉。手术切除瘤体只能达到减轻症状，缩小瘤体体积的目的，且切除易复发，因此建议当瘤体影响患者功能或使生活质量下降时才进行切除。神经纤维瘤病患者本身对手术耐受能力较差，且瘤体血供丰富，切除时出血较多在术前应充分考虑手术风险，做好充足的备血。大体积瘤体切除后若有大面积创面暴露或重要神经血管及骨显露则需用皮瓣进行重建修复。对于 10 岁以下的患病儿童，需每年进行眼睛检查预防眼部病变。

六、皮肤癌

皮肤癌是来自表皮细胞外胚叶及其附属器官的一种恶性肿瘤，此处主要介绍非黑色素瘤性皮肤癌，恶性黑色素瘤在另一部分单独介绍。非黑色素瘤性皮肤癌主要包括皮肤基底细胞癌、鳞状细胞癌、Bowen 病、Paget 病。白种人发病率最高，在美国人中，每 1 666 人中有 1 人可患皮肤鳞癌，每年有新病例 15 万人之多，黄种人次之，黑种人最低。在我国发病率最高的皮肤癌是鳞状细胞癌，其次是基底细胞癌。Bowen 病属少见的原位鳞癌。Paget 病包括乳腺 Paget 病和乳腺外 Paget 病。本节主要介绍鳞状细胞癌与基底细胞癌。

（一）病因学

皮肤是人体与外界接触的第一道屏障，其恶变多与暴露部位受外界因素刺激损害有关。

1. 日光　阳光中的紫外线可导致皮肤细胞内 DNA 损伤，进而使其修复能力遭到破坏而导致皮肤癌。

2. 放射性伤害　在慢性皮炎的基础上，如受到过量的放射线照射，亦可使皮肤发生癌变。长期工作于与放射性有关的实验室或工作环境的工作人员，如缺乏保护措施，亦可以诱发皮肤癌症。

3. 化学物质　煤烟、沥青、煤焦油、石蜡、含有砷剂的化合物等易导致皮肤鳞状细胞癌。

4. **物理损伤** 皮肤受到物理损伤或烧伤后导致瘢痕形成或创面不愈,形成慢性溃疡或窦道、慢性肉芽肿、慢性骨髓炎、上皮瘤样增生、寻常狼疮、扁平苔藓、麻风等,如经久不愈,在10余年或数十年后亦可能发生癌变。

5. **生物因素** 有报道人乳头瘤病毒会导致鳞状细胞癌的发生。

6. **遗传因素** 着色性干皮病是一种常见的染色体隐性遗传病,可导致青壮年时期即发生皮肤癌。

(二)病理改变

鳞状细胞癌起源于皮肤表皮及其附属器,根据细胞分化程度可分为四级。

1. **Ⅰ度鳞癌** 瘤组织不超过汗腺水平,未分化鳞状细胞少于25%,有很多角化珠,真皮内有明显的炎性反应。

2. **Ⅱ度鳞癌** 癌细胞团界限不清,未分化鳞状细胞占25%~50%,只有少数角化珠,角化珠中心多角化不全,周围炎症反应较轻。

3. **Ⅲ度鳞癌** 未分化鳞状细胞占50%~75%,大部分没有角化,无角化珠,周围炎症反应不显著。

4. **Ⅳ度鳞癌** 未分化鳞状细胞占75%以上,核分裂象多,无细胞间桥,无角化珠。

未分化比例愈高,恶性程度愈高。

基底细胞癌来源于上皮基底细胞,真皮内有边界明显的瘤细胞群,胞核较正常稍大,呈卵形或长形,胞浆少,细胞间界限不清,细胞间无间桥,因此,像很多细胞核密布在一个共同浆液中,细胞核染色无显著差异。有时可见细胞多核或核深染或呈不规则星状核。瘤细胞群周围结缔组织增生,在最外层排列成栅状的栓栅状细胞,瘤组织周围常可见到许多幼稚的纤维细胞及成熟的纤维细胞混杂一起,呈浸润性生长。基底细胞癌间质含有黏蛋白,在制作切片时间质收缩,使间质与肿瘤团块边缘呈裂隙状分离,对本病诊断有一定意义。

(三)临床症状

鳞状细胞癌早期表现为皮肤表面向外及四周隆起的小结节或浸润性红斑,然后快速发展,由于生长速度快,其中心部位随即发生坏死破溃,四周向外翻出、呈菜花样;向深部侵犯较小,与基底间较少发生粘连。破溃后常在创面伴发感染,故常有恶臭及疼痛。但部分鳞癌可向深部组织浸润、形成破坏性更大的中央凹陷溃疡,和基底组织粘连,可累及骨骼。鳞癌恶性程度高,早期转移至局部淋巴结,发生远处转移时可至肺、肝等脏器。预后较差。

基底细胞癌起病缓慢、病变较局限,恶性程度较鳞癌低。开始表现为皮肤上的基底较硬的斑状丘疹或疣状突起,逐步生长破溃而形成溃疡、边缘略隆起成不规则鼠咬状。随着病情发展、溃疡逐渐扩大加深、进一步向深部侵蚀可至骨组织,发生在头皮的基底细胞癌可破坏颅骨而进入颅内。基底细胞癌较少发生淋巴结转移。

（四）诊断

依据临床特征及病理检查,皮肤癌的诊断一般不难,但应与慢性肉芽肿,特异性和非特异性溃疡,如结核性溃疡、放射性溃疡、光照性角化症等相鉴别。此外还有真皮显微镜、超声波扫描等非侵入性检查手段可以辅助诊断。应及早注意和发现一些癌前期病变,予以及时处理,这在预防上有很大的意义。鳞癌和基底细胞癌各具临床特征,这二者之间鉴别较易。

（五）治疗

皮肤癌的治疗方法较多,包括手术切除、放射治疗、冷冻治疗、激光治疗、局部用药和化学治疗等等。

1. **手术治疗**　手术切除是较常用的根治皮肤癌的方法,主要是采用外科手术方法将肿瘤全部彻底切除。切除范围应包括病灶周围 2cm 区域,在基底部亦是如此。切除术中送冰冻病理检查明确边缘及基底是否将癌肿切除干净。当发现肿瘤发生淋巴结转移时,还应在术中进行区域性淋巴结清扫术。目前国际上针对皮肤癌最为公认的手术疗法 Mohs 显微外科手术是指手术切除化学组织固定切片或特殊冰冻切片检测方法(水平冰冻切片和染色)以及成形修复技术的结合体。它需实施者不仅具备皮肤科学,尤其是组织病理学扎实的基础,而且要熟练掌握成形美容等多领域的技术。手术前后还应考虑采用全身性化疗,或区域性灌注法化疗,后者近年来在国际上较为被推崇。小范围皮肤癌切除后可以直接拉拢缝合,如切除范围大,切除深度较深而导致骨、大神经血管暴露,还需依据创面部位、大小等情况采用各种皮瓣进行修复重建。

2. **Mohs 显微切除法**　Mohs 显微切除法是皮肤外科技术与特殊冰冻组织切片相结合的一种手术方法,适合治疗单一灶性连续生长的皮肤恶性肿瘤。其手术要点是在术中紧贴瘤体边缘刮除肿瘤,然后碟形切除剩余的边缘 1～2mm 厚、将切除的组织标本定位、冰冻、横向切片、读片并检查边缘是否有残留的肿瘤细胞,重复以上步骤直至切缘阴性。该方法既能彻底切除癌变组织,还可以准确判断病灶切除的深度和边缘。

3. **放射治疗**　主要有软 X 线、超软 X 线、锶 90 放疗、三维适形放疗等。基底细胞癌对放射治疗高度敏感,鳞状细胞癌对放射治疗中度敏感。早期皮肤癌放射治疗治愈率很高,可达 95%。但当癌肿生长扩大,向深部组织发生浸润时,放射治疗往往无效。需注意放射治疗不能应用于因放射线导致的皮肤损害。

4. **化学治疗**　化学疗法是适用于和其他治疗合并应用的辅助治疗和晚期姑息疗法。可依据癌瘤的部位、大小、病人的全身情况、癌肿的程度等选择应用。目前以博莱霉素对鳞癌疗效最好,可用以静脉或肌肉注射。但化疗引起全身反应较大,故很少单独应用。

5. **物理治疗**　是采用电凝、电灼、冷冻、激光等方法来烧灼肿瘤,使之坏死脱落或气化,但只对瘤体极小、没有深组织浸润的 Ⅰ 期癌变方有效而安全。它在明确诊断,根治癌变方面存在缺点,故不宜提倡。

七、恶性黑色素瘤

黑色素瘤是来源于皮肤、黏膜、眼和中枢神经系统色素沉着区域的黑色素细胞的恶性肿瘤，可由色素斑痣恶变而来，亦可自然发生。黑色素瘤在白色人种中高发，在有色人种中发病率显著降低，有报道白色人种黑色素瘤发病率为有色人种的 10 倍。总的发病率较低，在所有癌症中为 1%～3%，色素多少常与恶性程度无关。好发于足部，为高度恶性肿瘤，发展迅速，当妊娠时发展更快。

（一）病理学

黑色素瘤发生的最重要环境因素是紫外线照射。自身因素包括皮肤色素痣多少，皮肤类型、家族史及基因型。约 25% 黑色素瘤是在原有色素痣的基础上恶变而来，发生恶变的色素斑痣多为交界痣或混合痣，一般当色素痣出现逐渐增大、血管扩张、色素加深、四周炎性反应、色素向四周侵犯或出现卫星状小黑点时，都提示有恶变倾向。且研究发现色素痣数量与痣恶变概率成正相关，一名有超过 100 颗色素痣的患者，其发生恶变的概率将增加 6 倍。巨痣也是恶变的高危类型。发生恶变的痣多位于躯干部。

在有家族史的黑色素瘤的患者中多发现 p16 基因有变异。2/3 的黑色素瘤患者中 B-RAF 基因会发生变异从而激活 B-RAF/MKK/ERK 信号通路。

黑色素瘤大部分经淋巴管转移至区域淋巴结、小部分可发生血液转移到肺、肝、骨、脑等器官。

（二）诊断

皮肤检查是诊断黑色素瘤的一种简单方便的方法，但通过皮肤检查诊断的黑色素瘤多已处于晚期，演变为较大，发生溃疡等病变。为了对黑色素瘤进行早期诊断，有 ABCDE 五项诊断法，包括对称性（asymmetry）、边缘不规则（border irregularity）、颜色改变（colour alterations）、直径大于 6mm（diameter）及发展演变情况（evolution）。

此外还有皮肤镜检查，这是一种无创的诊断方法，通过皮肤镜发现肉眼无法观察到的皮肤病变。反式共聚焦显微镜也可用于黑色素瘤的诊断。诊断标准仍然是病理检查，但需注意，对怀疑有恶变的色素斑痣行活组织检查时，应整块切除送检，而不应切取部分送检，更不应作穿刺吸出送检。

（三）治疗

黑色素瘤的治疗首选手术切除，包括肿瘤切除及区域淋巴结清扫术。如手术切除或切取活检时，可迅速出现卫星结节和转移，故手术切除时应广泛切除。日本皮肤癌协会提出的切除原则是：瘤体厚度小于 1mm，扩大切除 1cm；厚度在 1～4mm，切除范围扩大 2cm；瘤体厚度大于 4mm，扩大切除 3cm。在指端或足趾者应作截肢术。对于晚期黑色素瘤或估计较难切除的可以利用卡介苗或白介素及干扰素进行免疫治疗或冷冻治疗。放射治疗不敏感,仅能作为手术后辅助疗法,或晚期病例的姑息治疗。化学药物如塞替派、氮芥、环磷酰胺、羟基脲、长春新碱等对恶性黑色素瘤有一定疗效,可作为手术前后的综合治疗。现在随着各种癌基因和抑癌基因的发现,针对相关靶基因的基因疗法也逐渐应用到临床,对黑色素瘤的基因治疗主要有针对抑癌基因 p53,抗血管生成因子 EGF165 及针对 T 细胞受体的基因免疫治疗等,先阶段基因治疗,主要与其他治疗方式联合应用。

（刘 菲 杨 军）

参 考 文 献

［1］ 邱蔚六.口腔颌面外科理论与实践[M].北京:人民卫生出版社,1998.

［2］ 王成琪.实用显微外科学[M].北京:人民军医出版社,1994.

［3］ 张志愿,张陈平,郑家伟.口腔颌面部游离皮瓣危象的预防和处理[J].口腔医学纵横,1999,15(1):4-7.

［4］ 张志愿,唐友盛,竺涵光,等.前臂桡侧游离皮瓣在口腔颌面外科的应用[J].口腔颌面外科杂志,1998,8(4):26-29.

［5］ 张霖,张陈平,解雪涛.改良的带蒂胸大肌皮瓣在口腔颌面外科的应用:附 24 例报告[J].上海口腔医学,1997,(6):167-169.

［6］ 唐友盛,邱蔚六,袁文化,等.吻合血管的皮瓣与肌皮瓣联合行舌缺损的再造[J].中华显微外科杂志,1992,15(2):75.

［7］ 张志愿,张陈平,竺涵光,等.应用髂嵴游离复合瓣修复口腔下颌骨缺损[J].口腔颌面外科杂志,1999,9(2):95-99.

［8］ 郑家伟,张志愿,邱蔚六.口腔颌面部常用游离组织皮瓣的选择[J].中国口腔颌面外科杂志,1998,25(5):280-283.

［9］ 周训银,文家福,陈希哲,等.带血管蒂游离腓骨瓣移植一期修复下颌骨缺损[J].实用口腔医学杂志,1995,11:6.

［10］ 谢冈,朱家恺,顾熊飞,雪旺细胞浆神经营养蛋白促进周围神经再生的实验[J].中国修复重建外科杂志,2000,14:321-324.

［11］ 孙坚,邱蔚六,林国础.舌根癌术后舌内残余肌动力性重建的临床研究[J].华西口腔医学杂志,1998,16:232-235.

［12］ 吴煜农,邱蔚六,王中和.术后放疗对面神经移植再生影响的实验研究[J].中国放射肿瘤学,1991,5:255.

［13］ 王炜.整形外科学[M].杭州:浙江科学技术出版社.1999.

［14］ Urken M L,Buchbinder D,Weinberg H,et al. Functional evaluation following microvascular oromandibular reconstruction of the oral cancer patient:a comparative study of reconstructed and nonreconstructed patients[J]. Laryngoscope,1991,101:935-940.

[15] Robb G L. Free scapular flap reconstruction of the head and neck[J]. Clin Plast Surg,1994,21:45-49.

[16] Song R,Gao Y,Song Y,et al. The forearm flap[J]. Clin Plast Surg,1982,9:21-26.

[17] Tideman H,Samman N,Cheung L K. Immediate reconstruction following maxillectomy:a new method[J]. Int J Oral Maxillofac Surg,1993,22:221-226.

[18] Hidalgo D A. Fibula free flap:A new method of mandibular reconstruction[J]. Plast and Reconstr Surg,1989,84:71-75.

[19] Ferri F,Diot B,Ruhin B,et al. Advantages and limitations of the fibula free flap in mandibular reconstruction[J]. J Oral Maxillofac Surg,1997,55:440-445.

[20] Urken M L,Vickery C,Weinberg H,et al. The internal oblique iliac crest free flap in composite defects of the oral cavity involving bone,skin and mucosa[J]. Laryngoscope,1991,101:257-262.

[21] Hidalgo D A,Rekow A. A review of 60 consecutive fibula free flap mandible reconstructions[J]. Plast Reconstr Surg,1995,96:585-590.

[22] Anthony J P,Rawn sley J D,Benhaim P,et al. Donor leg morbidity and function after fibula free flap mandible reconstructions[J]. Plast Reconstr Surg,1995,96:146-151.

[23] Qiu W I.,Liu S X,Tang Y S,et al. Evaluation of free flap transferred by microvascular anastomosis in oral and maxillofacial surgery[J]. J Reconstr Microsurg,1984,1:75-79.

[24] Precival N J,Sykes P J,Farley M J. Free Flap Su-ew:The Welsh Regional Unit Experience[J]. Brit J PlaSt Surg,1989,42:435-440.

[25] Fisher J,Jackson T. Microvascular surgery as an adjuvant to craniomaxillofacial reconstruction[J]. Brit J Plast Surg,1989,42:146.

[26] Hidalgo D A. Fibula free flap:A new method of mandibule reconstruction[J]. Plast and Reconstruc Surg,1989,84:71-79.

[27] Enzinger F M. Soft tissue tumors[M]. 3 rd. New York:Mosby Ltd. 1996.

[28] Tonsgard J H. Clinical manifestations and management of neurofibromatosis type 1[J]. SemPediatr Neurol,2006,13:2-7.

[29] Carbe C,Eigentler T K,Keilholz U,et al. Systematic review of medical treatment in melanoma: current status and future prospects[J]. Oncologist,2011,16(1):5-24.

[30] Corrie P G,Basu B,Zaki K A. Targeting angiogenesis in melanoma:prospects for the future[J]. TherAdv Med Oncol,2010,2(6):367-380.

[31] Kili C,Tuncel U,Comert E,et al. Nonmelanoma facial skin carcinomas:methods of treatment[J]. J Craniofac Surg,2014,25(2):113-116.

[32] Riechelmann H,Muehlfay G,Keck T,et al. Total,Subtotal,and Partial Surgical Removal of Cervi-

cofacialLymphangiomas[J]. Arch Otolaryngol Head Neck Surg,1999,125:643-648

[33] Vasiliki Nikolaou, Alexander J, Stratigos et al. Hereditary Nonmelanoma Skin Cancer[J]. Semin Cutan Med Surg,2012, 31(4):204-210.

第六章　特殊创伤的整形与重建

第一节　头皮撕脱伤

一、概述

暴力牵扯头发连带头皮部分或全部离断脱落,称为头皮撕脱伤。多由操作不慎或违反安全规程,长发束被快速运转的机器卷入所致,动物咬伤或交通事故等亦可造成。可分为不完全撕脱和完全撕脱两种,多会造成前额、鼻根、眉、上眼睑及耳等被附带撕脱。常因剧烈疼痛和大量出血而发生休克。此类创伤来势较为凶险,失血多易休克,污染重易感染。急诊处理不及时可危及生命或致颅骨感染坏死。急救处理主要是止血抗休克、颈部制动、伤口清创、早期发现脑损伤,复合伤更需多学科配合,按轻重缓急规划治疗程序。

头皮是覆盖于颅骨之外的软组织,在解剖学上可分为五层。①皮肤层:较身体其他部位的厚而致密,含有大量毛囊、皮脂腺和汗腺、丰富的血管和淋巴管,创伤时出血多,但愈后较快。②皮下组织层:由脂肪和粗大而垂直的纤维束构成,与皮肤层和帽状腱膜层均由短纤维紧密相连,是结合成头皮的关键,并富含血管淋巴管和神经。③帽状腱膜层:帽状腱膜层为覆盖于颅顶上部的大片腱膜结构,前连于额肌,后连于枕肌,且坚韧有张力。④腱膜下层:由纤细而疏松的结缔组织构成。⑤腱膜下间隙:是位于帽状腱膜与颅骨外膜之间的薄层疏松结缔组织。此间隙范围较广,前置眶上缘,后达上项线。头皮借此层与颅骨外膜疏松连接,故移动性大,头皮撕脱多沿此层。头皮上有滑车上、眶上、颞浅、耳后及枕动静脉在皮下组织内走行,彼此间广泛连接、互相交通,组成血流较为丰富的血管网。且血管受缺乏弹性的致密的皮下组织包绕,断裂后不易收缩,故一般失血较多,兼因疼痛剧烈而休克,现场及转送途中压迫止血尤为重要。

头皮不仅是美观的需要还是一个功能器官,完整的头皮具有屏障、吸收、感觉、分泌排泄、体温调节、代谢和免疫功能。因此,最大限度保留具有头发覆盖的头皮是头皮撕脱伤急救治疗的最佳选择。如对头皮撕脱及连带面部器官单位撕脱伤急症处理不当,往往会留下较大的秃发瘢痕和器官缺损畸形,丧失头皮的完整功能,这将严重影响患者的容貌和生活质量,并增加其心理负担。自 1990 年开始,上海九院整形外科较早在国内开展全头皮撕脱伤的显微再植,积累了较多成功的经验。随着显微外科技术在整形外科治疗的普及和急救措施的进步,各单位有条件显微再植撕脱头皮组织的成活率不断提高,可达到理想的美容和功能修复效果。

二、临床表现

1. 急性期

(1)急诊撕脱离断的头皮大小、断裂范围、撕脱层次、组织压挫伤程度,是否涉及前额、鼻根、眉毛、上眼睑、耳、颞颊部等区域。

(2)受伤后可因大量出血和现场急救包扎不当,转运途中引起出血性休克,表现为面色苍白、口渴、出汗、眩晕、脉搏细数、口唇轻度发绀等。

(3)可合并颈椎和颅骨骨折及脑损伤,表现为神志不清、瞳孔对光反应消失、肢体感觉运动障碍等。

(4)除常规检查外,必要时须行 X 线片、CT 检查,以排除颅脑、颈椎、躯体等部位的复合伤。

2. 晚期

(1)健康皮片或皮瓣覆盖后秃发。

(2)皮片移植后遗留秃发、严重者可伴有不稳定性瘢痕或有慢性溃疡、颅骨骨髓炎、远期亦可出现瘢痕癌变等。

(3)头皮显微再植术后遗留局部秃发、器官移位、瘢痕畸形和感觉异常。

三、诊断依据

(1)创伤史。多因机器将头发卷入造成,偶可见动物撕咬伤或交通事故;

(2)症状和体征。撕脱离断的头皮、创面边缘不规整、伤口内骨膜或颅骨暴露,可因大量出血和疼痛引起休克。

四、处理原则及流程

1. 抢救治疗流程　积极的抗休克和抗感染措施,争取全身情况的迅速好转,及时进行清创和创面修复,抢救及治疗流程如图 6-1 所示。

2. 现场急救和初诊处理

(1)紧急处理和护送。头皮撕脱伤来势凶猛,而且症状严重,遇到这种意外创伤,护理者不要惊慌失措,应立即停止机器运转,并组织人力抢救患者。及时用无菌敷料或清洁被单覆盖头部创口,加压包扎有效确切止血。小心取回被撕脱的头皮,轻轻折叠撕脱内面,外面用清洁布单包裹,要保持在绝对干燥塑料袋内,袋外置冰块保存,禁止置于任何药液中,随同患者一起送至有条件的医院处理。护送途中,要安慰患者,并给予少量止痛剂。可以饮水和静脉补液以防休克,应力争在 12 小时之内送入医院作清创等妥善处理。

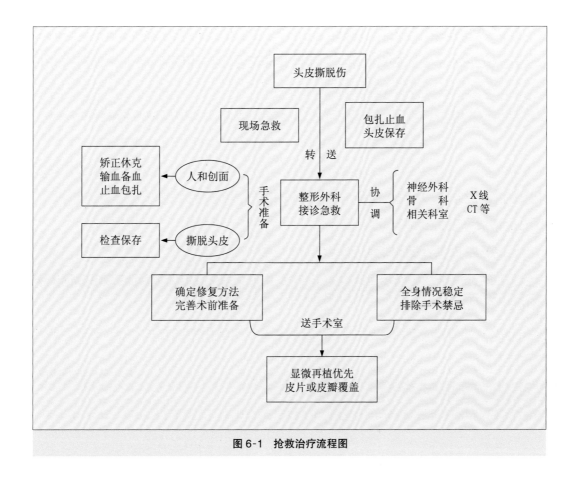

图 6-1　抢救治疗流程图

（2）伤者的判断和处理。头皮血管撕裂，失血较多，加之复合伤和疼痛惊吓、来时多处于或近于休克状态。首先迅速建立静脉通道，快速输血、补液，纠正休克，并镇静、止痛，预防感染，TAT 肌注同时积极进其他手术前准备。

（3）创面的判断和初步处理。检查撕脱层次及明显出血点并给予有效包扎，防止进一步出血。

（4）撕脱头皮的判断和处理。根据撕脱头皮的大小、离断层次、碾压程度、保存情况、热缺血时间长短等判断有无条件再植，检查后妥善保存至 4℃冰箱备用。

（5）多学科会诊。骨科、神经外科、普外科等诊断复合伤，按轻重缓急协调安排治疗流程。

（6）头皮再植手术前准备。头皮撕脱伤经过急诊止血、清创或抗休克等治疗，排除颈椎颅脑创伤等禁忌证，全身状况稳定后尽早进行头皮创面的处理。

3. **头皮创面的早期处理原则**　应尽一切努力挽救撕脱头皮，争取条件进行头皮显微再植，哪怕是部分带有毛发的头皮的存活也意义重大，如无条件再植选择良好的组织覆盖尤为重要。

（1）撕脱头皮较为完整，组织损伤不严重，且具备显微外科再植手术的条件，应尽早施行显微外科头皮再植手术。

（2）撕脱头皮较为完整，组织损伤不严重，颈椎颅脑创伤需要头颈部制动，且受区无条件再植患者，可采用撕脱头皮显微再植寄养到腹部或肢体，待条件稳定后，再将头皮回植，充分利用撕脱的头皮,恢复头皮毛发的生长。

(3)撕脱头皮层次较浅且断裂严重,或撕脱头皮较为完整,但不具备显微外科再植的手术条件,则应将撕脱头皮反去皮切成中厚皮片回植。

(4)若撕脱头皮毁损严重不能利用,可采用身体其他部位的中厚皮片游离移植修复。

(5)若撕脱头皮伤及颅骨膜,如果面积较小,可以采用邻近局部头皮瓣转移覆盖,或游离皮瓣移植修复。

(6)若头皮撕脱致颅骨外露,面积较大,可采用显微外科手术进行大网膜组织移植,其上再进行中厚皮片移植修复。

(7)若头皮撕脱致颅骨裸露,面积较大者,也可将颅骨的骨皮质去除一层直至出现小而致密的出血点,再在其上采用刀厚皮片游离移植。或采用颅骨钻孔法,待骨面培养出健康的肉芽组织后,再行中厚皮片移植修复。

对于(6)和(7)颅骨外露面积较大者,目前倾向于一期采用游离皮瓣修复,可避免晚期皮片移植后不稳定性瘢痕、慢性溃疡甚至癌变等。同时也会缩短颅骨钻孔引髓、肉芽生长及植皮等漫长的治疗过程对伤者所造成的痛苦。

4. 头皮创面的晚期处理原则

(1)秃发或缺损面积较小者,可以利用邻近的头皮组织瓣转移修复。

(2)秃发或缺损面积较大者,可进行软组织扩张术加以修复。

(3)软组织扩张术无法修复者,可考虑佩戴假发。

(4)眉、耳郭、眼睑等缺损畸形后期的修复与再造。

(5)不稳定性瘢痕,反复出现溃疡及破溃,不典型增生甚至癌变时,应尽可能去除不健康组织,选择合适的游离皮瓣进行修复。

五、显微再植

1. 显微再植适应证

(1)排除颈椎、颅脑及危及生命的复合损伤,生命体征稳定,全身情况许可并充分估计患者对较长时间麻醉的承受能力。

(2)离体头皮完整及保存恰当,未经消毒液等非生理液体浸泡、侵蚀等;头皮无广泛重度挫伤及撕裂伤;对于局部挫伤或分大块撕脱者,仍可尝试再植。

(3)热缺血时间12小时以内再植为佳,但也有报告缺血25小时后仍获再植成功,对于缺血时间的判断视撕脱头皮的组织条件和保存情况而定,如撕脱头皮完整,挫伤轻,全身状况许可,缺血时间可适当延长,争取机会尽可能尝试再植。

(4)有可供血管吻合的颞浅或枕后动、静脉,且操作者具有较高的显微外科技术和团队配合。

2. 显微再植禁忌证

(1) 全身条件不允许。如颈椎骨折、颅脑创伤或其他脏器严重复合伤。

(2) 严重剪切力破坏造成广泛的血管损伤或丧失,或撕脱组织内不能找到动静脉。

(3) 撕脱头皮组织经历漫长的热缺血时间(大于 30 小时)或不恰当的保存。

3. 手术前准备　快速输液,补充血容量,同时做好交叉配血试验、备皮、药物过敏试验、全身插管麻醉前用药等各项术前准备,充分估计手术前和手术中出血量备血(一般大于 1 500ml),维持血压纠正休克。应将患者撕脱头皮放置于 4℃ 冰箱内存放备用,各科会诊排除头皮显微再植手术禁忌证和统筹安排复合伤的处置,将伤者和撕脱下来的头皮一起送往手术室,争取尽早清创再植。

4. 手术中操作　取仰卧位,全身麻醉下手术,术中根据失血量继续补充输血及补液,手术往往分两组同时进行以缩短撕脱头皮热缺血时间,提高头皮再植成功率。

(1) 撕脱头皮组。肥皂水及清水将头皮清洗干净,头皮内面垫一无菌巾,戴帽式罩在无菌手术盆底上,用手术刀一次性剃去长发,等渗盐水反复清洗干净后,去除失活、重度污染的部分,用 1/1 000 新苯扎氯铵液 5 分钟,生理盐水反复清洗后备用,于手术显微镜下明确双侧颞浅动、静脉残端后,再修剪头皮周缘,并解剖出双侧颞浅动、静脉备用,随后在显微镜下解剖所需吻合的血管,判断保留血管的长度,切除损伤血管段,并在头皮内静脉或动脉端做一段静脉移植。

(2) 受区修复组。受区清创、消毒、仔细止血后,手术显微镜下先解剖出与供区相应的血管,并在受区动脉端或静脉端做一段静脉移植。

(3) 移植桥接血管的选择。一般选择足背静脉或前臂浅静脉,因上肢浅静脉没有瓣膜可优先考虑。

(4) 供受区血管吻合。将离体头皮边缘与受区略作间断缝合固定,吻合口附近将头皮与骨膜缝合固定,以顺利吻合血管并防止吻合完毕的血管再次由于头皮移动而撕脱。一般先吻合动脉并开放吻合口恢复血供,检查撕脱头皮,如供血良好、静脉回流通畅、出血活跃,再吻合同侧和对侧的静脉。再次检查头皮血运良好后,缝合头皮伤口,并将头皮全层与骨膜间断缝合固定,防止头皮滑移。自两侧额顶部至枕部各置负压引流管 1 根,适当加压包扎。有条件的可吻合双侧耳颞神经以利于术后头皮感觉的恢复。

5. 手术后处理　多采用低坡头高位,有利于静脉淋巴回流,减轻面部水肿和伤口张力,减少头枕部局部应力,保护枕应用和翻动可避免枕后区头皮压伤及溃疡。手术后不必过早换药(一般第 4 天更换敷料)以免头皮移动造成吻合血管的损伤。常规采用烤灯保暖、抗感染、血容量充足、解痉阵痛和适当的抗凝治疗等积极治疗措施。密切注意观察头皮血运和引流情况以便及时处理。

6. 显微再植成功的关键

(1) 正确的急救和充分的手术前准备。出血性休克的矫正,任何相关的危及生命伤害的治疗和审慎评估显微再植的可行性。

（2）彻底去除撕脱损伤血管而不姑息，不吝惜使用血管移植进行桥接，以免术后血管栓塞。

（3）显微再植手术时间的缩短尤为重要。

（4）除显微技术娴熟外，更要重视急诊处理、手术前准备和手术后护理。

六、非显微再植参照头皮创面的早期和晚期处理原则

患者，女，40岁，车祸伤，头发卷入机器，导致全头皮撕脱伤，非显微再植的术前、术中及术后，如图6-2。

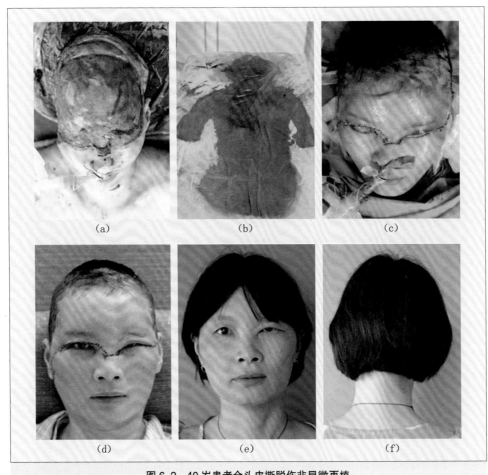

图6-2　40岁患者全头皮撕脱伤非显微再植
(a)全头皮撕脱，仅余左耳后窄蒂相连　(b)包扎不当产生大量失血　(c)显微再植术后即刻
(d)术后10天，头皮成活　(e)术后1年正常的毛发正面　(f)术后1年正常的毛发背面

患者，女，28岁，操作不慎头发卷入机床，导致全头皮撕脱伤，非显微再植的术前、术中及术后，如图6-3。

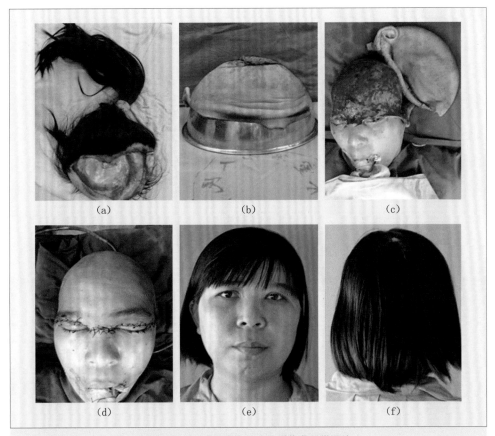

图6-3　28岁患者全头皮撕脱伤非显微再植
(a)全头皮撕脱离　　(b)撕脱头皮的剃发及清创　　(c)供受区清创完毕即刻　　(d)显微再植术后即刻
(e)术后1年正常的毛发正面　　(f)术后1年后正常毛发的后面

（蒋朝华）

第二节　放　射　伤

　　放射伤又称放射性损伤,是指因高能电离辐射、镭及各种放射性同位素引起的组织损伤。放射性损伤主要是由电离辐射引起,高能电离辐射主要由 α 粒子、β 粒子、中子射线、γ 射线、χ 射线等和电子束组成。随着科技的不断发展,原子能的和平利用,工业、农业、医疗和科学研究领域中日益广泛地应用各种高能电离辐射和放射性同位素,人们接触辐射的机会越来越多,使得放射性损伤的发生也日益增多。放射性损伤在快速增生的组织中表现得最为明显,如皮肤、黏膜和骨髓,可能出现在任何器官和系统中。皮肤是最容易受到射线的影响而造成损伤的器官。皮肤放射损伤在放射性损伤中是最常见的一种损伤,也是最早被认识的受放射损伤的器官。

一、皮肤放射损伤的机制和病理

　　皮肤放射损伤的机制主要是皮肤受到一定剂量射线照射后,射线造成组织细胞的直接损害以及微血管炎症反应造成的循环障碍,并进一步产生一系列的生物效应,使组织细胞呈渐进性和持久性的退行性改变及坏死。随着科学技术的不断发展,我们对于皮肤放射损伤的机制有了更深入的了解。从形态学和病理生理学的水平逐步深入到蛋白和基因等分子水平。

(一)细胞生物学机制

放射性皮肤损伤的病理变化主要是发生在上皮的生发层(基底细胞)和微血管。皮肤的生发层对射线较敏感,受到一定剂量照射后,辐射产生的活性氧和自由基可以损伤基底层细胞,使基底层细胞分裂、增殖的能力减弱。严重时可以使细胞呈空泡变,细胞核大小发生改变,进一步细胞可发生崩解,从而导致皮肤损伤。受照射部位的皮肤毛细血管扩张,血管内皮细胞增生肿胀,管壁增厚,管腔变窄、闭塞,甚至内皮细胞变性,胞浆中大量空泡形成。血管内皮细胞的严重损伤、间质水肿、纤维化等病变导致受照射部位血供障碍,组织细胞变性坏死。

(二)分子生物学机制

目前有关放射性皮肤损伤的分子生物学机制尚不十分明确。一般认为,可能是人体在受到一定剂量的辐射后,辐射能量的传递和吸收使体内分子释放出大量的自由基和活性氧,机体中的多种细胞因子表达出现异常,抗氧化酶类分泌相对不足等因素使体内蛋白质、核糖核酸和脱氧核糖核酸等大分子断裂。造成细胞内 DNA 的损伤,引起双螺旋结构的复制出现错误,从而使细胞凋亡。

二、影响皮肤放射性损伤的因素

(一)病人自身的相关因素

有些疾病如结缔组织疾病(红斑狼疮、硬皮病等)、代谢性疾病(糖尿病、甲亢等)、高血压、心脏疾病、肾炎等病可以增加皮肤对射线的敏感性。着色性干皮病、Fanconi 贫血等遗传性疾病使细胞 DNA 修复异常,从而影响放射性损伤的修复。个体、年龄、性别和身体部位的不同都会影响皮肤对射线的敏感性。如颈前部和肘前的皮肤就是对射线较敏感皮肤,而手掌和脚底的皮肤是对射线敏感度较低部位。肥胖的人由于暴露面积较大接受的射线就较多,与其他的人相比危险性就会较高。

(二)射线相关的因素

射线的种类不同其所含的能量就不同,对皮肤造成的损伤严重程度就不同。照射剂量越大,皮肤的损伤也会越大。剂量率越高,一次照射或分次照射的时间越短,射线的相对强度就会增加,产生的损伤也会增强。

(三)理化因素

当皮肤由于寒冷、冻伤或受压迫等引起血循环不良时,对辐射的敏感性增加。一些化学物质

（酸、碱等）、紫外线照射、热都能提高皮肤对射线的敏感性。

三、临床表现

（一）急性皮肤放射性损伤

1. **按临床经过分期**　急性皮肤放射损伤是一次大剂量照射或短时间多次照射皮肤后所引起的皮肤放射损伤。临床经过分为四期：

（1）初期反应期。表现为受照射部位局部发生暂时性红斑，患者的皮肤、黏膜没有发现明显的皮肤粗糙、毛囊丘疹等改变。

（2）假愈期。表现为受照射部位产生的暂时性红斑消退，但照射部位仍有功能性障碍，如皮温的变化、汗腺分泌失调等。

（3）反应期。最初皮肤有肿胀感、瘙痒，之后可出现毛囊丘疹、暂时性脱发。随着损伤的加重还可出现斑点、斑片状红斑，红斑可逐渐扩大、加深、融合，压之不退色。红斑出现后 1～2 周出现性质不同的水泡，破溃后局部出现糜烂、坏死或形成溃疡。

（4）恢复期。进入到恢复期后，Ⅰ度损伤皮肤无任何改变。Ⅱ度损伤皮肤脱屑、轻度色素沉着、无明显自觉症状。Ⅲ度损伤皮肤变薄弹性差、毛细血管扩张、皮肤色素减退与沉着相间，毛发脱落不再生长。皮脂腺、汗腺萎缩，排汗功能障碍。Ⅳ度损伤的皮肤创面可反复破溃，溃疡可逐渐扩大、加深，常累及深部的肌肉、骨骼、血管和神经，常伴有功能障碍。

2. **按损伤程度分度**　急性皮肤放射性损伤，临床上按其损伤严重程度分为四度：

（1）脱毛反应。主要是皮肤附属器官（毛囊和皮脂腺）受到损伤，会出现毛囊丘疹、色素沉着、毛发脱落等症状。毛发脱落一般至第 3 周末可再生，若 6 个月仍未长出，则多为永久性毛发脱落。

（2）红斑反应。受照射当时，局部皮肤可无任何症状，几小时后，局部皮肤可有瘙痒、疼痛、灼热感，继而逐渐出现轻度肿胀，并出现界线清楚的充血性红斑，持续 1～2 天后红斑和肿胀暂时消退。假愈期一般持续 2～4 周，此期局部通常无任何症状。假愈期后，局部皮肤又出现轻微的瘙痒、灼热，直到又出现明显红斑，轻微灼痛。一般持续 4～7 天转为恢复期。进入恢复期后，上述症状逐渐减轻，红斑变为浅褐色，皮肤稍干燥，可有脱屑、脱毛等症状。

（3）水泡反应。早期反应与第二度相似，但出现早，症状较重，受照射局部皮肤可有一过性的灼热感。进入假愈期后，相应的症状会逐步减轻或消失，假愈期一般不超过 2 周。此后皮肤可再出现红斑，色泽较前加深，呈深紫色，局部肿胀明显，瘙痒、疼痛加重，并逐渐形成水泡，开始为小水泡，后可融合成大水泡，其周围有色素沉着。水泡破溃后可形成创面。

（4）坏死、溃疡反应。受照射当时或数小时后局部迅速出现灼热、麻木、疼痛、肿胀等症状，并逐渐加重。假愈期较短，一般 2～3 天，重者可无假愈期。进入反应期后，皮肤红斑明显，红斑颜色逐渐加深,肿胀、疼痛严重,并很快形成水泡和坏死区,坏死的皮肤脱落形成溃疡。常累及肌肉和骨骼,还通常伴有严重的全身症状。

(二)慢性皮肤放射性损伤

按损伤程度分度,慢性皮肤放射性损伤是指局部皮肤经常反复受到小剂量电离辐射,受照射后数月或数年出现皮肤损伤的改变。根据损伤程度和病理变化,临床上分为四度:

(1)慢性放射性皮炎。受伤处出现弥漫性或局限性红斑,皮肤干燥、粗糙、脱屑。有时可见局部色素沉着、毛发脱落,并可见毛细血管扩张。

(2)硬结性水肿。一般在数月后,多见于四肢,局部皮肤萎缩、变薄、干燥、失去弹性,常伴有色素沉着、毛细血管扩张。损伤部位逐渐出现一种非凹陷性水肿,触摸时有实感,压迫时又形成不易消失的凹陷。

(3)放射性溃疡。在长期小剂量照射数月至数年后,受照射部位可进一步发展变成溃疡。溃疡的边缘不整齐,底部凹凸不平,被一层纤维素物质覆盖。肉芽组织生长不良,增生不活跃。久之,溃疡周围色素沉着,呈深褐色,皮肤萎缩变薄。

(4)放射性皮肤癌。在损伤部位皮肤过度角化、萎缩、毛细血管扩张,在溃疡经久不愈的基础上可转化成皮肤癌。其潜伏期可长达 20～30 年,至少 5 年,平均可达 10 年。

(三)放射性皮肤损伤的诊断

(1)根据患者的职业史、射线接触史、物理剂量的检测提供的受照剂量和典型的临床表现与体征进行综合性的分析做出诊断。

(2)放射性皮肤损伤的鉴别诊断。急性放射性皮肤损伤早期一些临床改变与一般热烧(烫)伤、日光性皮炎、药物性皮炎、过敏性皮炎、甲沟炎、丹毒等相鉴别。慢性放射性皮肤损伤应与真菌性疾病、神经性皮炎、慢性湿疹、扁平疣、慢性角化症、其他非特异性溃疡相鉴别。

(四)放射性皮肤损伤的治疗

1.局部保守治疗　根据损伤程度不同分别做出不同的处理。

(1)Ⅰ度损伤一般无需处理,保持受照射部位的皮肤清洁、干燥,可涂抹保护皮肤的药物。避免皮肤搔抓和紫外线、光线的刺激。

(2)Ⅱ度损伤早期处理和Ⅰ度损伤基本一致,红斑反应时可以涂抹三乙醇胺乳膏(比亚芬)等药物来减轻皮肤肿胀和疼痛。

(3)Ⅲ度损伤早期处理和Ⅱ度损伤基本一致,但出现较大水泡时,应在无菌条件下,用注射器抽取水泡中的液体或低位穿刺排液,然后加压包扎并应用抗生素和糖皮质激素等药物预防控制感染。

(4)Ⅳ度损伤早期处理和Ⅲ度损伤基本一致,但治疗极为困难,创面难以愈合。治疗原则为镇静止痛、防止感染和促进创面愈合。应尽早切除坏死组织并用组织移植的方法修复创面。

2. **全身治疗**　全身治疗初期应给予高蛋白和富含维生素的饮食和改善微循环的药物。假愈期可以对症治疗。反应期时应加强抗感染措施，应用有效的抗生素，注意水、电解质和酸碱平衡，还应根据病情输注全血、应用提高机体抵抗力的药物、使用蛋白水解酶抑制剂和自由基清除剂。还可以全身应用生长因子类药物（如重组人表皮生长因子），它可以促进上皮细胞、成纤维细胞等细胞的生长和增殖，加快损伤组织的愈合。局部吹氧疗法提高损伤部位的毛细血管氧含量，改善血液循环，从而减轻炎症反应和抑制厌氧菌的生长，这种方法也常被临床所使用。

3. **整形外科手术治疗**　急性Ⅳ度损伤、慢性Ⅲ度损伤、有碍肢体功能、经久不愈的溃疡等指征就可以进行手术治疗。手术的切除范围应该足够大，尽量将萎缩、有色素改变的损伤组织全部切除，并应当超出损伤边缘 1~2cm。手术时应尽可能的切除所有的变性组织，但对于较深的放射性溃疡或伴有大血管和神经干者只能采用姑息性的切除法，在不损伤血管、神经的前提下，尽量切除坏死的组织。

损伤区的溃疡、坏死组织切除后，大部分的创面都不能一期闭合，这就需要组织移植来修复。可根据损伤的创面的大小、深度等因素来选择合理的方案修复损伤的区域。急性放射性皮肤Ⅲ度损伤、慢性放射性浅表溃疡等软组织损伤轻、溃疡小的部位可用皮片移植。

严重的溃疡多进行皮瓣移植。皮瓣移植有较好的血液供应，血液循环丰富，因此能改善受损部位和周围的血液循环，被临床大量应用于放射性溃疡的修复。

对于巨大溃疡和经久不愈的溃疡，我们可以使用肌皮瓣移植技术，它的优点是肌皮瓣血液循环丰富，组织量较多。但据报道，游离皮瓣移植有 40% 的概率产生并发症，主要的原因是被辐射的受体血管的血栓形成。

近年来，对于手术治疗效果不理想的严重放射性损伤，手术联合使用自体间充质干细胞（MSC）疗法已经被采用。MSC 具有免疫调节作用，它可以分泌转化因子 B、前列腺素 E2 等一些免疫调节因子来抑制机体内过强的免疫应答，从而起到免疫调节作用。MSC 还具有自我更新和多向分化的潜能，在创伤组织微环境的作用下，它能直接分化成内皮细胞、成纤维细胞等细胞来参与组织的修复并吸引和趋化炎症细胞向创面迁移来调节辐射炎症的反应过程。手术可能使炎症反应进一步增强，但自体间充质干细胞（MSC）疗法可以减轻炎症反应，更好地促进损伤部位的愈合，从而提高了手术治疗的效果。

（李春阳　杨大平）

第三节　化 学 烧 伤

随着化学工业和化学武器的不断发展，化学物质的使用日益普遍，化学烧伤已成为一类特殊性质的烧伤。由于化学物质种类繁多,导致的烧伤亦不尽相同。

一、化学烧伤的特点和致病机制

化学烧伤不同于一般的热力烧伤,其特点是某些化学物质接触人体后,可以造成局部损伤,亦可进行性侵入或吸收,导致全身性损害。

局部损害的情况与化学物质的种类、性质、浓度、剂量以及与皮肤接触的时间等相关。种类不同,局部损伤的机制也不同。例如:酸可使组织蛋白凝固,碱可使脂肪组织皂化;有的化学物质使组织细胞脱水或与组织蛋白结合,有的则因燃烧而引起烧伤;有的本身并不引起皮肤损害,但是因爆炸燃烧使皮肤致伤。此外,化学烧伤的严重程度与化学物质的性质有关。例如:一般的酸烧伤后,皮肤组织蛋白凝固形成一层痂壳,可防止酸进一步侵害深部组织。而碱烧伤后形成皂化脂肪或可溶性碱性蛋白,磷烧伤形成磷酸等,均可加深组织损害。

化学烧伤的严重性不仅局限于局部损害,更重要的是有些化学物质可从创面、正常皮肤、呼吸及消化道黏膜等部位被吸收,引起中毒和内脏损伤。

二、一般处理原则

(1)脱离现场,停止化学物质对机体的继续损害。离开现场,脱去沾染化学物的衣物,立即用大量清水冲洗。冲洗时间要长,酸烧伤一般在 2 小时以上,碱烧伤则需更长时间冲洗创面。头面部化学烧伤时,注意清洗眼、鼻、耳和口腔内,尤其是眼睛,要首先冲洗。如用中和剂拮抗酸或碱烧伤后,仍需用大量清水冲洗去除残留物,以避免中和反应产热所造成的局部损伤加深。

(2)防治中毒。严密观察病情,给予相应解毒剂和拮抗剂。另外,静脉补液和利尿可使毒素尽快排出体外。肝、肾是主要的毒素代谢及排出器官,应重点保护。

(3)全面的身体检查和化学物质检测。

三、常见的化学烧伤

(一)酸烧伤

造成烧伤的酸主要是强酸(如硫酸、盐酸、硝酸等),亦可见于氢氟酸、苯酚、三氯醋酸等。

1. 强酸烧伤

(1)致伤机制。皮肤角质层蛋白凝固坏死,皮肤损伤界限明显,可伴组织脱水;创面肿胀较轻,很少有水泡形成,创面渗液极少;烧伤后形成痂壳,创面干燥,痂下少有感染;自然脱痂时间长,脱痂后创面愈合较慢。

(2)局部损害。酸烧伤后皮肤颜色改变与烧伤深度有关,潮红色最浅,灰色、棕黄色或黑色较深。不同酸烧伤,皮肤颜色变化不同。例如,硫酸烧伤后创面呈青黑色或棕黑色;硝酸烧伤后创面先呈黄色,后而转为黄褐色;盐酸则呈蓝色;三氯醋酸烧伤后先呈白色,后变为青铜色。痂壳柔软度可作为判断烧伤深浅的方法之一。浅者较软,深者较韧。深度酸烧伤形成的痂壳颜色深、韧如皮革,脱水明显而内陷。

(3)创面处理。酸烧伤后需立即用水冲洗,冲洗后一般不用中和剂,必要时可用 $2\%\sim5\%$ 碳酸氢钠、2.5% 氢氧化镁或肥皂水中和。烧伤后如痂皮完整,宜采用暴露疗法。如果烧伤较深,为Ⅲ度,则应尽早切痂植皮。

2. 氢氟酸烧伤

(1)致伤机制。氢氟酸首先与其他无机酸一样腐蚀局部皮肤组织造成损伤,但与硫酸和盐酸不同,由于氟离子强大的渗透力,进而造成组织液化坏死、骨质脱钙和深部组织迟发性剧痛。氢氟酸可以迅速穿透至甲床、基质和指骨造成损害。

(2)氢氟酸的烧伤创面的特点。①创面损伤程度与浓度和作用时间相关。低浓度引起局部发红;高浓度引起局部红斑伴中心性坏死,进一步可发展成内有脓液或干酪样坏死物的白色质硬水疱;②如不及时处理创面,烧伤面积和深度加重,呈进行性损伤,腐蚀骨组织或引起指(趾)甲下损害;③迟发性深部组织剧痛;④局部注射 10% 葡萄糖酸钙溶液有止痛和治疗作用。

(3)氢氟酸烧伤引起的全身反应。可引起氟离子全身性中毒,并导致致命的低钙血症。

(4)创面处理和全身性治疗。早期先用大量清水冲洗,但由于氢氟酸具有很强的组织穿透力,冲洗效果往往欠佳。此外,局部涂抹钙剂凝胶或局部注射钙剂有利于解除疼痛。临床证实糖皮质激素外用或口服有减轻进行性破坏的作用。深度氢氟酸烧伤的治疗,手术是根本措施。需彻底清除水疱及深部液化坏死组织。若指(趾)甲下有损害,则需拔除指(趾)甲。

3. 苯酚烧伤

(1)致伤机制。苯酚自皮肤吸收后,引起脂肪溶解和蛋白凝固,浓度较高的苯酚可形成较厚的皮肤凝固坏死层,阻止其进一步被组织吸收。如苯酚吸收入血,可影响中枢神经系统、肝肾功能等,造成多器官损害。

(2)局部表现。低浓度苯酚使皮肤呈白色或棕色,浓度越高,所致皮肤坏死越严重,局部皮肤可失去痛觉。

(3)创面处理。立即用大量清水冲洗,冲洗后为防止扩大,可局部涂抹 50% 聚乙烯乙二醇、丙烯乙二醇、甘油、植物油或肥皂。

(二)碱烧伤

碱类物质包括钾、钠、钙、镁的氢氧化物以及碳酸氢钠、氟化物等,常见的碱烧伤见于强碱(氢氧化钠、氢氧化钾)、生石灰和氨水等。

1. 强碱烧伤

(1)致伤机制。局部组织细胞脱水,碱离子与组织蛋白形成复合物,该复合物可溶性较强,使碱离子能穿透至深部组织造成损害;皂化脂肪组织,皂化时产生热量可损伤深部组织,加深创面;疼痛剧烈;创面感染易并发创面脓毒症。

(2)局部表现。创面呈黏滑或肥皂样改变,痂皮较软,有进行性加深的趋势,深度常在深Ⅱ度以上。

(3)创面处理。碱烧伤后,即刻用大量清水或/和弱酸溶液冲洗创面,时间越长效果越好,冲洗10小时以上创面无滑腻感为佳。可用0.5%～5%醋酸、3%硼酸或10%枸橼酸中和湿敷创面后再用水清洗。采用暴露疗法利于观察创面变化。深度烧伤创面应尽早行切痂植皮术。

2. 生石灰烧伤

生石灰即氯化钙,遇水后形成氢氧化钙并产生大量热,引起皮肤碱烧伤和热烧伤。创面较干燥,外观褐色,疼痛,常可见残存生石灰。处理时,先除去创面的生石灰,再用大量清水长时间冲洗,避免水和残留的生石灰粉反应生热而加深创面。

(三)磷烧伤

1. 致伤机制　磷在34℃空气中可自燃,释放出大量热,损伤局部皮肤组织,燃烧产生的P_2O_3和P_2O_5遇水形成磷酸和次磷酸,除有化学腐蚀作用,其生成过程中亦释放大量热,导致局部创面损伤加重、加深,因此,磷烧伤是热力和化学物质的复合烧伤。除皮肤损伤外,磷燃烧烟雾中的磷化物通过吸水作用和形成磷酸后的腐蚀作用,强烈刺激损伤呼吸道黏膜造成肺损伤。磷化物亦可经皮下及黏膜吸收至全身性磷中毒。

2. 局部表现　由于热力和化学物质腐蚀的复合作用,烧伤深度一般较深,可达骨骼。Ⅱ度创面呈棕褐色,Ⅲ度创面呈黑色。

3. 全身表现　可有头痛、头晕、全身乏力、肝区疼痛、呼吸道异常、泌尿系统异常、低钙血症、高磷血症等全身表现。

4. 创面处理及治疗措施　避免创面的磷与空气接触燃烧,现场应用水冲洗或湿布包裹,清创前将伤部浸入冷水中,与氧气隔绝,切忌暴露于空气中,以免复燃,在水中移除残留磷粒。进一步可用1%～2%硫酸铜溶液清洗创面,再用大量清水冲洗,清洗干净后采用包扎疗法,内层忌用油质敷料,以免促进磷化物吸收。若必须采用暴露疗法,则先用5%碳酸氢钠溶液湿敷,24小时后再暴露。对于深度磷烧伤,为减少其化合物的吸收及其对组织进一步损伤,应及早切痂,切除包括已入侵的较深层组织。全身治疗中,尚无有效解毒剂,治疗主要针对促进体内无机磷的排出和保护各种重要脏器。

(四)镁烧伤

1. 致伤机制　镁在空气中能自燃,与皮肤接触可引起燃烧,使皮肤形成溃疡。烧伤发展速度与镁颗粒的大小有关,损伤既可以向创面四周,亦可向深部发展。镁可被吸入或吸收,产生全身性中毒表现。

2. 临床表现　皮肤溃疡开始较小,之后逐渐扩大。溃疡底部不规则,可向四周及深部扩大。全身表现可有呼吸道刺激症状,恶心、呕吐、打寒战或高热等。

3. 损伤后处理　急救处理同一般的化学烧伤。为防止皮肤溃疡加深扩大,可在局麻下将溃疡表层刮除,将大部分镁移除。若已损伤深部组织,则需切除全部损伤组织,然后植皮或延期缝合。10％葡萄糖酸钙溶液静脉注射可治疗全身中毒症状。

(五)其他化学烧伤

1. 沥青烧伤

(1)致伤机制。沥青在常温下为固态,液态时温度达232℃,飞溅到皮肤表面导致烧伤。沥青中含化学物质经创面吸收及呼吸道吸入可致全身中毒和呼吸道损伤。

(2)临床表现。局部表现:沥青黏着性强,在皮肤上不易去除,温度高且散热慢,常至深Ⅱ度或Ⅲ度烧伤。若接触皮肤时温度已较低,则中心部为浅Ⅱ度或深Ⅱ度烧伤。长时间与沥青烟雾和尘埃接触的工作人员,可有急性皮炎、结膜炎的表现。全身表现:类似苯中毒的症状,可出现头痛、头晕、胸闷、咳嗽、血尿、精神异常等,急性肾衰是死亡的主要原因。

(3)创面处理及全身性治疗。现场立即用冷水冲洗降温,尽早用松节油、汽油等清除创面沥青以防止局部毒素吸收,也利于判断烧伤深度。大面积创面应用松节油,勿使用汽油。清除沥青后先用水冲洗,后采用暴露或包扎疗法。若出现急性皮炎,应停止与沥青烟雾接触,并避免日光暴晒。全身性治疗可静脉注射葡萄糖酸钙和大剂量维生素C,并保护肝、肾功能。

2. 水泥烧伤

(1)致伤机制。水泥所含的氧化钙、氧化硅等,遇水形成氢氧化钙等碱性物,与之接触可形成轻度碱烧伤。

(2)局部表现。创面多为Ⅱ度烧伤,形成水疱,若不及时处理易发生侵蚀性溃疡。

(3)创面处理。早期同碱烧伤,清除创面水泥粉末后用水冲洗,必要时用弱酸溶液中和,清除水疱和痂皮,若创面较深可视情况切痂植皮。

(马恬　韩岩)

参 考 文 献

[1] 曹卫红,杨志祥,谷庆阳,等.急性放射性皮肤溃疡中凋亡细胞及相关基因变化的意义[J].中华放射医学与防护杂志,2003,23(3):184-186.

[2] 张晓启,刘爽,王振国,等.放射损伤对内皮细胞增殖与凋亡的影响[J].中华放射医学与防护杂志,2006,26(1):61-62.

[3] 常留栓,赵艳梅,李蓉.急性皮肤放射损伤的救治[J].中国急救复苏与灾害医学杂志,2013,1673-6966.

[4] 廖建鄂,匡玉琴,臧莉.吹氧联合蜂胶膏治疗乳腺癌术后放射性皮肤损伤的疗效观察[J].现代临床护

理,2011,10(2):25-26.

[5] 朱红燕,张宏,傅晋翔,等.骨髓间充质干细胞与急性皮肤放射损伤的修复[J].中国组织工程研究与临床康复,2009,13(32):6303-6308.

[6] Benderitter M,Gourmelon P,Bey E,et al. New emerging concepts in the medical management of local radiation injury[J]. Health Phys,2010,98(6):851-857.

[7] Goldberg M T,Mc Gynn B. Oncology-related skin damage[M]. Louis:Mosby,2000:367-386.

[8] Wagner L K. Radiation injury is potentially a severe consequence of fluoroscopically guided complex interventions[J]. Health Phys,2008,95:645-649.

[9] Dormand E L,Banwell P E,Goodacre T E. Radiotherapy and wound healing[J]. Int Wound J,2005,2(2):112-127.

[10] Varghese B T,Thomas S,Nair B,et al. Accidental radioisotope burns-management of late sequelae[J]. Indian J Plast Surg,2010,43(Suppl):88-91.

[11] Salvo N,Barners E,van Draanen J,et al. Prophylaxis and management of acute radiation induced skin reaction:a systematic review of literature[J]. Curr Oncol,2010,17(4):94-112.

[12] Ran X Z,Shi C M,Zheng H E,et al. Experimental research on the management of combined radiation-burn injury in China[J]. Radiat Res,2011,175:382-389.

[13] Hubenak J R,Zhang Q,Branch C D. Mechanisms of injury to normal tissue after radiotherapy:a review[J]. Plast Reconstr Surg,2014,133(1):49-56.

[14] Bey E,Prat M,Duhamel P,et al. Emerging therapy for improving wound repair of severe radiation burns using local bone marrow-derived stem cell administrations[J]. Wound Repair Regen,2010,18:50-58.

[15] Lataillade J J,Doucet C,Bey E,et al. New approach to radiation burn treatment by dosimetry-guided surgery combined with autologous mesenchymal stem cell therapy[J]. Regen Med,2007,2:785-794.

[16] Lataillade J J,Douchet C,Bey E,et al. New approach to radiation burn treatment by dosimetry-guided surgery combined with autologous mesenchymal stem cell therapy[J]. Regen Med,2007,2(5):785-794.

第七章　创伤所致面部五官缺损的整形重建

第一节　五官特点和要求

因为鼻在面部的突出位置，易于遭受外力打击造成鼻骨骨折畸形。鼻承载着美观和通气两大功能。除此之外，鼻本身还具有一定文化内涵，比如手的动作表示"我"一定指向鼻子，源于鼻还有自我之意。在古印度鼻也象征着尊敬和名声，以"割鼻"作为对人最大的羞辱来处罚犯罪者。一旦受此刑罚，受惩罚者往往逃避社会甚至自寻短见，这也是古印度社会存在鼻修复需求的由来。用面颊部皮瓣转移做鼻再造的文献可追溯到公元 600 年前。可以说鼻整形是整形外科作为学科发端的起源。当然，东西方鼻整形的解剖和审美存在差异，虽然原则趋同，但具体方法存异，不宜照抄西文治疗范例。

就解剖而言，国人鼻部皮肤的特点：鼻部皮肤厚度呈"哑铃型"，即鼻根、鼻尖厚，鼻背薄。这也是鼻部假体置入手术鼻背中间部分容易显形或透光的解剖基础。此外，上 2/3 皮肤移动度大，下 1/3 皮肤相对固定。

鼻骨的解剖特征下薄上厚，两侧的上颌骨额突和一对鼻骨构成骨性鼻骨椎体，鼻骨与上颌骨鼻突构成侧鼻。与额骨鼻突形成鼻额角，与鼻软骨一起构成鼻支架结构。

鼻整形的目的，在于最大限度地重建鼻部形态，恢复鼻的通气功能。值得指出的是鼻整形不单纯是造就美丽的鼻形，更重要的是造就满意的病人。

隆鼻整形有基本的"四不"原则需要遵循，依次是"不歪、不顶、不假、不动"。不歪是隆鼻的最基本要求，假体的偏斜意味着手术的不成功，需要二期的修整手术；假体对皮肤产生的张力使隆鼻手术远期的潜在风险增加；假体不符合自然美的诉求，而假体的晃动则是置入材料不稳定的表现。

鼻整形的基本技术涉及鼻亚结构微创解剖分离技术，包括耳、鼻中隔、肋软骨等在内的软骨切去和移植技术，假体或自体材料的雕刻塑形技术，截骨技术，鼻延长和鼻尖成形技术等。隆鼻材料的选择与合理运用对取得良好的手术疗效也至关重要。

眼睑缺损可由先天性畸形、肿瘤、创伤或者医源性手术等引起。对皮肤、睑板等支持结构和结膜的缺损进行术前评估,对眼睑的精细修复重建至关重要。其修复的原则是注重眼睑缺损外形的修复和眼睑功能并重。眼睑外伤处理应尽可能保留健康组织,并彻底去除失活组织,眼睑各结构组织须准确对合,避免影响功能和美观。缝线应避免刺激角膜以保护角膜上皮。

唇部是面中下部最重要的组织结构,它承载着辅助发音、保护牙齿和口腔内器官,此外唇部还赋予感情交流的重要功能。大部分唇部缺损是由于创伤和肿瘤切除手术后所致,其中唇红的缺损程度和范围往往决定手术方案的选择。注意上、下唇的对称非常重要,较大面积的唇缺损需要考虑上下唇的组织合理分配。Abbe 瓣和局部旋转推进皮瓣常用于唇局部缺损的修复。

创伤造成的耳缺损尤其是部分缺损,目前整形外科的修复手段很多,效果也比较好。总体上讲,耳轮缺损的位置越靠上,修复的方法越多,手术效果也越好。耳垂的修复重建往往以局部的瘢痕为代价,效果欠理想。原则上耳郭缺损大于耳郭的 1/4 或者涉及耳郭结构的两个亚单位以上,需要考虑切去肋软骨行耳郭的部分再造。

(李圣利)

第二节　鼻创伤的整形重建

一、鼻骨创伤

(一)鼻骨畸形的临床分类和整形治疗

鼻居于面中部,在面部五官特征中最突出,易受外力作用产生骨折错位畸形。除先天性鼻骨畸形外,创伤后未及时复位固定或治疗不当造成的继发鼻骨畸形多见。由于鼻在面部的位置特殊,不可能通过其他手段掩饰存在的偏移或者塌陷等畸形,严重的鼻骨畸形对患者外观和心理影响较大。

临床上鼻骨畸形表现各异,以鼻根点到鼻前棘连线作为鼻测量的中线(鼻中线)和鼻骨椎体的前后位移为标准,鼻骨畸形分为以下 7 型。

1. 塌陷型　如先天性鞍鼻畸形或者由于创伤引起的鼻骨塌陷畸形。

2. 侧偏型　如各类歪鼻的歪鼻畸形。

3. 塌陷与侧偏复合型　此类患者的鼻骨畸形表现为鼻骨塌陷和侧方移位并存。

4. 凸出型　此类患者表现为鼻骨局部的异常骨性突起,可进一步分为二亚型。

(1)局部凸出型。表现为鼻骨骨面异常"骨赘"突起、粗糙,周围骨面正常。

(2)驼峰鼻畸形。表现为鼻骨的过度发育和增生造成的鼻骨高大,它与单纯凸出型的区别在于驼峰鼻畸形表现呈类"金字塔"样,骨性结构平滑过渡到鼻骨最高点。

5. 鼻骨宽大型　创伤型塌鼻,造成鼻骨中央凹陷,鼻骨与上颌骨鼻突构成侧鼻向外移位造成的鼻骨过宽畸形；以及先天性鼻骨宽大。

6. 鼻骨短小型　鼻骨发育不良，往往伴有短鼻畸形。

7. 特殊类型　如先天性颅面畸形、面部异常骨纤维增生症合并的鼻骨畸形。这类畸形比较特殊，其临床特征表现为鼻骨发育不良，或者过度发育引起相应的鼻骨畸形。

上述分类为单纯鼻骨畸形，不包括鼻中隔偏曲畸形。

（二）鼻骨骨折所致歪鼻的手术方法

1. 手术前准备　患者术前常规拍摄鼻骨正侧位 X 线片，正位片以鼻根点到鼻前棘连线作为鼻偏移测量的中轴线，侧位片重点了解有无鼻骨塌陷及其程度。一般不需要行头颅骨骼 CT 扫描和三维重建，除非合并先天性或创伤性颅颌面畸形。术前常规照相包括正、侧面和头后仰位。

2. 鼻骨截骨手术的入路和方法　手术均在局部浸润麻醉下门诊手术室进行，浓度为 1% 利多卡因加 1∶100 000 的肾上腺素，手术开始前用 1% 麻黄素或者肾上腺素浸湿的纱条填塞后鼻孔以收缩血管减少术中出血。

鼻骨塌陷型、侧偏型、塌陷与侧偏复合型的矫正采用鼻腔内临近下鼻甲边缘作一纵形切口，长 1.0～1.5cm，然后作鼻骨骨膜和鼻腔黏膜的剥离，多数情况下需作两侧鼻腔切口入路，轻度的鼻骨侧方移位畸形单侧入路即可。将鼻骨充分游离后，沿鼻面沟截骨上达额鼻骨交接处，两侧截骨线在鼻额角相连接，鼻骨块游离后重新塑形，以恢复正常鼻骨外观。

3. 术后固定和其他处理　鼻骨畸形截骨手术后固定分内、外两部分，一般仅作外固定即可，固定材料可选择带有黏胶的外用鼻夹、塑胶板或者石膏，目前我们多用外用鼻夹作外固定，固定时间为 1 周。手术后用凡士林填塞鼻腔 48～72 小时，嘱患者 2～3 天门诊复诊取出或自行取出，但对存在鼻骨塌陷的患者鼻骨截骨整形后，后鼻腔填塞至少 1 周，若用凡士林纱条，应 3 天左右换药取出重新填塞，使用碘仿纱条可维持 1 周。术后常规应用抗生素口服 3 天，4～6 周内勿佩戴框架眼镜，避免外力作用于手术鼻骨区域。典型病例见图 7-1、图 7-2。

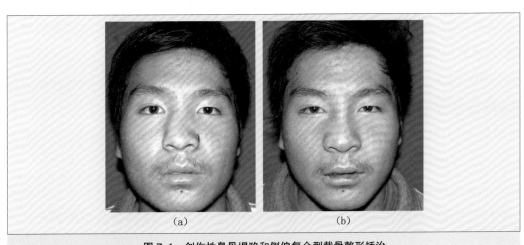

图 7-1　创伤性鼻骨塌陷和侧偏复合型截骨整形矫治
(a)术前　(b)术后 2 周

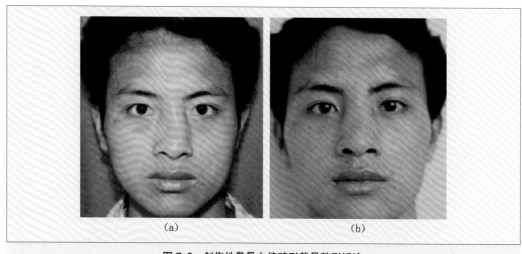

图 7-2　创伤性鼻骨左偏畸形截骨整形矫治
(a)术前　(b)术后 6 个月

4. 鼻骨截骨手术的技巧和注意事项　骨性鼻畸形的表现轻重不同,范围大小不一,因此针对不同情况采取针对性的截骨整复。鼻骨截骨整形围绕最大限度恢复鼻外形,改善鼻通气功能来进行。因此,术前鼻骨畸形的诊断和分型非常重要,是手术针对性矫治的基础。此外,术前一定要了解患者对手术的要求和期望值,鼻骨畸形的患者除极少数创伤性患者为近期骨折畸形就诊外,多数具有较长的病程,以要求改善鼻畸形、恢复正常容貌为主诉,除双侧鼻通气功能障碍者外,其对外形的要求远大于对功能恢复的期望。陈旧性鼻骨骨折畸形给手术矫正带来困难,尤其是鼻骨塌陷和侧偏复合型。

手术入路即切口选择基于两方面考虑:一是切口隐蔽不遗留鼻暴露部位的瘢痕,二是能够充分分离鼻骨,便于截骨和塑形。鼻腔内靠近下鼻甲前缘的纵形小切口,最符合上述条件,是矫正鼻骨塌陷畸形和鼻骨侧偏畸形的理想路径。这个切口对于沿鼻面沟截骨更直接,比较容易把握手术操作过程。严重的歪鼻畸形矫正,尤其是合并鼻中隔偏曲的多选择开放式鼻整形切口。

术中鼻骨骨膜和鼻腔侧黏膜的剥离是截骨的准备步骤,精细的分离可以保持鼻黏膜的完整性,从而减少术中出血和手术创伤。初学者由于经验不足,经常遇到术中鼻黏膜破裂引起的鼻出血现象,影响手术进程和质量,随着经验的积累,类似情况较少出现。

鼻骨截骨过程中一定要把握好截骨的方向,沿鼻面沟上行时在内眦角不要过深以保护眼内眦韧带和泪囊不受损伤。鼻骨截骨要使骨块具有适当的活动度以便于塑形,任何的牵拉或者张力可能会造成术后畸形复发。此外,鼻骨畸形伴有鼻中隔软骨畸形的患者可以一次或者分期矫正。

良好的鼻骨外固定对保持术后的鼻骨位置,防止水平位移具有辅助作用;而对鼻骨塌陷畸形患者,鼻骨下后鼻孔的填塞非常重要,起到帮助鼻骨塑形、防止复位鼻骨的再塌陷和维持鼻孔通道空间的作用。

(李圣利)

二、软组织修复与鼻再造

各种原因常会造成鼻大部或全部的缺损,鼻是包括鼻腔黏膜、鼻骨与软骨及外被皮肤的三维器官,所以,对于鼻缺损的修复,就要实现 3 层结构的完整修复。鼻衬里的修复方法包括鼻部残留组织的翻转、局部皮瓣及远位皮瓣、植皮以及预制等;鼻支架的修复,一般采用自体软骨或骨移植及生物材料等替代;而外被皮肤的修复方法,主要有植皮、局部和远位皮瓣、皮管法等。虽然鼻再造有各种方法,包括额部皮瓣、前臂或足背皮瓣、上臂皮管等,但由于额部皮瓣具有质地好、颜色与鼻部皮肤色泽接近等优点,使其成为鼻再造的首选供区,所以鼻再造的发展历史在某一程度上即是额部皮瓣的应用、研究和发展历史。

在叙述整形外科历史的专著中,常以鼻的再造作为整形外科的起始的标志,其确切年代难以查考,组织移植鼻再造技术,大约起始于公元前 600 年,Sushruta 医生应用颊部皮瓣做鼻再造(不是应用额部皮瓣),随后几世纪,皮瓣和组织移植主要用于闭合创口。在 15 世纪,两个西西里岛的外科医生,应用皮瓣和组织移植制造了漂亮的鼻子,Gustavo Branca 和他的儿子 Antonio 不仅首创意大利上臂皮瓣鼻再造,而且叙述了额部皮瓣鼻再造的经验。在后来的 200 年,整形外科发展缓慢,原创的额部皮瓣也失传了。第一个用英语记载有关印度的额部正中皮瓣鼻再造术的是 1793 年的 Madras Gazette。1816 年,Carpue 报道了两例成功的额部皮瓣鼻再造术。

经典的额部正中皮瓣是从额部正中向上的垂直皮瓣,这个皮瓣以双侧滑车上动脉为血供来源,蒂部旋转 180°以拱形的形式跨过眉头或眉头上方。早期,额部供区在手术后自然愈合,待二期进行修复。但是由于鼻内的黏膜不足常造成皮瓣下面残留部分的瘢痕挛缩,从而使得鼻的外形及通气道变形。1842 年前后,Petralli 将皮瓣远端折叠后作为衬里,来重建鼻尖、鼻翼和鼻小柱,这样就解决了再建鼻下半部衬里不足的问题。由于正常发际线的位置限制了垂直额部正中皮瓣的长度,除非连同头发一起转移,这样就使得额部正中处不能提供足够的组织以再建一个鼻小柱,也就不可能同时获得良好的鼻尖高度,而通过折叠皮瓣作为衬里可能会减少皮瓣的血运。为了获得更长的皮瓣,1935 年,Gillies 记载了一种先上后下走向的皮瓣,该皮瓣以眶上血管为蒂,进到头皮后下降到额部。1942 年,Converse 将这种上下式皮瓣通过延长蒂部进行了改良。所有这些皮瓣的设计仅仅是为了提供额外的长度,它们所造成的额部供区的缺损却很难闭合。虽然具有这些限制性,利用远端皮瓣折叠作为衬里尤其是头皮瓣翻转作为衬里进行鼻再造,在 20 世纪的大多数时间里占有重要的地位。额正中皮瓣主要用来修复小的鼻缺损,如果病人是秃发或高发际,才可利用较大的额部垂直皮瓣修复较大的鼻缺损。在 1960 年和 1970 年,Millard 设计了额部旁正中皮瓣进行鼻再造,这样手术切口就可以延伸到眶下缘获得额外的皮瓣长度。这种方法同样得到 Burget 和 Menick 的认可,他们认为通过将切口向下延长就可以不需要通过弯曲皮瓣或者使其达到发际来实现鼻尖的修复。旁正中皮瓣利用一侧滑车上动脉为蒂,设计成轴形皮瓣,这样就可以缩窄蒂部的宽度并且极大地增加旋转的弧度,从而使得可利用的皮瓣的长度增加,同时使额部供区更容易闭合。在 20 世纪 80—90 年代,应用前臂皮瓣移植或多种游离皮瓣移植进行全鼻再造或部分鼻缺损再造,也得到医师和患者的青睐。

自从出现扩张器以后,用额部扩张皮瓣进行全鼻再造的手术也逐渐增多,这种方法可以一期实现供区的关闭,但其缺点主要是术后皮瓣的收缩、手术周期长。2004 年笔者报道了采用额部超薄皮瓣或额部肌皮双瓣法进行鼻再造,利用一侧滑车上动脉和对侧滑车上动脉的交通支作为皮瓣的供应血管,蒂部设计在一侧眉头部位,皮瓣斜行。这一方法适用于额部较窄的患者,超薄皮瓣和肌、皮双瓣的应用提高了鼻再造的外观效果。

从文献报道来看,利用额部皮瓣进行鼻再造是目前的主要方法,对于额部有损伤的病例,则远位皮管和游离皮瓣是必然的选择。近期也有学者报道了在前臂预构鼻体、游离移植于受区的方法,也不失为一种选择。

(一)额部皮瓣的解剖学研究

额部皮瓣因其具有良好的质地以及与鼻周围的皮肤颜色更为接近等优点,使其成为鼻再造的首选供区。到目前为止已有大量的文献报道有关额部皮瓣在全鼻再造中的应用,并且手术方法在不断地改进,这些改进绝大多数都是建立在对额部皮瓣的血液供应的研究基础上的。常规应用额部皮瓣的鼻再造,其血供来源主要有 3 类:包括以颞浅血管为供养的"镰刀状皮瓣"鼻再造;以眶上血管为蒂的额部皮瓣鼻再造,以及当今大多数的学者所选择的滑车上血管为蒂的额部岛状皮瓣鼻再造等。当然,以内眦血管和鼻背血管为供养的额部皮瓣,或以枕血管为蒂的额部皮瓣,在一定的条件下,也可供选择。

在鼻再造初期,由于对于皮瓣血供研究较少,所以采用全层皮瓣法,随着对皮瓣血供的研究,尤其是在 1989 年,Burget 在术中发现滑车上动脉的末梢行于额肌上的浅筋膜浅面,靠近真皮,但他只是在皮瓣远端 2cm 范围内去除脂肪和肌肉,没有对其观察到的现象进行深入研究。直至 1992 年,Shumrick 对额部皮瓣的血管解剖进行了研究,提出:滑车上动脉于距中线 1.7～2.2cm 的眶上缘出眶,穿过眶隔向内上走行在皱眉肌上眼轮匝肌下,相当于眉毛内侧端的位置,然后垂直向上走行于距中线 1.5～2.0cm 的额部,通过横行的无名血管与对侧相吻合,与眶上血管及颞浅动脉的额支也有吻合支。Shumrick 把额部皮瓣分成 3 个水平,分别进行组织切片观察滑车上动脉的走行,发现:在第一水平,滑车上动脉位于眼轮匝肌和皱眉肌之间;在第二水平,滑车上动脉穿出额肌,在皮下走行;第三水平,在距中线 1.5～2.0cm 处于皮下向上走行(图 7-3)。根据这一发现,作者设计了额旁正中皮瓣进行全鼻再造,该皮瓣的特点为:切口可以向下延长到眉头下水平,但仍在眶缘上方;蒂部窄;由于该皮瓣只利用一侧滑车上动脉为供血动脉,可以根据实际同时获取双侧额旁正中皮瓣;由于皮瓣远端部分血管走行在皮下,这样就可以将该处进行修薄,保证了鼻尖及鼻轮廓良好重建,而不需要或减少术后的修整手术。

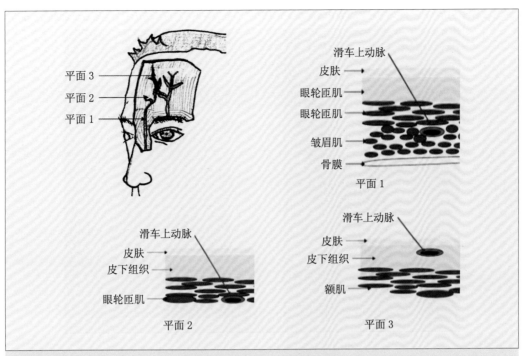

图7-3　Shumrick 的解剖发现

引自:Li Qing-feng,Lei Hua,Gu Bin,et al.Nasal reconstruction with forehead skin flap and muscle flap[J]. Chin J Plast Surg,2004,20(5):351-353.

2004 年,李青峰等在进行手术时于术中观察发现,滑车上动脉在眶缘上 1.0～2.0cm 的位置均出现同走向的皮支,且与对侧有交通支,主干在此位置仍走行于肌下层。根据这一发现进行了相应的尸体研究发现:滑车上动脉在额部的走行可以分为两种情况:第一种是滑车上动脉出眶缘后走行在眼轮匝肌和皱眉肌之间,在距上眶缘(1.18±0.36)cm,距中线(1.35±0.34)cm 处,即眉头处,发出固定皮支,直径(0.81±0.04)mm,主干继续走行在额肌深面(图 7-4)。第二种情况是滑车上动脉主干在接近眉头处浅出额肌,走行在皮下(图 7-5),在额部中下 1/3 走行于脂肪深层和额肌之间,并逐渐浅出,到上 1/3 区域则基本在脂肪层浅层紧贴真皮层走行,并且与肌支或眶上动脉及对侧滑车上动脉皮支有广泛交通支。在上 1/3 处,皮支基本上紧贴真皮层,且与对侧有丰富的交通支,交通支主要分布在中上 2/3 区域(图 7-6)。这一解剖结果的意义在于:①可以设计以皮支为蒂的超薄皮瓣或以滑车上动脉及其皮支分别为蒂的肌皮双瓣;②由于其主要交

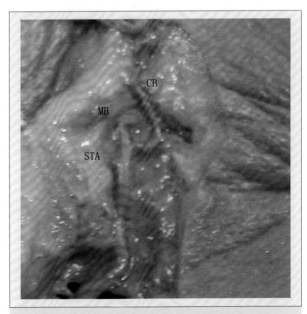

图7-4　李青峰、王会勇发现的滑车上动脉及其分支走行

MB:肌支;CB:皮支;STA:滑车上动脉

通支在中上 2/3 区域,这样就可以设计成以一侧滑车上动脉为蒂,利用丰富的交通支为血液供应的额部斜行皮瓣。

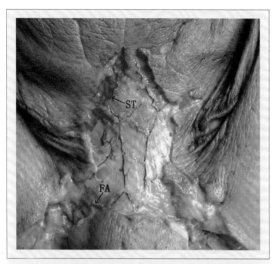

图 7-5　李青峰、王会勇发现的滑车上动脉无肌支发出
ST:滑车上动脉;FA:面动脉

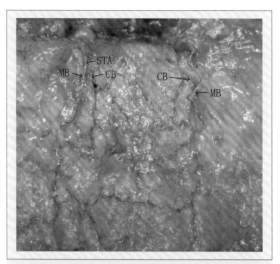

图 7-6　李青峰、王会勇发现的额部主要交通支位置
STA:滑车上动脉;MB:肌支;CB:皮支

从滑车上动脉的解剖特征来看,由于额部皮瓣主要是由皮肤、皮下脂肪层及肌层构成,根据手术中所用组织的不同可以分为:超薄皮瓣,主要包括皮肤及部分皮下脂肪层,其优点是皮瓣薄,易于塑型鼻部各亚单位,不需要多期修整;全层肌皮瓣:包括以上三层结构,该皮瓣的优点是可以修复组织缺损严重的鼻缺损,缺点是皮瓣厚,难以塑型,术后需要多期修整术;肌皮双瓣:将皮肤及皮下脂肪与肌层分开,肌层用于修复缺损的中隔组织,皮肤及皮下脂肪层用来修复外层缺损,该皮瓣的优点是可以修复严重的组织缺损并可同时良好塑造鼻亚单位外形,克服全层皮瓣塑型难、术后需要多期修整手术的缺点。

(二)额部皮瓣鼻再造术

1. 临床适应证　依据鼻的形态学特征,鼻体可分为鼻尖、鼻翼、鼻小柱、软三角、鼻背及侧壁共 9 个亚单位,若鼻部缺损范围超过 2 个或 2 个以上亚单位,就要进行全鼻再造。

(1)超薄皮瓣法。适用于鼻部肿瘤术后、创伤及烧伤后造成的鼻部缺损,缺损范围小、鼻残留组织多者均可采用超薄皮瓣法全鼻再造。

(2)肌皮双瓣法。创伤或肿瘤术后鼻部组织缺损面积超过 2/3 以上、中隔组织缺损者可采用双瓣法全鼻再造。

(3)额部肌皮瓣法。在额部皮瓣血供存在问题时,如有创伤等情况,或额部皮肤与皮下组织较菲薄时,可代替超薄皮瓣应用。

2. 手术方法

(1)设计。按常规鼻再造术设计,将鼻背及鼻侧壁残留的皮肤软组织翻转 180°形成鼻衬里,取自体肋软骨或硅胶假体做鼻支架。根据缺损大小设计样板,再根据样板大小以一侧滑车上动脉在眉头处的搏动点为蒂,斜向外上设计额部皮瓣,蒂宽1.5～2.0cm,构建鼻小柱和鼻翼的三叶瓣依据缺损情况设计大小,位置在另侧额部。如蒂部至三叶瓣尖的距离短于蒂部至再造鼻小柱的距离,三叶瓣可延长至发际线以上。如图7-7所示。

（2）额部肌皮瓣切取方法。根据设计的皮瓣范围,从上往下进行皮瓣剥离。剥离的层次为额肌和骨膜之间。到达蒂部后,将皮瓣向下旋转修复鼻背下段、鼻尖、鼻翼、鼻小柱。

（3）超薄皮瓣切取方法。根据设计的皮瓣范围,从上往下进行皮瓣剥离。剥离的层次为额肌和皮下

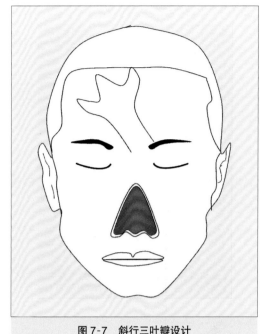

图7-7　斜行三叶瓣设计

脂肪之间,正中皮瓣,特别是未经扩张的病例,可在皮瓣远端切取真皮下血管网薄皮瓣,用来修复鼻尖、鼻翼、及鼻小柱。然后继续在皮下脂肪与额肌间分离皮瓣,在距眶上约2cm进入额肌下于骨膜上切取蒂部,形成阶梯状肌皮瓣,向下旋转修复鼻背下段、鼻尖、鼻翼、鼻小柱。

（4）肌皮双瓣切取方法。根据设计的皮瓣范围,于额肌下骨膜上切取全层皮瓣,然后于皮肤与额肌间进行分离,将其解剖分为肌瓣和皮瓣,但注意勿过度分离或避免不必要的分离肌瓣和皮瓣,保持更多的血供,有利于恢复和减少并发症。肌瓣用于包裹软骨支架或假体,以增加鼻背和鼻侧壁的体积,特别是对于残鼻组织较少,再造鼻需有一定高度,鼻支架与衬里间有较大空隙,即缺少中隔组织的病例,此时可用肌瓣填充支架与衬里间的空隙,构建中隔结构。皮瓣同上用于再造外鼻各组成结构(见典型病例)。

蒂部供区能直接缝合,三叶瓣供区需植皮片修复创面。旋转的蒂部两侧用切开的眉间皮肤覆盖封闭创面。3周后断蒂,将蒂部还纳于眉间使眉间距恢复正常。鼻尖、鼻翼缘、鼻小柱一次成形。

部分患者由于发际较低,可以采用额部皮瓣扩张的方法,这样就可以避免三叶瓣设计时超过发际,造成皮瓣远端带有毛发,同时供区可以一期关闭。但是由于担心扩张皮瓣术后可能存在皮瓣收缩的问题,所以有术者建议尽量不要采用一期扩张的方法,而是先用额部皮瓣进行鼻再造,供区植皮,二期行扩张器修复额部畸形。从笔者目前的经验看,采用扩张皮瓣,如扩张持续时间超过2～3个月,皮瓣术后收缩较少见。因其可一期修复额部供区,临床应用较多见并受欢迎。

3. 术后处理　术后鼻部敷料包扎压力适中,以免造成静脉回流障碍。但是额部可以采用压力包扎。术后要加强抗感染治疗,一般静脉用抗生素5天,术后3天拔除负压引流管,创面敷料包扎5天左右,术后10天拆线。6个月内尽量减少阳光照射术区,以免造成色素沉着。鼻孔根

据情况进行软管支撑。

4. 常见并发症的预防及处理　术后并发症包括早期并发症及晚期并发症。

1)早期并发症

(1)血管危象。血管危象又包括动脉性和静脉性危象两种。动脉性血管危象表现为皮瓣温度低,颜色苍白。静脉性血管危象表现为皮瓣温度高,颜色呈暗紫色。在临床上静脉问题是更为常见的并且对于一些简单的处理反应较好,如拆除部分缝线,医用水蛭治疗或者采用连续的针刺放血疗法。但是对于动脉供血不足造成的皮瓣远端部分坏死,术前要对皮瓣血供进行准确判断,术中保护好滑车上动脉及其分支,以避免出现皮瓣供血动脉的损伤。高压氧对于增强边缘组织的活力被证明是有效的,尤其在术后 24 小时以内。主要是通过高的压力保证氧能扩散到组织边缘。

(2)术后血肿。术后血肿的出现会延迟血管长入皮瓣,且会增加感染机会。一旦出现血肿要及时进行穿刺抽吸处理,并加强抗生素的应用。

(3)鼻出血。主要发生在用鼻内黏膜瓣修复全层缺损的患者。局部涂抹硝酸银有效。

(4)切口感染。首先要加强术中无菌操作及避免粗暴操作,尽量减少组织的损伤,术后加强抗炎及保持切口干燥。

2)晚期并发症

(1)皮瓣收缩。多发生在用扩张的额部皮瓣进行鼻再造的病例,由于皮瓣收缩造成鼻外形畸形或过小,预防措施为尽量不采用扩张皮瓣,若用术中应适当放大皮瓣面积。

(2)植入物外露。多发生在扩张额部皮瓣进行全鼻再造时,主要原因是术中设计过小。造成鼻支架处皮肤张力过大,而使皮肤变得菲薄,甚至破溃。处理方法为削除部分支架,减少张力,对于皮肤破溃者,应取出外漏软骨或假体,待创面愈合且皮瓣稳定后二期植入。

(3)缝线外漏。术中尽量采用可吸收缝线进行皮下缝合,且离切口边缘要远一些。如果术后出现外漏,要及时拆除,防止感染增加瘢痕形成。

4)术后瘢痕增生。术中确保创面无张力缝合。术后如果瘢痕增生明显,可以采用激素局部注射或根据情况,在 3～6 个月后进行修整。

5. 典型病例　男性,创伤后右鼻翼、软三角、鼻尖缺损 5 年[图 7-8(a)、(b)]。手术采用额部肌皮双瓣法进行全鼻再造。先将设计好的皮瓣从远端在额肌下骨膜上进行切取全层皮瓣。然后从皮瓣远端三叶瓣及两侧将皮瓣和额肌进行分离,形成皮瓣和肌瓣[图 7-8(c)],将肌瓣包裹中隔,以提高中隔部分的厚度[图 7-8(d)],然后将皮瓣向下旋转 180°以修复鼻背下段、鼻尖、鼻翼、鼻小柱。供区行中厚植皮。术后 7 天见切口愈合良好,无渗出及皮瓣的坏死,鼻尖、鼻翼、鼻小柱形态良好。手术后 3 周断蒂及蒂部复位,以回复眉头位置。术后随访 8 个月,见鼻部外形良好,皮瓣没有挛缩,鼻部各个结构外形满意[图 7-8(e)、(f)]。

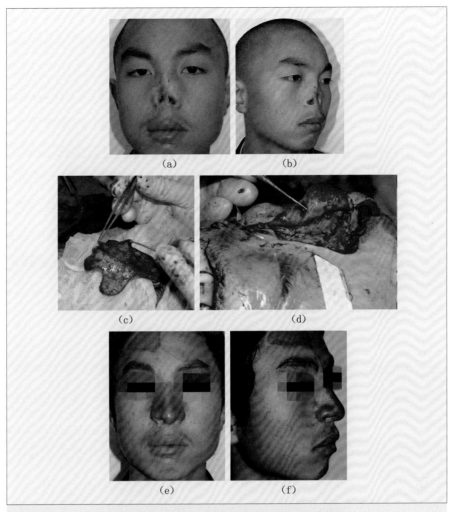

图 7-8 肌皮双瓣全鼻再造的手术过程及术后效果
(a)术前正面观 (b)术前斜位观 (c)形成的肌皮双瓣 (d)用肌瓣包裹中隔后观
(e)术后 8 个月正位观 (f)术后 8 个月斜位观

（三）扩张额部皮瓣鼻再造术

传统额部皮瓣鼻再造术额部皮瓣转移后，额部供区难以直接缝合，需要移植皮片修复，致使后期颜色与额部皮肤不协调以及继发的额部凹陷畸形是其主要缺点。额部扩张皮瓣修复鼻部缺损，具有传统的额部皮瓣造鼻的优点，且供区得以直接缝合而避免遗留皮片移植痕迹的缺点；另外，扩张后扩张皮瓣血运更加丰富，额肌等组织变薄更有利于修复时的塑形。

1. 临床适应证　全鼻或鼻下部缺损者为手术适应证。额部浅Ⅱ度烧伤、深Ⅱ度烧伤愈合后萎缩性瘢痕和Ⅲ度烧伤植皮区额肌仍保留者均可应用，并非禁忌。

2. 手术方法

1）术前设计。术前准确测量鼻部组织缺损面积和形状，选择适当容积和形状的扩张器备用。一般选用容积为 80～100ml 长圆柱形扩张器行前额区皮肤扩张，可超量注水至 250～300ml。皮瓣宜设计在额上区，以增加蒂长度，便于皮瓣顺利转移。

2)手术方法

(1)扩张器置入术。切口选在发际中部5cm长,在帽状腱膜及额肌下剥离前额区皮肤,下界至眉上缘,注意勿损伤轴型血管,置入扩张器,切口分层缝合,术区放置负压引流,以预防手术后继发出血及切口裂开等并发症。

(2)全鼻再造术。在注水扩张完成2周后二期手术,取出扩张器,行鼻再造术。选择一侧滑车上血管为蒂的额上区扩张皮瓣,将皮瓣旋转180°,行全鼻再造手术。根据缺损的情况,扩张皮瓣设计,其长宽径均需增加1.5~2.0cm,使皮瓣在切取和扩张器取出后,尺寸大小合适。全鼻再造术前再次用超声多普勒血流仪或采用透光实验协助判断前额扩张皮肤一侧的滑车上血管起始及走向,亚甲蓝标出,以其为轴型血管设计皮瓣。切开皮肤和皮下组织,可切取全层肌皮瓣,也可切取超薄皮瓣,但在分离皮瓣近端及蒂部时应包括额肌,以防损伤血管,从远端向鼻根方向作钝性分离至滑车上血管起始处,即可试行旋转皮瓣。鼻再造形态好坏以及能否持久与软骨支架植入与塑型有直接关系,因为软骨支架不仅能建立鼻的主体外形,还能对抗扩张皮瓣收缩,故多主张应采用自体肋软骨塑形支架植入。额部供区创面可利用扩张皮肤直接缝合。缝毕后两前鼻孔内置入用油纱布包裹的橡皮管支撑前鼻孔形状,也利于保持鼻腔通畅。鼻外侧各用纱卷适当压力固定为便于观察皮瓣组织血运,在纱卷固定时宜使鼻背正中及鼻尖、鼻翼皮肤外露,两侧前鼻孔需塑形管支撑3个月。

(3)皮瓣断蒂术。鼻再造术后2~3周行额部扩张皮瓣断蒂术,鼻根部修整,并将多余的蒂部组织复位,矫正眉间异常。

3.围术期处理　术前应准确测量鼻部缺损的面积和形状,充分扩张额部皮肤满足组织量的需要。在额部皮肤扩张前及扩张完成后均应用超声多普勒血流仪测定滑车上动脉的起始、行径,做好标记,便于轴型皮瓣的设计,又可以防止第二期手术时误伤血管发生血运障碍的并发症。术后常规使用抗生素3~5天。

4.常见并发症的原因及防治

(1)血肿。术时止血不彻底,又未放置引流,渗血积聚在扩张器周围形成血肿。预防应注意术中止血,额部术区放置负压引流,血肿出现后应积极通过外置的连接导管通道冲洗,每天一次,直至血肿完全清除。

(2)感染。多系局部污染,或者继发于血肿形成,偶继发于身体其他部位的感染。预防应加强术中无菌操作及微创操作,尽量减少组织的损伤,术后常规使用抗生素3~5天,血肿出现时要及时进行冲洗处理。

(3)皮瓣血运障碍。在扩张过程中,注射量过多导致皮肤张力过大,会引起皮肤局部缺血坏死,及早发现,回抽减压可恢复;全鼻再造术前再次用超声多普勒血流仪或采用透光实验协助判断前额扩张皮肤一侧的滑车上血管起始及走向,亚甲蓝标出,以其为轴型血管设计皮瓣,可以防止手术时误伤血管发生血运障碍的并发症。

（4）扩张器外露。原因可为早期一次注射量过多致切口胀裂；其次可继发于感染或创伤后。积极的处理是对裂开的伤口清创缝合，延期注水扩张。

（5）扩张器渗漏。可由扩张器的质量问题及穿刺注液时误伤扩张器所致。要选用质量可靠的扩张器，在置入前应打进空气，检查无漏气后置入；扩张器外置法可有效避免穿刺注液时误伤扩张器。

5. 典型病例 患者，女，因右半鼻黑毛痣 20 余年入院[图 7-9(a)]，入院后行额部扩张器埋置术，注水 3 个月后行二次手术，术中首先切开病变区域的皮肤及皮下，将病变组织完整切除后，根据病变区域设计额部皮瓣大小和形状[图 7-9(b)]，在额肌上切取额部扩张皮瓣，切取成功后，向下旋转 180°，覆盖受区。供区直接缝合。术后 1 周拆线。3 周断蒂，术后 6 月示再造鼻外形良好，各个亚单位结构满意[图 7-9(c)]。

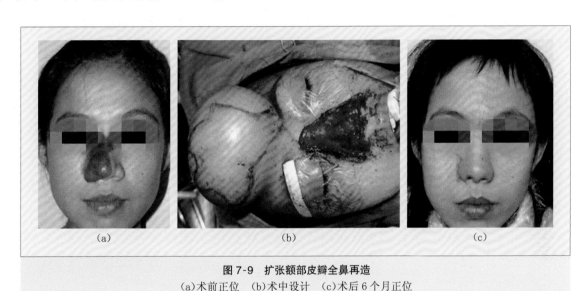

（a） （b） （c）

图 7-9 扩张额部皮瓣全鼻再造
(a)术前正位 (b)术中设计 (c)术后 6 个月正位

（四）远位皮瓣鼻再造术

鼻再造历史悠久，方法甚多，额部皮瓣鼻再造是近年较理想的手术方法，然而，额部有损伤的患者，和不愿接受此法治疗者，则要采用其他方法，一般可选择远位皮瓣进行鼻再造，包括游离皮瓣和远位皮管鼻再造术。常用的皮管有上臂内侧皮管、肩胸皮管和腹部皮管。

1. 远位皮管鼻再造术 上臂内侧皮管可供组织量较大，而且在手术操作上较为方便。但皮肤较薄，质地松软，后期收缩多，造型和色泽上亦较差。这一治疗通常需要 3 周左右时间将上臂固定于头部，整个疗程较长。

肩胸皮管的颜色不如上臂内侧皮管，但胸部供皮充足，皮肤较厚而富有弹性，对鼻翼和鼻小柱的造型较好，易保持鼻的外形。

腹部皮管的皮肤颜色和质地，均比上面两种皮管更差，在手术过程中肢体固定时间和次数亦多。因腹部皮肤过厚，对鼻翼和鼻小柱的成形颇难，因而鼻孔较小，不易保持鼻孔的畅通。腹部皮管在非不得已时尽可能不以采用。

1) 临床适应证。适用于额部组织条件差而无法利用者,或者缺乏良好的受区血管供显微游离移植之用者,或者不愿造成额部供区瘢痕的患者。

2) 手术方法。用胸肩皮管二次手术完成鼻再造:第一次手术,于左或右侧胸肩区设计皮瓣,形成以胸骨端为蒂的皮管,即刻将断端移植到鼻根部,供瓣区直接缝合。头稍向取皮管侧前倾,绷带固定,2 周后皮管延迟训练,常用方法为夹压训练,单纯皮瓣可用肠钳夹压,或用套以橡皮管的细木棒两根在皮瓣蒂部用橡皮筋夹压;皮管用特制断蒂夹或用细橡皮管束紧蒂部后用止血钳夹紧。所加的压力,以刚超过患者血压的收缩压为宜,不必过紧。开始训练时可加压 15 分钟,注意观察皮瓣或皮管的颜色及温度改变。每日 1~2 次。以后逐日增加时间,直到夹压持续到 1 小时。如皮瓣(皮管)颜色不变,此时可进行手术切断蒂部进行转移。注意皮瓣或皮管多次受压部分,不宜再作修复组织之用,因此在夹压训练时要尽量靠近蒂部和减少夹压次数。这样大约 3 周后可行断蒂以行鼻再造成形术,皮瓣去脂,切除鼻缺损区之瘢痕,于上唇鼻小柱基底部形成接受创面。捏褶皮瓣远端,形成鼻翼,鼻尖,鼻小柱及鼻前庭衬里,与缺损创缘缝合,完成鼻再造。

上臂内侧皮管三次手术完成鼻再造:第一次制备皮管,通常在上臂内侧形成桥状皮管,经 2 周皮管训练,第三周行第二次手术。第二次手术是将皮管一端切断并与鼻部局部创缘缝合。同样完成 2~3 周训练后,第三次切断上臂皮管蒂部行鼻再造和成形术。经前臂将腹部皮管携带转移需行四次手术:第一次是腹部皮管成形;第二次为皮管一端跳接在前臂;第三次是腹部另一端皮管断蒂,经手臂带至鼻部,上臂则于此时用石膏帽固定于头部;第四次为前臂皮管断蒂,铺开后皮管覆盖于鼻部缺损创面。

3) 围术期处理

(1) 术前处理。术前要充分评估,选择好供区,遵循皮管设计的原则设计皮管。应详细向患者说明手术的全过程,特别是皮管转移后肢体固定的姿势,体位的不适,使患者在思想上做好准备,在术中及术后很好地配合,达到预期效果。

(2) 术后处理。术后应有良好可靠的体位固定及合适的敷料包扎,避免出现张力,或撕脱皮管。定时观察皮管的血运情况,出现血运障碍的要作出及时的对症处理;为使皮管在断蒂后不致因血供骤然减少而产生不良影响,宜在断蒂前作一段时间的皮管血运训练,要确保皮管已从另一端获得足够的血液供应,方可行断蒂手术。

4) 常见并发症的预防及处理

(1) 血运障碍。皮管的动脉供血不足时表现为组织呈苍白色,静脉回流迟缓时表现为组织呈青紫色。预防措施是在皮管的设计时要确保皮管有一定的宽度,同时对于皮下脂肪厚的可用适度修剪,确保在卷成皮管时张力要小。

(2) 感染。在术中应有效降低感染的发生;在术后应对皮瓣进行及时检查和更换敷料;如已经发生感染,则应及早将创口敞开引流,以防止扩散,必要时逐日更换敷料和换药。

（3）皮管的撕脱。在皮管转移过程中均需要有妥善的固定和制动,以防止肢体或头颈活动而造成撕脱。

（4）鼻外形臃肿。一般需多次手术进行鼻的塑形。

2. *游离皮瓣鼻再造术*　游离皮瓣鼻再造有多种皮瓣可供选择,但报道较多的是前臂皮瓣与足背皮瓣,Ohmori 等(1979)报道应用第 2 跖骨的游离足背皮瓣进行全鼻再造。这是一个设计良好的手术,但是术后颜色差异过大,而且移植跖骨不易塑形,供区损害较大,未能得到推广。对东方人而言,前臂皮瓣移植全鼻再造是一良好选择。前臂皮瓣的供区血管恒定,口径与面部血管相近,皮瓣易于成活,易于塑形,手术成功率高,供区损害不大,可用游离植皮修复。其缺点是再造鼻的颜色和额部皮瓣相比,仍不令人满意。但手术后随时间延长,多年后,皮瓣的颜色会逐渐变浅,与周围皮肤相近。近年来有应用腹部或前臂预制皮瓣,即在腹部或前臂预制一个需要修复的鼻外形皮瓣,内植入衬里及软骨或骨性支架,然后将预制皮瓣经血管吻合游离移植至鼻缺损处。是鼻再造一新的方法,适用于某些特殊情况。在此主要介绍前臂游离皮瓣法全鼻再造术。

1）临床适应证。适用于额部组织损伤而无法利用的患者,或者不愿造成额部供区瘢痕者,但需有良好的受区血管供显微游离移植吻合之用。

2）手术方法

（1）皮瓣设计。一般应用左前臂。按常规准备鼻部受区,根据缺损的鼻形状及大小在前臂远段掌桡侧设计三叶状皮瓣,尾端向掌心侧,三叶状瓣向桡侧,并在前臂设计"S"形切口。

（2）皮瓣切取。手术在驱血止血带下进行,切开皮瓣周缘及"S"形切口,结扎切断桡动脉及伴行静脉和头静脉远端,在血管深面掀起皮瓣,继续向上游离桡动脉与伴行静脉及头静脉 12～15cm,随时切断细小肌支,松止血带,游离皮瓣盐水纱敷盖。

（3）皮瓣移植鼻成形。在咬肌前缘和下颌缘交界处作切口,显露并游离面动脉,面前静脉,并在鼻颌创口间剥离形成一宽敞的皮下隧道。切断前臂皮瓣血管蒂近端,取下前臂皮瓣,前臂创面行中厚皮片移植后加压包扎,将前臂皮瓣置于鼻部,血管自皮下隧道引至颌部创口,分别吻合动静脉,观察皮瓣血运良好后进行鼻成形,两鼻孔内各放一橡皮管支撑通气,鼻翼两侧同时用凡士林纱布卷固定。

3）围术期处理。与一般的游离皮瓣移植相同。

4）常见并发症的预防及处理。早期并发症及其预防和处理同一般的游离皮瓣移植,主要是针对血管危象的预防和治疗。

（刘　凯　李青峰）

第三节　眼睑缺损畸形的整形重建

　　眼部是面部创伤的高发区。眼睑切割伤、裂伤、穿透伤等均能引起眼睑不同程度的缺损。轻者仅为睑缘切迹,重者可伤及眼睑全层,导致全层缺损。眼睑缺损不但影响外观,更重要的是眼球和角膜失去保护,易发生暴露性角膜炎甚至发生角膜溃疡而损害视力,严重时可以导致失明。眼睑缺损必须手术修复。眼睑组织中的睑板层对眼睑起支持作用,是眼睑独特的结构,因此大范围眼睑缺损的修复是一个临床难题。

一、创伤性眼睑缺损的分类

　　引起眼睑缺损的创伤以烧伤和爆炸伤多见。可根据部位、深度、范围等进行分类。

　　1. 按照部位分类　　可分为上睑缺损、下睑缺损、睑缘缺损、内外眦部眼睑缺损。治疗不同位置的眼睑缺损其手术方法有着较大的差别。上下眼睑结构相似,但是功能不同。上睑对于眼球的保护功能起主要作用,而下睑则是支撑功能为主。上睑缺损修复难度更大。内、外眦部位的眼睑缺损一般都会伴泪道和韧带损伤,尤其是内眦处特殊的凹陷性结构的消失,修复难度较大。

　　2. 按深度分类　　分为浅层缺损、深层缺损和全层缺损 3 种。眼睑从前到后分为 6 层:皮肤、皮下组织、肌肉、肌下间隙、睑板和结膜。临床上一般以灰线为界线将眼睑分为前后 2 层。前层包括皮肤、皮下组织和肌肉,称为皮肤肌肉层。后层包括睑板和结膜,称为睑板结膜层。若缺损只累及前层称为浅层缺损,若缺损累及后层称深层缺损,若累及前后两层称之为全层缺损。不同的缺损层次修复方法不同。

　　3. 按照范围分类

　　(1) 轻度。缺损横径小于等于睑缘全长的 1/4,这种缺损可以直接缝合修复。

　　(2) 中度。缺损横径大于睑缘全长的 1/4,小于等于 1/2。这种缺损可以利用周围组织瓣滑行和转移修复。

　　(3) 重度。缺损横径大于睑缘全长的 1/2 直至全部缺损。这种缺损修复难度很大,一般需要远处复合组织瓣修复和游离组织移植修复。

二、眼睑缺损的修复原则

　　(1) 在制定手术方案前,应充分了解造成眼睑缺损创伤的类型、缺损部位、缺损范围、视力和周围组织情况。

　　(2) 创伤性眼睑缺损,周围组织常错位愈合,组织缺损的量并不多,通过适当的组织瓣转移即可达到修复目的。

（3）上睑功能更为重要，一般不用正常上睑组织来修复下睑的缺损。在上睑修复过程中，对提上睑肌的修复极为重要，否则上睑呈下垂状态，会影响外观或遮挡视线。下睑如缺损睑板则修复时需补充支撑性组织，并辅以筋膜悬吊术，以保持它良好稳定的支撑作用。

（4）轻度缺损可直接拉拢缝合，特别是老年人，眼睑组织松弛，缺损达全睑长度的1/3时仍能直接缝合。上睑严重缺损，可采用：下睑全层旋转组织瓣或下睑全层滑行组织瓣来修复上睑；额部动脉岛状瓣修复上睑外层，内层利用穹隆部结膜及球结膜滑行或旋转至皮瓣底部。下睑严重缺损，可采用：上睑睑板、睑结膜滑行瓣修复下睑内层，外层采用游离植皮；上睑全层滑行组织瓣修复下睑；局部滑行皮瓣结合鼻中隔粘软骨膜-软骨组合组织修复法。上下睑同时严重缺损时，尽量利用上下穹隆结膜残端形成瓦合皮瓣；如结膜量不足，可用鼻中隔粘软骨膜-软骨复合组织补充其不足，外层以额部岛状瓣或镰刀状皮瓣修复，可暂时封闭睑缘，日后打开重新形成睑裂。

（5）有视力存在，或有条件行角膜移植者，应尽早修复缺损眼睑，以避免暴露性角膜炎的发生。再造眼睑的衬里必须是润滑的黏膜。结膜面不应缝线穿过，可作结膜下边缘缝合，缝线和线结置于睑缘外。无视力存在者，可待局部瘢痕松解后择期修复，再造眼睑的衬里可用皮片或皮瓣移植修复。

（6）纵向缺损因内眦有泪道，只能利用缺损颞侧残余组织转移的方法来修复。横向缺损可利用缺损部上下的组织推进进行修复。上下穹隆的结膜甚为松动，可以充分利用其作为蒂部，行睑板-结膜瓣推移或旋转。

三、眼睑缺损的修复

（一）眼睑浅层缺损

眼睑的浅层包括皮肤、皮下组织和肌肉。根据缺损的大小、部位不同，可采取直接缝合、旋转皮瓣、滑行皮瓣和游离植皮等。

1. 直接缝合法 对于缺损范围比较小的可以采取直接缝合的方法来修复，要求是不能使眼睑位置发生改变。

（1）如果缺损近睑缘，可将缺损处修剪成以睑缘为底的三角形，切开缺损区的两侧灰线，长度超过三角形底边长度。充分分离缺损区两侧浅层组织，然后将肌肉和皮肤直接对位缝合，缝合后呈"T"字形外观。

（2）如果缺损区域以水平方向为主，可以先沿睑缘从缺损区域两侧延长皮肤切口，再将缺损区修剪成新月形，充分分离两侧肉下组织以后，将肌肉皮肤上下分层对位缝合。

（3）如果较大的下睑缺损且皮肤松弛，可按照眼袋整形的方法，把缺损区域的伤口延长至整个睑缘长度，再做皮下潜行分离后，把切口下方的皮肤向颞上方牵拉，切除多余的三角形皮肤，然后间断缝合切口。

2. 旋转皮瓣　对于缺损范围大，无法进行直接缝合时，就要考虑选择皮瓣修复，首选肌蒂皮瓣。因为用邻近组织做的肌蒂皮瓣修复不但具有相近的组织来源，而且带有血供，利于皮瓣的存活和伤口的愈合。皮瓣可以取自上睑颧部、颞部、眉上、鼻侧或者额部。上睑缺损常选用颞部皮瓣，鼻侧或额部由于在颜面中部，故较少适用；下睑缺损多选用颞部、鼻部或同侧上睑皮瓣修复。应用时应注意以下几点：

（1）用皮瓣修复上睑时应谨慎处置，以免因皮瓣过于臃肿肥厚而影响上睑快速灵活的开合功能。

（2）皮瓣的长、宽在设计时都应比实际缺损创面稍大一些。

（3）皮瓣的宽长之比不能超过 1∶5，旋转角度不超过 90°，旋转后蒂部近侧出现的"猫耳"不宜即刻修整，以免影响蒂部宽度而影响皮瓣尖端血供。

（4）无论哪种旋转皮瓣，如果在所设计皮瓣蒂部有皮肤瘢痕，就不能采用旋转皮瓣修复，因为这样的皮瓣血供障碍，直接影响皮瓣的存活。

3. 滑行皮瓣　滑行皮瓣在临床中亦较为常用，可采用水平向、垂直向以及带有旋转性质的滑行皮瓣。

（1）水平向滑行皮瓣。又分为双侧滑行皮瓣法和单侧滑行皮瓣法。如果缺损区位于上下睑靠近内侧的区域，或者缺损处横径不超过 5mm，可采用双侧滑行皮瓣法。将缺损处修剪成方形或者长方形，再视缺损大小决定切开一侧或者双侧灰线，做一个或者两个平行于灰线的切口，皮下分离以后，做成两个侧方皮瓣，游离后向中部缺损区域滑行，对位缝合。如果缺损区位于上下睑靠近外侧的区域，或者缺损处横径超过 5mm，就沿方形缺损区域与睑缘平行向外上方做两个延伸切口，分离皮下组织，做成单侧滑行皮瓣。分离皮瓣以后向内滑行修补缺损。对于滑行后蒂部产生的猫耳拱起，可在切口末端做两个以延长切口为基底、尖端向上或者向下的三角形切口，切除两个三角形皮肤，这样就可以使得缝合的皮肤平整。

（2）垂直滑行皮瓣。适用于上睑浅层缺损水平径大而垂直径小的患者。可将缺损区域先修剪成长方形，在长方形离开睑缘的两侧各做一个三角形切除，高度等于或者略小于缺损的垂直径，形成与缺损范围一样的矩形皮瓣，分离皮瓣后向下或者向上滑动至缺损处，分层对位缝合。在修复下睑缺损时，如果范围过大，由于下睑组织较上睑紧张，且加上重力的作用，下睑容易出现睑外翻。

（3）弓形皮瓣。系带有旋转性质的滑行皮瓣。适用于未累及睑缘的眼睑和眶周皮肤缺损的修复，根据缺损的大小和深度可以适当调节皮瓣的厚度，同时修复深部缺损。因上睑可供延伸的皮肤较少，故此法不宜用于上睑缺损，而常用于下睑及累及颊部的皮肤缺损。

4. 游离植皮　适用于大面积的眼睑浅层缺损，或者上、下睑均有较大面积的缺损，以全厚或者中厚皮片游离移植较为合适。全厚皮片可以取自对侧眼睑、耳后、锁骨上、上臂内侧、腹部或者大腿内侧等部位，视具体情况而定，方法不尽相同。无论是全厚皮片还是中厚皮片，为了防止皮下血肿的产生和皮片移动，术后植皮区均需打包加压 10 天。相对全厚皮片而言中厚皮片存活率高,但是继发收缩大且色泽深。

如果缺损累及上下眼睑以及睑缘,可以将上下眼睑作为一个整体做一大片的皮片移植,以减少皮片收缩。缝合时内外眦留一小口,以便结膜囊内分泌物排出和作为二期手术切开的标志。一般术后3个月植皮剪开。如果患者为幼儿,为了防止弱视的发生,缝合时应在眼裂中央开孔,使视线不受遮挡。

(二)眼睑全层缺损的修复

考虑到上睑的重要功能,设计修复时需考虑到以下几点:

(1)修复后的上睑必须能够完全遮盖角膜,以免角膜暴露发生角膜炎和角膜溃疡。

(2)修复的组织瓣不能过厚,以免过重影响眼睑活动。

(3)修复后的上睑张力要适度,一方面要保持一定的张力以避免上睑外翻,同时也不能过紧,以免造成眼睑活动困难。

(4)后层的修复组织由于和角膜直接接触,需尽量光滑,以免摩擦角膜。

(5)修复的组织瓣应与提上睑肌的残断缝合,以恢复眼睑闭合功能。

下睑相对上睑来说,主要是支撑和对称的作用,对于眼球的保护作用没有上睑重要,因此下睑在重建中以美容和外观考虑为主。

1. 轻度眼睑全层缺损　只要缺损横径小于睑缘长度的1/4,都可争取分层直接缝合。可达到较好的美容效果。必要时还可以进行外眦角切开术,减少对合时的张力。直接缝合可以同时重建浅层后层,避免分期手术和运用替代物,而且重建后的眼睑外观自然。但是手术时要仔细操作,可将眼睑深层和浅层劈裂分开缝合,避免术后睑缘切迹的发生。手术时将缺损区域修剪成三角形或者五边形,直接分层缝合即可。也可沿灰线劈开,将眼睑深浅两层分开并错开,然后分层缝合。这样可以有效地避免睑缘切迹的产生。

2. 中度眼睑全层缺损

(1)剪断外眦韧带法。对于较小程度的中度上睑缺损,先将缺损区修整成"U"字形,然后剪断外眦韧带的上支,使残留的外侧眼睑组织向鼻侧移动3~5mm。松解局部组织后,将缺损处直接拉拢缝合。

(2)睑板结膜瓣垂直滑行法。将缺损区域修剪成矩形。从缺损的矩形两端垂直向上剪开睑结膜,直至结膜上穹隆处,同时以相同宽度向上切开提上睑肌腱膜和müller肌。将提上睑肌和眼轮匝肌分离以后,形成一个可以向下拉动的睑板结膜瓣。随后瓣向下滑行至缺损区域,用可吸收线将瓣的边缘与缺损区对位缝合。此法的优点是:简单易行,不造成其他部位的损伤,而且血供充分,容易存活。但需要注意3点:①分离睑板结膜瓣时,注意不要损伤提上睑肌睑板附着处。②浅层修复的皮瓣和皮片要小于深层修复的组织瓣,以防止发生眼睑内翻。③睑板结膜瓣与缺损区域缝合时,不要穿透睑板,做半层缝合,以免线头摩擦刺激角膜。

对于上睑皮肤比较松弛的患者,可以直接将残留的肌肉皮肤滑行下来修复浅层缺损。如果浅层残留少,就只能采用颞部或者额部滑行、转位皮瓣或者游离皮片来修复。

(3)睑板结膜瓣水平滑行法。适用于单纯的上睑内侧或者外侧缺损者。根据缺损区域的高度,决定睑板瓣的高度,平行于睑缘切开睑板,松解睑板上缘至结膜穹隆部,获得一个水平滑动的睑板结膜瓣。将瓣水平滑动至缺损区域,如外侧缺损,将睑板外侧端缝于外侧眶骨膜或者外眦韧带上;如内侧缺损,将睑板瓣内侧缝于内眦韧带残端上。最后将提上睑肌腱膜残端缝于睑板上缘。最后用邻近皮瓣或者游离皮片修复浅层缺损。手术需要做眼睑对合部位的牵引缝线,以免因修复组织收缩造成睑缘切迹畸形。

(4)游离组织移植法。适用于残留结膜睑板组织少,无法制成转位组织瓣者。可取患者的耳郭软骨、鼻中隔软骨、硬腭黏膜、异体巩膜以及其他替代物,修剪成组织缺损的大小和形态,然后移植至缺损区域。与转位组织瓣相比较,这种方法手术后一般不影响眼睑活动,但是生理性较差,且移植后需注意眼睑与角膜组织的摩擦损伤。

(5)Tenzel 半圆形旋转皮瓣。是起源于外眦角的半圆形肌皮瓣。适用于上睑中部小于 1/2 的缺损,以及下睑的中间和外侧达 40%~70% 的缺损。对于下睑中央的缺损,这种皮瓣效果较好。并可以将睫毛旋转至缺损部位。术中标出切口线和外眦向下的半圆形标志线,半圆直径距外眦 2cm 左右。将缺损区域修剪成以睑缘为底边的五边形。沿外眦半圆形的标志线切开皮肤,分离皮下组织,制成半圆形皮瓣。切断外眦韧带上支后,将上睑外侧部包括半圆形皮瓣向内侧旋转,分层缝合睑板、皮肤和肌肉。最后再穹隆部残留结膜分离后向前移动,作为旋转皮瓣的衬里。旋转皮瓣与外侧眶缘骨膜和外眦韧带下支缝合固定。

(6)Mustarde 瓣。适用于上睑垂直方向缺损较大的患者。由于缺损区域缺乏残留睑板结膜,因此选用下睑全层 180° 旋组织瓣来修复上睑缺损。该手术分二期完成,一期手术下睑带蒂组织瓣转入上睑缺损区域,二期手术时再将皮瓣蒂部切断,修整上下眼睑睑缘。与其他组织瓣相比较,该瓣在修复组织缺损的同时也可重建上睑的睫毛,美容效果好。

3. 重度眼睑全层缺损 对于全层缺损在 2/3 以上的重度缺损,修复重建术比较复杂,难度也较大,不同的眼睑缺损,重建方法也不尽相同。术前需仔细比较,制定合适的手术方案。

(1)Hughes 下睑再造术。该方法是利用上睑板、结膜滑行代替下睑缺损的后层,再利用滑行皮瓣或者旋转皮瓣来修复缺损前层。适用于下睑缺损 70% 以上的中央部缺损,50% 左右的外侧缺损也可以使用,但如果是 50% 的内侧缺损就最好用上述;手术以后上睑会出现睫毛缺失、上睑退缩和内翻等并发症。

将下睑缺损区域修剪成长方形。上睑拉钩翻转暴露睑板结膜面,在距上睑缘 4mm 处平行于睑缘切开睑结膜和睑板,切口的宽度与下睑缺损宽度一致。在该切口两侧作垂直切口直达上穹隆部。于睑板与眼轮匝肌之间分离,并将 Müller 肌与穹隆结膜充分分离,使睑板结膜瓣在无张力的条件下滑行至下睑缺损处,与下睑后层缝合。结膜囊内置弥补物。皮肤肌肉的缺损视下睑皮肤紧张度而定,如下睑松弛,可作下睑滑行皮瓣修复;如皮肤紧张,也可用旋转皮瓣或颞部滑行皮瓣修复。在一期术后8周左右,在睑缘处剪断睑板结膜瓣,切口应略向上弯,以适应上睑原来弧度,并使下睑保留较多睑板结膜,待创缘愈合后取出弥补物。

(2)Cutler-Beard瓣。该方法适用于大的上睑缺损,甚至是上睑全缺损。由于下睑所含睑板较少,如果上睑有残留的睑板和内眦韧带要进行充分的利用,以获得比较稳定的上睑。

在保证正常上睑张力的情况下,测量实际缺损大。为保护下睑缘动脉弓,距离下睑缘3mm处画水平切口线,两侧垂直于该线画线,并向外略倾斜,使得设计皮瓣的蒂部略宽于缺损区域的宽度。沿水平线全层切开下睑组织,保留3mm宽的桥状下睑缘,在下睑缩平面分离和松解组织,形成矩形皮肤肌肉瓣。分离下穹隆结膜,使下睑组织瓣松解,将矩形组织瓣经过桥状下睑缘的后面向上推进滑行至上睑缺损处,分层和缺损部位创缘缝合。下睑桥状创缘暴露或者在其上下两侧各放一凡士林纱布卷,防止因受压而睑缘组织坏死。术后不宜包扎过紧。

一期手术后2~3月,待皮瓣完全存活后,在相当于新的上睑缘处剪断滑行瓣,下睑桥状瓣的创缘上皮刮除后与滑行瓣切口下缘缝合。有些学者提出在Cutler-Beard瓣的前后两层植入了软骨或者巩膜等睑板替代物,可减少术后睑内翻等并发症的发生率。

(3)Mustard颊部旋转皮瓣法。下睑内侧垂直性的大范围缺损可以利用该方法修复。主要是利用颊部旋转皮瓣修复前层,结合软骨等睑板替代物移植,联合修复缺损区域。这个切口的曲线比较好,它一直向外延伸至耳前区。和Tenzel瓣相同的是它也和外眦相连。肌皮瓣需要做得比较厚,希望能够在2~2.5cm,以保证重建眼睑的体积和外形。然后在皮下进行分离至耳前区,将其上提。皮瓣要分离至修补缺损部分并且没有张力。为了皮瓣和外眦角需要将皮瓣的肌肉部和眶缘固定,然后将皮瓣的其余部分缝合。皮瓣下方经常会出现猫耳朵,可以将其修剪掉或者留着以后再处理。缺损后层一般用硬腭、耳郭软骨等替代用重建,用可吸收线将其与残留的眼睑组织缝合,或者和内外侧的骨膜缝合。

(4)眼睑带蒂交叉组织瓣转位法。此法是将大部分的下睑全层组织瓣旋转至上睑,来修复大面积上睑缺损。修整上睑创面,测出实际缺损宽度、高度,在下睑对应于上睑缺损的中心位置距下睑缘4~5mm皮肤上用亚甲蓝标记H点,根据缺损高度,以上睑缺损宽度的1/2作为下睑组织瓣的宽度,于H点颞侧画出所需旋转的下睑组织瓣(ABH);自A点起,作全层弧形切口,切开ABH,以H点至睑缘为蒂,以保护睑缘动脉弓;水平切开外眦,必要时从外眦向颞侧作一弓形切口,切断外眦韧带下支,松解一切牵制力量。

将下睑全层组织瓣旋转180°,置于上睑缺损处,与上睑创缘分层缝合;将下睑颞侧组织向鼻侧牵引滑行,与组织瓣蒂部分层缝合,关闭下睑缺损。若上睑缺损部位正在中央,必须将提上睑肌与组织瓣的轮匝肌下的组织缝合。术后包扎不能加压,以免影响血循环;5~7天拆除皮肤缝线,3周左右在睑裂处切断组织瓣,同时作睑缘修整。应用此法时蒂的设计转向鼻侧、颞侧均可;也可用此法修复下睑缺损。

（5）颞浅动脉岛状皮瓣。用了颞浅动脉额支的前额皮肤和皮下组织瓣来修复重度的眼睑缺损。手术的缺点是皮手术创伤大，皮瓣较厚，重建后的眼睑易出现上睑下垂或下睑退缩。除非面部广泛性烧伤无法利用滑行皮瓣或旋转皮瓣修复眼睑缺损，一般不选择此法。

4. 睑缘缺损的修复　创伤后会造成睑缘的形态改变，出现切迹样缺损，或者因为眼睑组织的部分缺损、瘢痕的牵拉致使睑缘呈豁口样缺损和外翻。根据不同的病情，可选择不同的手术方法来修复。

（1）Stallard 舌形皮瓣。此法适用于因瘢痕牵拉所致的睑缘豁口样缺损和外翻。方法是全层切除豁口处瘢痕组织，在创缘处各作一个与睑缘平行的切口，深达眼睑全层。在瘢痕的颞侧作一纵行的舌形瓣，长度大于瘢痕长度。分离皮瓣的皮下组织，将皮瓣旋转至水平位置，植入缺损区域，缝合创缘。

（2）"Z"字形皮瓣。此法适用于眼睑有垂直走向且波及眼睑全层的条索状瘢痕导致睑缘的切迹样缺损者。方法是在瘢痕两侧行全层切口，切除中间的瘢痕组织，并在切口周围的睑板层与轮匝肌之间潜行分离。深层创缘作睑板前间断缝合。在皮肤切口的上下两段各作一个斜向内上和外下的切口，使整个伤口呈"Z"字形，分离皮下组织后，交换易位后缝合，若瘢痕条索较长者，可作两个"Z"字形切口，分离后将皮瓣易位缝合。

5. 眼睑缺失特殊患者治疗　某患者，29 岁，男性，头面部、双手及上胸部重度烧伤，眼科学检查示：右眼仅存光感，角膜暴露，并被覆脓性分泌物，左眼视力完全丧失，角膜受损。未来我院前，大部分医生，包括眼科、烧伤科和整形科在内的医生一致认为患者必须行右眼摘除术，以牺牲右眼视力为代价来保命。然而我们在眶周清创和呼吸道重建后采用如下的治疗措施成功挽救患者视力：残存结膜分离后置入一长轴为 3cm、短轴为 2cm 的椭圆形光滑硬物保护角膜，而后缝合，硬物放置至少 6 个月，以保护患者角膜，并能维持患者眼眶容积，预防结膜挛缩。在移植皮片内外侧分别留一小孔以排出分泌物（图 7-10）。4 个月后在正常睑裂位置下 5mm 处横行切开皮片，长约 2cm。嘱患者活动右眼，以保证角膜处于湿润状态，并可避免挛缩造成的眼睑闭合不全（图 7-11）。3 个月后患者行角膜移植术，术后其视力为 0.4。通过我们的方法患者避免了因眼球摘除而失明的治疗方案，成功的挽救了患者的视力（表 7-1）。

表 7-1　病人相关信息数据

病例	年龄/性别	病因	烧伤面积/面部面积	术前视力		术后视力		随访时间（年）
				右	左	右	左	
1	24/男	烧伤	90	光感	无	0.3	无	9
2	29/男	烧伤	95	光感	无	0.4	无	8
3	48/男	烧伤	90	指数	指数	0.5	0.4	6
4	43/女	烧伤	93	指数	指数	0.6	0.4	3
5	36/男	烧伤	95	光感	无	0.6	无	1

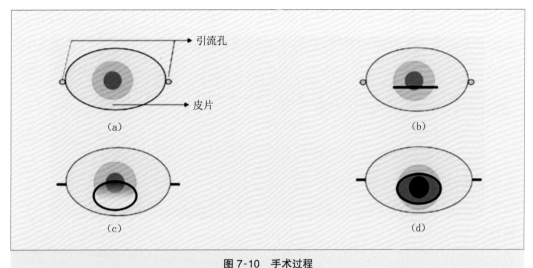

图 7-10 手术过程
(a)皮肤移植至眼睑处,并在内外侧各打一小孔,以便引流、排出分泌物 (b)做2cm大小横行切口
(c)患者低头,似"眼睑闭合",可湿润角膜 (d)患者仰头,似睁眼,可视物

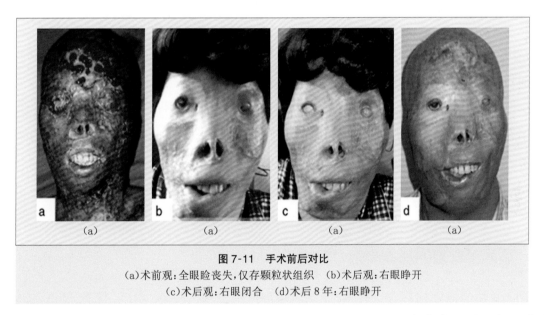

图 7-11 手术前后对比
(a)术前观:全眼睑丧失,仅存颗粒状组织 (b)术后观:右眼睁开
(c)术后观:右眼闭合 (d)术后8年:右眼睁开

（张余光 刘 凯 李青峰）

第四节 唇颊部缺损畸形的整形重建

唇颊部是面部较为突出和暴露的部分,意外情况下容易受到损伤,导致唇颊部组织缺损,极大影响了患者的容貌及生活质量。并可伴有不同程度的功能障碍,如涎液外溢、咀嚼进食困难和语言功能障碍。唇颊部组织外被皮肤,内衬黏膜,中间有口轮匝肌或颊肌,又有血管、神经及腮腺导管穿行其间,这种解剖特点对缺损组织供区的选择要求很高,因而增加了手术修复上的难度。

对唇颊部缺损的修复,应根据上述组织结构上的特点,在修复时不仅要求在供区的选择上应尽量满足唇颊部组织的色泽、质地和厚度的需要,而且组织修复后应最大限度地恢复其功能,外形及功能两者兼有。

一、唇颊部缺损病情评估及分类

1. 评估　在制定手术方案前,需要对以下几个情况进行评估:

(1) 缺损的大小。

(2) 缺损的位置。

(3) 损伤的原因。

(4) 患者的年龄及性别。

以上诸因素皆会影响到手术方案的选择和术后的效果。

2. 分类　唇颊组织缺损目前没有统一的分类方法,通常依据缺损的范围分为小、中、大三种。

(1) 小缺损是指不需要皮瓣修复可以直接关闭缝合的缺损。主要包括占上唇 1/4 或下唇 1/3 以内的缺损,以患者口唇的大小及组织的广泛程度而定。

(2) 中度缺损是指可用残留的唇颊组织瓣修复的缺损,包括占上唇的 1/4~2/3 或下唇的 1/3~2/3 的缺损。下唇由于不具有与上唇的人中沟一样明确的中心结构,因此较大的缺损变形比上唇小,这使得下唇可以为上唇修复提供大量的组织。

(3) 大的缺损是指那些需要进行分期修复或应用远处组织瓣修复的缺损,即缺损超出唇颊部组织的 2/3 或累及全唇的缺损。

二、唇颊部修复的基本原则

唇颊部缺损的修复整形方法较多,但从唇颊部组织结构的特点、肤色、质地、厚度和功能的要求出发,应尽量利用邻近唇颊部组织瓣修复,才能获得功能和外形的满意效果。选择手术方案及手术操作中应遵循以下原则。

(1) 供区组织以选择邻近组织为优先,即"就近取材"的原则,不仅手术操作方便,且肤色、质地等较为接近,术后效果及功能均较满意。同时应考虑供区组织是否足够、供区术后是否会造成更大的畸形和功能障碍以及供区组织不应有明显毛发等因素。

(2) 在手术方法选择上应遵循"简单方法优先"原则,能用局部和邻近组织就不用远处组织,能用邻近组织瓣就不用游离组织瓣。一般只能用次要部位组织修复较重要部位的缺损。应避免由于选择的方法不当而造成的不协调性医疗毁容。

(3) 唇颊部的手术多与口腔相通,而口腔属于污染区域,无法彻底灭菌,因此唇颊部手术全过程均应常规应用抗生素,以避免因感染而引起的手术失败。

（4）创伤造成的唇颊部畸形多有瘢痕，且以组织的错位愈合为主，造成的畸形也各不相同，因而应根据不同的创伤类型选择不同的修复方法。

（5）创伤后的游离唇组织应尽量争取通过显微外科再植术及时复位修复。唇颊部缺损范围过大时，可视情况采用带蒂或游离的远处组织瓣加以修复。应尽量利用残存的唇组织，尤其是唇红组织，不可随意切除。

（6）烧伤造成的唇颊部畸形常伴有唇外翻、瘢痕挛缩变形，修复时为使唇部恢复到正常的解剖部位，有时需将多余组织切除，从而使术后效果满意。

（7）若伴有口轮匝肌缺损，应同时对肌肉缺损加以修复，下唇缺损修复时间较长可形成外翻，手术时应注意采取预防措施。

（8）当伴发牙齿及颌骨缺损畸形时，应先修复骨组织，装戴义齿后再修复软组织。以便正确估计唇颊组织缺损的量，并对唇颊组织起到支撑固定作用，使外形恢复更加满意。

（9）手术效果的最终评价有时需经长期观察才能最终确定，因此在手术效果上应获得功能和外形、近期和远期都较为良好的效果。不能仅根据组织瓣的存活率、皮瓣的类型和手术的难度等来判断和评定手术的疗效。

三、上唇缺损畸形修复

1. 上唇组织轻度缺损　可采用上唇组织瓣推进术，即将唇部缺损部位的边缘切成"V"字形创口，然后直接拉拢分层缝合。由于唇组织松弛富于弹性，缺损量较小时，均可利用此方法，得到良好的效果。应注意"V"字形切口两边创缘应等长、等厚，唇红黏膜与皮肤连接处应对齐。这样缝合后唇部形态丰满，效果较理想。

2. 上唇组织中度缺损

1）唇交叉组织瓣。唇交叉瓣是以缺损区对侧的正常唇组织为供体，以上唇或下唇动脉为蒂的各类岛状组织瓣。它们可以根据缺损区的形态设计为楔形或矩形等不同形状，有各自不同的具体修复适应证，是目前公认的一种理想修复方法。其中 Abbe 瓣是唇交叉瓣的典型代表，也是临床应用最广泛的一种唇交叉瓣。它利用正常的唇组织，以唇动、静脉为蒂，形成以楔形为基本形状的岛状组织瓣，旋转 180°带蒂修复供区相对部位中度范围的唇组织缺损，直至转移组织瓣实现新的血管重建后再断蒂。

（1）Abbe 瓣。唇交叉瓣根据修复范围可设计为单侧或对称性的双侧组织瓣。设计时瓣的形状和高度应与缺损区形状和高度一致，对侧唇组织多属正常，且考虑到供区组织的缩短和受区组织的代偿作用，唇瓣蒂部宽度可为缺损底部的 1/2。如同时使用同侧的两个唇交叉瓣，则每个瓣的宽度只能为缺损宽度的 1/4。如果缺损组织周围有瘢痕或组织弹性较差时，唇瓣蒂部的宽度应适当加大。

手术时应完全切开非蒂部侧的供区唇组织，在蒂侧则全层切开除蒂部外的其他全部组织。

为确保血供,蒂部应保留部分唇红和至少1cm的口腔侧黏膜。瓣旋转插入缺损区后供区组织分层缝合。断蒂在2~3周后进行,断蒂前必须用橡皮筋对蒂部进行结扎实验,以确认血供已经完全建立。Abbe瓣切取的下界一般在颊脂肪垫的上缘。

(2) Estlander 瓣。Estlander 瓣设计在唇侧方,主要适于修复上唇外侧合并少许颊部组织的缺损及下唇侧方累及口角的缺损。在供区唇侧方近口角区形成全层三角瓣,蒂在内侧。这个瓣与 Abbe 瓣不同的是其蒂部组织恰好形成了新的口角,无需Ⅱ期断蒂。同时设计时瓣的高度应略高于缺损区高度。

(3) Karapandzic 瓣。Karapandzic 瓣的应用建立在感觉和功能恢复的唇重建基础上。术中沿缺损区的底部向两侧作切口,继而沿面唇皱折扩大切口至对侧唇部,瓣的高度与缺损区高度一致。手术时需进行钝性分离以识别和保护在口轮匝肌深面的血管神经束。在缺损区边缘还需切开1~2cm的黏膜。瓣推进后分3层对位缝合。瓣的转移可一次完成。由于术中保留了瓣内组织的运动神经和感觉神经支配,术后可迅即恢复唇部的感觉和肌肉功能。此法可能是中度唇缺损修复的最好方法之一。

2) 颊瓣。是利用唇缺损区邻近的颊部组织旋转或滑行道缺损区以修复较大范围唇缺损的重要手术方法,常常设计为对称性的双侧组织瓣,为修复提供了比较充分的组织来源。颊瓣主要包括 Gillies 扇形瓣、Bernard-Burrow 滑行瓣、鼻翼旁新月状旋转推进瓣及它们的各种改良方法和颊(肌)黏膜瓣。

(1) Gillies 扇形瓣。以上唇或下唇动脉为蒂,能携带额外的颊部组织进入唇缺损区,从而避免了修复后的小口畸形。手术中必然会切断瓣内组织的神经支配,转移后会改变口角肌肉蜗轴的方向,使术后重建唇组织的感觉或肌肉功能恢复受限,并影响到正常口腔的反应能力。切取时,必须保留至少1cm宽的蒂部组织,以免术后组织瓣血供障碍。设计的皮瓣两侧所形成的弧线必须位于鼻唇沟处,从而使术后瘢痕恰位于鼻唇沟处而不明显。

(2) Bernard-Burow 滑行瓣。沿唇缺损区的上、下缘向颊部延展形成的颊部滑行瓣,适合于修复2cm以内的唇缺损。修复过大缺损时会导致口角的移位和变形。常需在瓣的蒂部两侧各全层切除一块三角形组织,以便于瓣的移动。术后瘢痕通常隐蔽在鼻唇沟处和鼻底部位,外形效果较好。

(3) 鼻翼旁新月状旋转推进瓣。适用于上唇侧方2cm以内的浅表缺损或孤立性全层缺损的重建。术中从缺损区沿鼻面沟向上和沿唇红向下作松弛切口,在潜行分离后,将颊部组织旋转推进以关闭创面。此法不会改变鼻翼、唇和口角的位置。主要缺点是在修复较大缺损时,使鼻唇皱折变浅,并可将无毛发生长的皮肤转入上唇。

3) 鼻唇沟瓣。鼻唇沟靠近唇部,皮瓣转移后鼻唇沟创面可以直接拉拢缝合,术后遗留瘢痕隐蔽而不明显。因此鼻唇沟是上唇组织缺损修复时理想的组织供区,手术操作亦简便易行。对上唇近口角处全层缺损可以采用同侧口角下鼻唇沟皮瓣修复,效果较满意。修复时可根据唇部

组织的缺损情况,作以下手术设计:

(1) 一侧皮肤及皮下肌层缺损,可设计一侧鼻唇沟皮瓣。

(2) 上唇正中大块组织缺损,可设计两侧鼻唇沟皮瓣。

(3) 上唇近口角处部分全层缺损,可设计口角下方鼻唇沟瓣。

3. 上唇组织重度缺损　对大范围的上唇缺损进行功能和外形的重建至今仍很困难。当缺损范围扩展到全唇或颏部、颊部时,单一的局部组织瓣修复往往会带来严重的术后小口畸形和功能障碍,此时应采用多个局部组织瓣联合或局部组织瓣与远处组织瓣联合的方法进行重建。在局部组织瓣无法设计使用的情况下,可用单一的远处组织瓣进行修复来恢复组织的基本外形。

(1) 颞蒂前额岛状瓣。此法适用于全上唇缺损的修复。是以颞浅动脉为蒂,在岛状瓣与皮肤组织蒂的基础上改进而成。此皮瓣不需要二次断蒂,可一次修复完成。但额部皮瓣供区植皮后可遗留镶嵌性畸形,对年轻患者特别是女性患者要慎用。

额瓣形状有以下几种类型:①如鼻唇沟组织可利用,可采取在双侧鼻唇沟各设计一个三角形翻向口内作衬里组织,其上用长方形隧道额瓣一次修复。②如鼻唇沟组织无法利用,可在前额皮瓣下先行游离植皮(中厚皮片),创面向外,皮面向骨面,植入皮瓣下,10 天后再行上唇缺损修复。③将前额皮瓣加宽,设计成长方形额瓣,采用并列折叠式修复。唇外皮肤和口内黏膜缺损修复一次完成。

(2) 口角提肌肌皮瓣。该皮瓣是一种复合皮瓣,主要是利用口角提肌。肌皮瓣内包含有眶下神经感觉支和面神经颊支的运动支,以修复上唇部缺损。转位后的口角提肌变成口腔括约肌,因肌皮瓣内含有感觉和运动神经,上唇修复后功能恢复较满意。但本法不能用于下唇缺损的修复。

术中在双侧鼻唇沟部位设计带神经的口角提肌肌皮瓣,蒂位于口角处,与口裂两侧相平。肌皮瓣的宽度依上唇缺损的高度而定。肌皮瓣内包含眶下神经感觉支和面神经颊支。将连于上颌的口角提肌,连同外面皮肤的内侧黏膜,以及进入皮瓣内的神经,一次转移修复全上唇缺损。手术操作过程中,应注意对进入皮瓣内的感觉和运动神经纤维进行保留。皮瓣转移后的肌肉成为上唇的口腔括约肌。唇红可用黏膜推进来修复。为使上唇不至于过紧,可在下唇设计 Abbe 瓣插入两侧口角提肌肌皮瓣中间,伤口依层缝合。2 周后断蒂。

(3) 游离桡侧前臂皮瓣。前臂皮瓣因其解剖位置恒定,手术易切取;皮瓣皮肤光洁无毛发,厚薄适中,易折转成形;血管易于吻合;供区肢体不遗留后遗症;血管蒂较长,可以通过面颊皮下隧道与额颈部的正常血管进行吻合,而在临床上仍有广泛应用。

根据唇组织缺损量和形状,以桡动脉和头静脉的长轴为轴心设计皮瓣。如为单纯全上唇缺损,可设计长方形皮瓣;如上唇伴鼻底缺损,可在长方形皮瓣相当于鼻底部位,设计一个舌状小皮瓣修复鼻底;如全上唇伴有双侧鼻翼、鼻小柱部分缺损,可设计成适合于缺损部位的三叶状皮瓣折叠修复。

手术中根据缺损大小在前臂设计皮瓣，一般在前臂远中一半。设计的蒂长度至少 10～12cm。在唇部缺损区将瘢痕切除，制备皮瓣移植床，选择好受区吻合血管，并进行解剖和显露。经过成功的血管吻合后，皮瓣被减薄并很好地模拟以前的唇结构。唇珠保留一定的厚度。若有可能，人中沟的皮下组织尽量减薄。如唇部部分瘢痕可供利用，可在唇两侧缺损区颊部皮肤形成皮瓣，翻向口内作衬里，其上用前臂桡侧皮瓣覆盖。

4. 下唇缺损畸形修复

(1) 下唇组织轻度缺损。如唇红和下唇皮肤均有缺损，可采用直接缝合法。手术时先切除瘢痕组织，沿缺损底线两侧延长切开，将两块唇组织瓣滑行在中线缝合。如唇红缺损时，可采用直接缝合加 Z 成形术，即将唇缺损缘切成"V"字形，去除瘢痕组织，在两侧唇颊沟底作松弛切开，最后将两侧唇部组织滑行拉拢缝合，术后下唇皮肤缝合成曲线。

(2) 下唇组织中度缺损。①上唇交叉组织瓣。上唇存在人中沟这样一个明确的中心结构，因而采用上唇人中旁组织瓣转移修复效果最好。一种是人中旁三角形唇瓣，即根据下唇缺损的部位和大小，在人中旁各设计一三角形唇瓣，唇瓣外侧唇红由于有唇动脉相连而不切断，然后将两个带蒂唇瓣向下转移 180°修复下唇正中缺损，两周后断蒂。此法能保持人中和唇结节的正常解剖位置，修复后两侧口角对称。另一种是人中旁矩形唇瓣，设计原则与手术步骤与人中旁三角形唇瓣基本相同。不同在于本法可根据下唇缺损的高度和宽度，在上唇人中旁设计同样大小的唇瓣。修复后人中仍可保持上、下唇适度的比例关系，人中、上唇结节正常解剖位置不变，唇部运动和生理功能恢复良好，张、闭口不受限制。针对下唇正中相当于一侧以上或大部缺损的病例，也可设计双侧人中矩形唇瓣修复，以满足下唇较大范围缺损修复的要求。②扇形皮瓣。根据再造唇所需的宽度设计皮瓣宽度。切口先自两侧上唇外侧的适当部位唇红缘开始，继而斜向颊侧，然后绕过口角，再与下唇的缺损缘相连。术中应穿透唇部切开全层，以两侧上唇唇红缘为唇瓣蒂部，并在两侧颊部作一横向附加切口。最后将两侧上唇外侧的扇形唇瓣各旋转 60°左右，在下唇正中相互缝合。唇瓣蒂部形成新的口角，唇瓣的夹角插入两侧颊部横向的附加切口内。术后口裂较小，可在以后作口角开大术。

(3) 下唇组织重度缺损。①复合桡侧前臂掌长肌皮瓣。桡侧前臂掌长肌皮瓣颜色和皮肤弹性最为接近口周组织，且组织较薄，折叠后组织体积没有明显增加。按照缺损大小范围在前臂远中一半设计皮瓣。将皮瓣放置于缺损处，固定掌长肌肌腱并折叠皮瓣修复下唇皮肤和黏膜侧缺损。再设计皮瓣的口角成形，在前臂皮瓣上作一横行切口直至预计的口角位置，在皮肤和黏膜侧各形成一个三角形瓣，分别相对缝合以形成口角黏膜和皮肤的过渡。然后修整切口边缘的前臂皮瓣。可在术后半年行口角成形术和口角开大术以进一步改善唇部外观。②口角降肌肌皮瓣。本法利用带有神经的口角降肌(三角肌)复合肌皮瓣转移修复下唇部分或全部缺损。本法不能用于修复上唇缺损。在双侧设计口角降肌肌皮瓣，肌皮瓣的蒂部位于口角，与口裂相平。肌皮瓣的宽度依下唇缺损的高度而定。肌皮瓣包括口角降肌、颏神经、面神经下颌缘支、外周皮肤和口内黏膜，两侧肌皮瓣一次转移至下唇缺损区，在中线对位缝合。口角降肌作为下唇的口腔括约肌，唇红用黏膜推进法修复，创面分层缝合。③双侧颊组织推进瓣。对大型下唇缺损或合并颏部不同程度缺损时，可采用改进的双侧颊部组织瓣滑行法进行修复。沿两侧颌下缘做皮肤切口，口内黏膜由前庭沟切口，分离两侧颊组织瓣直至咬肌部，再将两侧大型颊瓣向中线滑行推移，对位拉拢缝合。然后在两侧上唇的口角鼻唇沟处各设计一个底与口裂平行、尖端向上的颊部三角形皮瓣，将三角形的两侧作全层切开，底边只切透肌层。三角形的皮肤与肌肉组织予以切除，保留其下黏膜，沿外侧创缘作黏膜下潜行分离，拉拢缝合消灭鼻唇沟切口。将保留的蒂位于口角的三角形黏膜瓣组织内，向外翻转与下唇的皮肤创缘缝合形成唇红。修复后下唇两侧对称，肤色协调，效果甚为满意。并且上唇能完整保存。④足背皮瓣。本法适用于修复全下唇缺损，伴有广泛颏部组织缺损，而又无法利用邻近唇颊组织修复的病例。足背皮瓣有与前臂桡侧皮瓣相同的优点，且皮瓣内可包含拇短伸肌，一起作复合组织瓣移植；利用肌腱分别悬吊于两侧口角的口轮匝肌上，对防止下唇修复组织下坠及外翻十分有利，作为全下唇缺损的修复时较理想的供区之一。

5.唇红缺损畸形修复　唇红重建是唇修复的关键环节，其关键是妥善处理黏膜和皮肤的分界，保持唇红的自然形态。局限性唇红缺损可通过简单的 V-Y 成形术来修复，而广泛性的唇红浅表缺损则以利用临近唇红组织进行修复最为理想。如果缺损区残留唇黏膜基本完整，则唇黏膜滑行瓣是最常用的再造方法。

（1）Z 成形术。适用于小范围缺损。在凹陷处两侧作"V"字形或"U"字形切除，然后按 Z 成形术原则缝合修复。术后唇红不会再发生凹陷切迹。

（2）唇红交叉瓣。适用于上唇正中小范围缺损，唇珠不明显的患者。根据上唇缺损的组织量，在下唇设计一个蒂在一侧的黏膜肌肉瓣，覆盖修复上唇缺损。下唇创面直接缝合，7～10 天断蒂。此方法唇红及唇珠的效果较满意。

（3）舌瓣。适用于近口角处唇红小范围缺损，并小于一侧 1/2 者。如修复上唇唇红，舌瓣蒂位于舌缘以上，下唇则舌瓣蒂位于舌缘以下。切取舌瓣时包括部分舌肌，肌层厚度可根据唇红组织的量而定，后将舌瓣缝于缺损面，10 天断蒂。

（4）带口轮匝肌的前庭肌黏膜瓣。适用于较大范围的缺损。在切除唇红的创缘上，由皮肤肌肉交界处斜向内下，侧位矢状面切口应至唇内侧黏膜下。肌黏膜瓣必须将下唇动脉包括在内，以保证转移后肌黏膜瓣的血供。然后切口向下折转，在肌层和黏膜下腺体之间深达前庭沟，充分分离肌黏膜瓣，向唇红缘掀起。肌黏膜瓣创缘与唇部皮肤创缘对位缝合，修复唇红缺损。为了延伸下唇高度，可在下唇系带处作 V-Y 成形术，延长下唇。术后外观效果良好。

（5）唇颊黏膜组织瓣。适用于全下唇唇红缺损的修复。蒂位于双侧口角处黏膜，蒂的宽度要大于颊黏膜瓣宽度，长度可不受限。蒂的旋转弧要大于 90°角，切取时蒂部保留的组织要较远端厚一些,以保证黏膜瓣的血供。根据下唇唇红所需宽度,切除下唇皮肤制备受区。切取黏膜瓣,并转移至下唇修复唇红缺损。供区创面直接拉拢缝合。

(张余光)

第五节　耳创伤的整形重建

耳暴露于头面部外侧,易遭受各种创伤,耳郭创伤性缺损在整形外科较为常见,但是严重的耳创伤,尤其是完全离断则非常罕见。到目前为止,文献报道的也不超过 100 例。创伤常见原因为撕裂伤、烧伤、咬伤和刀砍伤,以男性患者居多,又由于耳郭位置外露,且有特殊的解剖位置及形态,给修复带来极大难度。

当从整体上来评价面部的美容效果时,耳部并不是最主要的。但是当两侧耳在对称性、方向、颜色、整体轮廓和耳部突起方面稍有差异时,就很容易被发现并且会影响面部整体的美容效果。这就可能会给患者带来心理负担,严重损害患者的生活质量。因此,对耳郭创伤后的缺损进行解剖性修复是最重要的,以便获得最佳美容效果。而其特殊的三维结构使得创伤性耳郭修复成为整形外科的挑战性手术。对耳修复来说,没有特异的方法,现在有许多方法可以利用。尽管有许多方法来进行耳修复,但是选择一种合适的方法是比较困难的。损伤类型以及受损耳郭组织的位置和程度对于选择适当的手术方法具有重要作用。因此对整形外科医生来说,要想成功修复耳部缺损我们必须对耳部解剖和损伤分类具有深入的了解,并且要熟悉各种修复方法。

一、外耳解剖

6 岁时外耳已达到成人外耳大小的 85%。重要的表面标志包括耳轮、对耳轮、耳周、耳屏、对耳屏、耳屏间切迹、三角窝、耳甲艇、耳甲腔、耳垂。

耳是由一薄的圆滑的弹性软骨外被皮肤组织构成。软骨仅位于耳部上 2/3。耳垂是由皮肤和纤维脂肪组织构成。耳外侧和前面的皮肤与其下方的软骨膜紧密相连,在皮肤和软骨之间没有皮下脂肪组织。但是,在耳后面和内侧的皮肤和软骨膜之间有一层厚的脂肪组织。耳轮的大小和形状是由相对较厚的皮下脂肪组织和其下方较薄的软骨形成的曲线。

颞浅动脉和耳后动脉是外耳的主要供血动脉。二者都起自颈外动脉。颞浅动脉供应耳垂、耳屏、耳轮脚、耳周、对耳轮、耳轮部位的血液。耳后动脉发出的穿支为耳内侧和耳甲腔供血。静脉则是引流至耳后静脉、颞浅静脉、下颌后静脉,最后汇入颈外和颈内静脉。

外耳的感觉神经来源于脑神经和颈丛的分支。耳内侧部位的感觉大部分由耳大神经支配。

迷走神经耳支和面神经支配耳内侧一小部分和耳甲腔和外耳道区域。耳颞神经支配耳上部前面区域。

二、耳郭创伤分类

耳郭创伤有许多不同的分类方法。有些是按照受伤的不同原因进行分类如锐伤或钝伤、烧伤、化学伤等;有些是按照耳的解剖标志和创伤组织或缺损组织的程度分类。

(一)耳创伤的分度

从临床考虑,Weerda 的分类法是非常有用的,Weerda 等将耳创伤分为 4 度。

(1)一度。浅表创伤。这类损伤的特点是擦皮伤,没有或仅有少量软骨受累。这类创伤处理时要认真清创、修整创缘、仔细缝合。对于小型缺损可以用小的局部皮瓣转移修复。

(2)二度。营养皮肤蒂部撕裂(tear with nutrient skin pedicle)。对于这类患者,耳离断部分的再植是最佳解决方案。耳部血管分支较多,血供良好,即使仅保留非常窄的蒂部(宽度为6mm)的次全离断也能成功修复。

(3)三度。无组织缺损的部分和全部撕脱。传统的复合组织再植的成功主要取决于离断耳郭部分的大小和蒂部的大小及表面情况。Weerda 等人通过动物实验研究证实如果离断部分的缺血时间小于 4~6 小时,不会影响复合组织再植的成功与否。对于显微再植,如果离断部分的直径小于 15mm,就可以对复合组织直接原位缝合。如果离断部分较大,直接的原位缝合是很难取得成功的。因此应采用即所谓的"口袋"技术(pocket methods)分多期完成手术。1980 年,Pennington 等人第一次成功报道了耳的显微再植,他们是通过静脉移植将血管与颞浅动、静脉相吻合。与其他技术相比,显微再植为手术成功创造了最大的可能,并且能够获得良好的美容效果。

(4)四度。伴有组织缺损的部分或全部撕脱。伴有离断耳缺损的耳部严重创伤需要用局部皮瓣或游离植皮覆盖。几个月后再进行二期修复。

(二)耳郭缺损的分类

Alireza Ghassemi 等则提出了按照缺损大小、位置和受累组织以及患者的医疗条件对耳郭缺损进行分类。

1. 非全层缺损

(1)前面缺损。可用头侧或尾侧蒂的耳前皮瓣、后蒂的耳后皮瓣修复。

(2)后面缺损。可用耳后翻转皮瓣进行修复。

2. 全层缺损

(1)垂直方向上缺损小于耳轮的 1/4(15~20mm)。可直接闭合或行缩小手术。

(2)缺损大于 1/4。可用耳后翻转皮瓣修复。

3. 垂直方向上缺损大于耳轮的 3/4(40～55mm)　可用骨整合义耳修复。

三、耳郭创伤修复

1. 浅表缺损　耳前面的皮肤与其下方的软骨结合紧密。这一特点决定了浅表缺损不能皮下分离后直接进行缝合。二期愈合是浅表缺损的治疗选择,对于内侧有明显畸形的浅表缺损患者来说,二期愈合是唯一选择。与面部其他部位创面二期愈合相比,耳部具有一优点:下面的软骨有抗挛缩功能。总的来说,耳部凹陷区域的创面愈合后效果要强于凸起区域的创面。舟状窝、三角窝、耳甲艇、耳甲腔和整个后面的皮肤经二期愈合后愈合效果良好。时间问题限制了该方法的应用。许多直径大约 1cm 的皮肤创口通常需要 1 个月才能完全形成上皮。但是,大的缺损二期愈合会造成耳郭畸形。

当只有皮肤缺损而其下方的软骨膜保持完整的情况下,可选择全厚皮片游离植皮。全厚皮片游离植皮能够维持耳郭的高度、位置和轮廓。游离植皮的缺点是颜色不匹配,完全愈合时间长和供区畸形。

对于耳垂和耳轮部位的单一皮肤缺损,游离植皮并不是第一选择,因为后期伤口收缩会导致耳垂出现皱褶。耳垂修复会在下面进行描述。在很大程度上,耳轮的形状取决于内在的脂肪,游离植皮会造成凹陷和轮廓畸形。对耳轮浅表缺损的修复最好将其转为复合缺损,具体修复方法在下面描述。

2. 耳轮缺损　耳轮的形态是由薄的软骨缘和皮下脂肪组织形成的。由于皮下脂肪组织,耳轮缘浅表缺损的修复也可不用全厚皮片移植来进行修复。这一部位游离植皮容易产生凹陷和造成轮廓畸形。耳后双叶推进皮瓣可用来修复小的皮肤缺损。尽管有文献报道可应用许多新方法来修复耳轮缘浅表缺损,但是对大部分浅表缺损来说最好的处理方法就是在修复前切除软骨将其转变为复合缺损。

许多方法可用来修复耳轮的复合缺损。耳轮推进皮瓣和楔形/星形切除是修复耳轮缺损的主要方法。1967 年 Antia 和 Buch 最先报道了耳轮软骨皮肤推进皮瓣,后来许多学者对这一技术进行了改进。尸体研究证实这一技术适用于小于 20mm 的耳轮缺损,修复后耳轮可能会出现弯曲或变小。

楔形切除是修复耳轮缺损的一种简单方法,可以一次完成。这种方法包括一全厚三角的切除。楔形切除最适用于小于耳郭高度 15％ 的缺损。如果楔形切除修复耳轮缺损之后导致耳向侧方突出、弯曲或招风耳,星形切除可以减少这些畸形,并可修复较大的缺损。星形切除与楔形切除相似,不同的是星形切除需要在耳舟的上方、下方或上、下方同时切除一额外的全厚三角。星形切除和楔形切除虽然保留了耳郭外形但是耳郭大小却减小了。

如果耳轮缺损大于整个耳大小的 1/4,我们就需要应用对侧耳复合组织移植来进行修复。这种方法的优点是可以减小对侧耳的大小,从而保持双侧总的对称性。从对侧耳切取一楔形的全厚皮肤和软骨,将其大约分三层逐层缝合于缺损处。切取的楔形移植物大小为缺损的 1/2,但不要超过 1.5cm,因为可以造成坏死的风险。供区可以直接缝合。

　　修复耳轮大的缺损的另一种方法就是应用耳后双蒂的皮管,这种方法由 Steffanof 最先报道,后来又对其进行了改进。这种方法分三步完成。

　　3. 耳垂缺损　耳垂小的缺损可以直接缝合。通常,耳垂部组织松弛能够做一小的楔形切除耳部影响耳垂外形。有时,大的缺损也可直接缝合。正如以上所述,单纯的全厚皮片游离移植并不是修复耳垂缺损的最好方法。软骨移植可以防止伤口收缩和减少修复后耳垂畸形。如果缺损较浅保留了皮下脂肪组织,可在耳垂脂肪组织内形成一囊袋,然后将软骨植入其内,再行游离植皮。如果缺损较深并且需要将软骨覆盖时,最好的修复方法就是皮瓣。将耳郭软骨或中隔软骨固定在缺损处,然后再用耳后皮瓣转移覆盖。该手术需要二期对耳后皮瓣进行断蒂。

　　还有许多方法可用来修复耳垂缺损。Yotsuyanagi 应用皮肤软骨瓣对整个耳垂进行修复,这种手术可以一次完成。在耳后掀起一下方为蒂的皮瓣。将耳郭软骨的一部分埋于皮瓣之内。皮瓣向下旋转,再用前方为蒂的皮瓣进行覆盖。

　　4. 耳甲腔缺损　耳甲部分皮肤缺损时,只要软骨膜是完整的,用全厚皮片游离植皮进行修复效果是最好的。如果软骨膜不完整,就需要去除软骨,然后将游离皮片与软骨下方的结缔组织相缝合。同侧或对侧耳后区域常作为取皮供区。

　　耳甲及其附近对耳轮的多层缺损需要用以头侧或尾侧为蒂的耳后带蒂皮瓣进行修复。2～3周后断蒂。这类缺损也可以用转移皮瓣或耳后皮下蒂的岛状皮瓣进行修复。蒂部要包含耳后动脉。修复中间部分涉及对耳轮的较大缺损时,我们可以应用较大的头侧蒂的耳后双叶皮瓣进行修复。对耳轮需要用肋软骨进行修复。

　　5. 耳部上 1/3 缺损　大的复合缺损需要新的软骨支架来修复,软骨可来源于对侧耳郭软骨、鼻中隔软骨或肋软骨。对于大的或完全的耳郭缺损,肋软骨可以安全获得,并且是大量软骨的最好来源,可以将其雕刻为适当的形状。在修复大的复合缺损时,将耳部分为上 1/3 和下 2/3 两个独立部分是非常有用的,其分界线是耳甲艇的上缘。耳后皮肤是修复耳外侧部分的理想供区,该区域皮肤薄并且无头皮生长。耳后头皮是修复上 1/3 缺损的第二选择,这主要考虑到其头发和厚度。因为这个原因,我们经常应用颞顶皮瓣。耳上 1/3 的大的复合缺损最好分层修复。

　　在耳修复方面,颞顶皮瓣具有许多优点。皮瓣薄,柔软,血管蒂高能提供可靠的血供,因此能够为游离皮片和移植软骨供血,并且不影响耳修复后的外形。颞顶筋膜可达 17cm 宽、12cm 长。筋膜瓣掀起之后,在耳颅沟上方形成一宽约 2cm 的皮下隧道,筋膜瓣穿过皮下隧道向下翻转来覆盖软骨支架。

　　6. 耳部下 2/3 缺损　与上 1/3 缺损不同的是,耳郭下 2/3 大的复合缺损可以用耳后和颈部足够的皮肤来修复。该部位皮肤薄,无毛发生长,与耳郭本身皮肤颜色匹配较好。和上 1/3 缺损相同的是,肋骨、对侧耳廓软骨或鼻中隔软骨可以提供结构支持。

Butler 用耳后皮瓣来修复耳下 2/3(不包括耳垂)大的全层缺损。对侧耳郭软骨用来制备软骨支架。从耳颅沟将耳后皮瓣掀起，一直到发际区，该皮瓣覆盖软骨前面。皮瓣 3～4 周后断蒂，包绕软骨覆盖耳郭内侧皮肤。

Convers 发明了另一种方法。将鼻中隔软骨或肋软骨雕刻用来修复耳轮下部和耳垂。在耳郭缺损边缘和相对应的乳突皮肤处做切口。将乳突皮肤掀起，移植软骨置于此囊袋内。耳郭缺损边缘与乳突切口边缘相缝合。3 周后切开耳后皮肤，掀起耳轮。耳颅沟用游离植皮来修复。

7. **次全或完全性耳郭缺损** 次全或完全性耳郭缺损的修复方法与先天性小耳畸形患者的修复方法相似。次全和完全耳郭缺损的修复是一真正的手术挑战。多种耳再造技术被用于治疗创伤性耳次全和全部缺损，如：Brent 技术、Nagata 技术以及耳后皮肤软组织扩张技术等，均取得了良好的手术效果。当患者不接受耳再造手术时，也可用耳假体进行治疗。创伤性耳郭缺损患者的具体情况各不相同，应给予个性化治疗。

Brent 法外耳再造术治疗周期短、并发症少，适用于耳郭部分缺损、乳突区皮肤无明显瘢痕、可利用的乳突区皮肤面积较大、乳突区皮肤较松弛的患者。采用 Brent 法外耳再造可以在保证手术安全性和术后效果的同时，缩短手术次数和时长，避免扩张器植入术后并发症的发生，减轻患者的痛苦。但是一味追求缩短手术时间，患者耳后皮肤量不足时仍采用 Brent 法外耳再造术，可造成乳突区皮肤张力过大，术后切口愈合不良，软骨支架外露等并发症。

当缺损部位瘢痕面积较大、乳突区皮肤不足时，可以用扩张器的方法进行修复，以颞浅动脉后支为蒂的颞顶筋膜瓣来覆盖雕刻的肋软骨支架，这样手术可以一次完成。如果这一筋膜瓣足够大，完全可以覆盖雕刻的类软骨支架，与分期手术法相反的是，这样可以使耳后支持效果更好。若因瘢痕或前次手术造成颞浅血管对颞顶筋膜瓣的血供不充分时，我们可以将其设计为宽蒂的随意型皮瓣。这样，皮瓣就可由耳后和枕部的血管供血，如果是耳后或枕部血管单一供血，血供会相对较差。包含枕部和颞部其他侧支血管的宽蒂是可靠的。但是，这种修复方法需分两期完成。

假体在修复耳部缺损，尤其是次全和全部缺损中也具有重要的作用。应用假体修复耳部缺损的适应证是：临床中乳突区严重的增生性瘢痕；或年龄大、总体身体状况达不到手术要求；失去利用自体组织耳郭再造最佳时机；或不愿行自体组织耳郭再造，又强烈要求拥有完整耳郭的患者。

近些年来，组织工程技术发展迅速，相信随着组织工程技术的不断完善和成熟，未来将会应用组织工程技术来再生软骨进行耳再造。

8. **耳再植病例** 2003 年 2 月 5 日，上海第二医科大学附属第九医院整形外科成功完成一例幼儿全耳完全撕脱伤病例。患儿邹杰铭，3 岁 10 个月，大狼狗咬伤致全耳撕脱伤 5 小时就诊，经检查，全身状况良好，神志清楚，血压、心率正常，请五官科脑外科会诊，除头面部有几处爪抓伤外，无其他复合伤，头颈部 CT 检查无异常，化验：RBC $4.2×10^{12}$/L，HB 120～140g/L，WBC

$9.0×10^9/L$，PLT $230×10^9/L$，BT 6 分钟，CT 7 分钟，肝肾功能正常。

伤口经清洗后检查发现，患儿整个右耳包括 2cm 的外耳道及耳后皮肤已被完全撕脱，右耳区留下约 5cm×8cm 大小创面。麻醉成功后，20％中性肥皂水、双氧水、0.1％苯扎溴铵反复冲洗 3 遍，常规碘伏消毒铺巾。同时对断耳进行清创消毒处理，显微镜下在断耳耳垂部找到一直径约 0.4mm 动脉，在耳后区域找到一直径约 0.6mm 静脉。于是解剖颞浅血管额支动脉和顶支静脉，游离血管蒂长度约 8cm，用 11/0 无损伤线分别与耳部血管缝合，放开脉夹，断耳立即呈紫色，很快转红色，此时距耳离断已 12 小时余，随后固定缝合外耳道及耳周皮肤。术后当日破伤风抗毒素、注射狂犬病疫苗，常规用抗生素、低分子右旋糖酐、复方丹参注射液静脉滴注 5 天。

术后再植断耳一直保持良好血运状态，获得 100％的成活，术后 3 周痊愈出院。术后 6 个月复查，断耳生长良好，恢复部分感觉功能，面部爪抓伤处有瘢痕增生，但外耳道内无明显瘢痕增生，外耳道通畅。参见图 7-12。

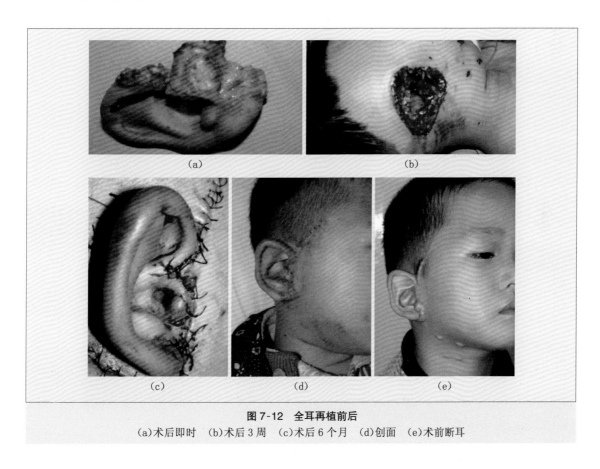

图 7-12　全耳再植前后
(a)术后即时　(b)术后 3 周　(c)术后 6 个月　(d)创面　(e)术前断耳

据检索，当时全世界报道的断耳显微再植获得完全成活的仅有 4 例，均为成年人，幼儿全耳完全撕脱显微再植且获得完全成活在世界上未见报道。

世界上全耳撕脱再植成功率很低、且无有关幼儿的报道，一方面可能是由于耳朵的血管非常细、管壁非常薄，而且位置又不恒定，寻找及吻合血管都非常困难，因此再植幼儿的全耳更是难上加难；另一方面也由于绝大多数患者没能及时赶到有显微外科技术条件的医疗单位就诊，从而错过了显微再植的机会。

四、小结

耳郭修复是面部整形手术中具有挑战性的手术之一。全面理解耳的解剖和耳与其他面部标志的关系对整形医生来说是非常关键的。整形外科医生对耳郭缺损的修复应该制订一套治疗流程,参见图7-13。根据该流程对某一特定的耳郭缺损选择一种合适的治疗方法,以获得最佳治疗效果。

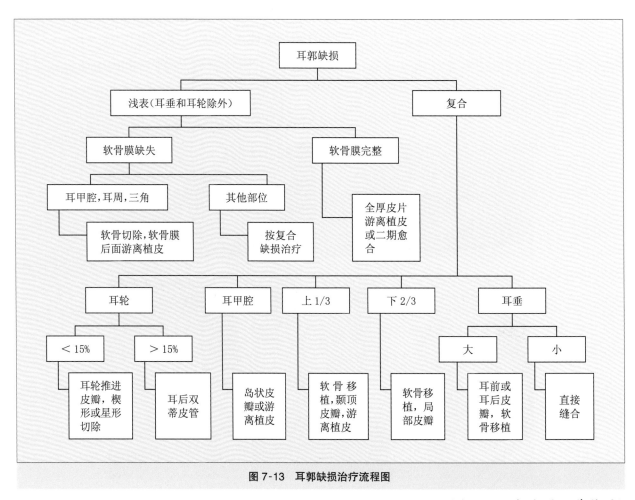

图7-13 耳郭缺损治疗流程图

(马 旭 杨大平 戴传昌)

参 考 文 献

[1] 张涤生,赵平萍.实用美容外科学[M].上海:上海科学技术出版社,1990.

[2] 王珮华,吴晴伟,孙艺渊,等.鼻-鼻中隔整形术治疗部分外伤性歪鼻畸形[J].中华耳鼻喉科杂志,2004,39:407-409.

[3] 李圣利,范志宏,张涤生.鼻骨截骨整形的分型和适应证[J].组织工程和重建外科杂志,2005,5:253-255.

［4］ 李圣利,张涤生. 鼻骨畸形的临床分类和整形治疗［J］. 中华医学美学美容杂志,2006,12:131-134.

［5］ Terkonda R P,Sykes J M. Repairing the twisted nose［J］. Otolaryngol Clin North A M,1999,32: 53-64.

［6］ ThomasJ R,Griner N R,Remmler D J. Steps for a safer method of osteotomies in rhinoplasty［J］. Lyyngoscope,1987,97:746-747.

［7］ Parkes M L,Kamer F,Morgan W R. Double lateral osteotomy in rhinoplasty［J］. Arch Otolaryngol,1977,103:344-348.

［8］ larrabee W F,Jr Murakami C S. Osteotomy techniques to correct posttraumatic deviation of the nasal pyramid:a technical note［J］. J Craniomaxillofac Trauma,2000,6:A-E.

［9］ Radonich M A,Zaher M,Bisaccia E,et al. Auricular reconstruction of helical rim defects:wedge resection revisited ［see comment］［J］. Dermatol Surg,2002;28:62-65.

［10］ Brodland D G. Auricular reconstruction［J］. Dermatol Cli,2005,23:23-41.

［11］ Reddy L V,Zide M F. Reconstruction of skin cancerdefects of the auricle［J］. J Oral Maxillofac Surg,2004,62:1457-1471.

［12］ Peled I J. "Second look"at auricular reconstruction with a postauricular island flap:"flip flop flap" ［J］. Plast Reconstr Surg,2002,110:1607-1608.

［13］ Yotsuyanagi T,Watanabe Y,Yamashita K,et al. Retroauricularflap:its clinical application and safety［J］. Br J Plast Surg,2001,54:12-19.

［14］ Butler C E. Extended retroauricular advancementflap reconstruction of a full-thickness auriculardefect including posteromedial and retroauricularskin［J］. Ann Plast Surg,2002;49:317-321.

［15］ Elsahy N I. Reconstruction of the ear after skin and perichondrium loss［J］. Clin Plast Surg,2002, 29:187-200.

［16］ Butler C E. Reconstruction of marginal ear defectswith modified chondrocutaneous helical rimadvancement flaps［J］. Plast Reconstr Surg,2003,111:2009-2013.

［17］ Majumdar A,Townend J. Helix rim advancement forreconstruction of marginal defects of the pinna ［J］. Br JOral Maxillofac Surg,2000,38:3-7.

［18］ Converse J M. Reconstruction of the auricle［J］. Plast Reconstr Surg Transplant Bull,1958,22:150-63.

［19］ Buonaccorsi S,Terenzi V,Pellacchia V,et al. Reconstructionof an acquired subtotal ear defect with autogenous septal cartilage graft［J］. Plast Reconstr Surg,2007,119:1960-1961.

［20］ Kawanabe Y,Nagata S. A new method of costalcartilage harvest for total auricular reconstruction: part I. Avoidance and prevention of intraoperative and postoperative complications and problems ［J］. Plast Reconstr Surg,2006,117:2011-2018.

［21］ Kawanabe Y,Nagata S. A new method of costalcartilage harvest for total auricular reconstruction:

part II. Evaluation and analysis of the regeneratedcostal cartilage[J]. Plast Reconstr Surg,2007,119:308-315.

[22] Chi F L,Wang S J,Liu H J. Auricle reconstruction with a nickel-titanium shape memory alloy as the framework[J]. Laryngoscope,2007,117:248-252.

[23] Shonka D C,Park S S. Ear defects[J]. Facial Plast Surg Clin North Am,2009,17(3):429-443.

[24] Ralph Magritz,Ralf Siegert. Reconstruction of the avulsedauricle after Trauma[J]. Otolaryngol Clin N Am,2013,841-855.

[25] Pearl R A,Sabbagh W. Reconstruction following traumatic partialamputation of the ear[J]. Plast Reconstr Surg,2011,127(2):621-629.

[26] Eagles K,Fralich L,Stevenson J H. Ear trauma[J]. Clin Sports Med,2013,32(2):303-316.

[27] Ali S N,Khan M A,Farid M,et al. Reconstruction of segmental acquired auricular defects[J]. J Craniofac Surg,2010,21(2):561-564.

[28] Harris P A,Ladhani K,Das-Gupta R,et al. Reconstruction of acquired sub-total ear defects with autologous costal cartilage[J]. Br J Plast Surg,1999,52(4):268-275.

第八章 创伤整形重建外科研究与未来技术

　　整形外科是以创伤修复、畸形矫正和功能重建为主要目的的一门外科专科。20 世纪 80 年代以来,显微外科、颅面外科、内镜外科、介入医学等技术的建立和应用极大地推动了整形外科的发展,基本奠定了现代整形外科的技术和理论体系。特别是,显微外科技术的普及,不但使断肢(指)再植成为现实,更为重要的是皮瓣与复合组织移植技术的成熟,使外科医生可以修复以往不可能治疗的创伤,并重建功能。同时,这一技术的推广,也使相关学科基于修复的切除治疗能得以大量开展,如头颈肿瘤外科、骨科等的治疗禁忌减少,特别是在一些重要生命结构部位,即刻修复成为病变组织切除的基础;颅面外科的发展,使颅面骨骼的重组、移位和复位等治疗成为整形外科的常规手段,不但使先天颅面畸形患者获得新生,并极大地救治了各类创伤所导致的颅眶颧与颌面骨骨折的病例,也标志着整形外科与神经外科、五官科、颌面外科和眼科等的多学科协作,成为治疗疑难病例的常态。

　　何为未来整形外科技术? 19 世纪中期出现的皮片移植技术,和 20 世纪中后期出现的皮瓣技术是目前整形与重建外科的主要核心技术。它们分别起到了拯救患者生命和改善、改进生活质量两大作用,极大推进了整形外科的发展。今天,如何结合日新月异的新医学知识带来的新技术、新方法,克服现有技术的不足,进一步提高疗效,特别是改进学科长期以来的"拆东墙补西墙"的治疗模式,是学科发展的一重大契机和挑战。

　　同时,整形外科前一时期发展的特点是基于一些基本技术及相关解剖的研究和建立,而近年来,基于分子生物学、基因科学、干细胞技术和再生医学等的发展,不但有望进一步提升外科技术,并凸显了对相关疾病病因和组织修复的基本科学问题的研究。在新医学知识的充实下,学科正面临新的发展突破。何为未来的修复重建外科技术?笔者认为,将传统修复重建外科手段,结合再生医学技术与方法,在细胞与组织层面,促使组织完好再生或修复将是一新的治疗研究方向。从概念上讲,其较传统手术,引入和增加了再生医学、生物医学工程等的各种手段。

　　就组织修复的目的而言,应该是对缺损组织在组织成分、结构、形态和质地上的完整复制。显而易见,如果缺损组织的组织细胞能完好再生出缺失组织,是医学的梦想。而再生医学的相关研究,特别是通过生物材料和细胞生长因子等应用来引导再生,大量的研究已渐开此门。而在外科技术上,由于人体没有备用的"轮胎",因此,如何获得"完美"的修复用材料,是重建外科发展的根本。而目前传统修复重建外科技术中,能与再生医学或组织工程技术结合的,最为有价值的即为预构皮瓣技术,它即是组织移植的主体,也可作为在人体进行组织构建、形成、生成等提供血管化、神经化的载体。其能将再生医学在干细胞治疗、组织工程、生物医学工程等方面的技术、理念与外科手术结合,应用于临床治疗。笔者认为综合"预构皮瓣"技术,和以干细胞治疗、组织工程技术为代表的再生医学技术,发展新的"在体组织预构"技术,有望提高整形外科的治疗效果。

这一"在体组织预构技术",包括3个技术层面,一是组织的预置和结构的重塑(类似传统的预置皮瓣概念),是指在供区按所需的组织成分和结构,将取自自体的组织(如骨、软骨等)、人工材料等,按层次、形状植入供区,形成修复用供体组织;二是体内环境诱导的组织生成或再生,通过将材料、组织细胞等植入,在合适的环境诱导下,再生、生成目的组织;三是对目的组织血管化和滋养血管的轴型化;通过相应手段,促进预置的组织的血管化,并形成轴型供应血管,以使构成的修复用组织可通过吻合血管进行移植。这一技术,将使外科医生可以在人体合适的部位,将不同组织、细胞、材料等,按所需修复缺损组织的形态、结构与功能上的要求,通过组织血管化、组织结构重塑和组织再生,构建出一修复用的组织,即获得一"备用的轮胎"。同时,数字医学将为整形外科技术的发展,提供另一强大的引擎。对于需三维精确定位的功能性骨与关节等结构的重建,数字化和数控化操作是发展的主要趋势。从早期的眶颧骨对称性重建,到颅骨畸形的矫正,数字模拟均起到重要的作用。而以人工股骨头为代表的三维精确定位和数控机器人手术操作,则为学科相应精细手术的发展,提供了一导向。

近20年来,实验研究已极大丰富了整形外科对本专科疾病和相关修复方法与材料的认识,将成为学科新的质的飞跃的基础。而另一方面,整形外科的临床科学研究进展却相对较为缓慢,这表现在以循证医学为原则的临床研究,在整形外科临床研究报道中仍非常有限。以多中心和双盲研究为代表的高层次循证医学研究,在广泛认识和体系建立上仍有待发展。

值得关注的是,大量新技术和新知识正逐步成熟,将进入临床治疗尝试阶段。从"实验室"到"临床"的过程,涉及一些专门的理念、思路和方法,因此,专注于解决这一过程的"转换医学"(translational medicine),成为目前一门重要的新知识。在美国、英国等发达国家,一批转换医学中心的建立,极大加速了从实验室到临床的转换过程,并将深刻影响临床医学的实验研究方式和思路。以解决临床问题为目的,应用多学科的知识和技术,寻求适用和建立更为有效的疾病治疗方法,将综合提升目前研究平台和体系的建设,使整形外科研究进入一新的阶段。

(李青峰)

参 考 文 献

[1] 李青峰,张涤生. 整形外科研究进展[J]. 中华实验外科杂志,2011,28(3):327-328.

[2] Cusano A,Fernandes R. Technology in microvascular surgery[J]. Oral Maxillofac Surg Clin North Am,2010,22(1):73-90.

［ 3 ］ Martin D. 1984—1994：Ten years of skin flaps. Development of transfer techniques. New methods of autoplasty described during this period［J］. Ann Chir Plast Esthet,1995,40(5):527-582.

［ 4 ］ KojimaT. Recent advance and future of plastic and reconstructive surgery［J］. Nippon Geka Gakkai Zasshi,1995,96(6):355-361.

［ 5 ］ Tatum S A,Losquadro W D. Advances in craniofacial surgery［J］. Arch Facial Plast Surg,2008,10(6):376-380.

［ 6 ］ Kwan M D,Longaker M T. Advances in science and technology:impact on craniofacial surgery［J］. J Craniofac Surg,2008,19(4):1136-1139.

［ 7 ］ Eaves F F,Bostwick J,Nahai F. Instrumentation and setup for endoscopic plastic surgery［J］. Clin Plast Surg,1995,22(4):591-603.

［ 8 ］ Valavanis A,Christoforidis G. Applications of interventional neuroradiology in the head and neck ［J］. Semin Roentgenol,2000,35(1):72-83.

［ 9 ］ Singh G D. Digital diagnostics:Three-dimensional modelling［J］. Br J Oral Maxillofac Surg,2008,46(1):22-26.

［10］ Cheng H T,Wu C I,Tseng C S,et al. The occlusion-adjusted prefabricated 3D mirror image templates by computer simulation:the image-guided navigation system application in difficult cases of head and neck reconstruction［J］. Ann Plast Surg,2009,63(5):517-521.

［11］ Albani S,Prakken B. The advancement of translational medicine-from regional challenges to global solutions［J］. Nat Med,2009,15(9):1006-1009.

［12］ Godfraind T. Traditional and translational medicine［J］. Bull Acad Natl Med,2007. 191(4-5):715-725.

［13］ Sarkar I N. Biomedical informatics and translational medicine［J］. J Transl Med,2010,26(8):22.